U0224453

脑脊液细胞学图谱及临床诊断思路

主 编 许绍强

副主编 龚道元 刘 艳 王展航

编 者（按姓氏汉语拼音排序）

蔡林波 广东三九脑科医院　　　　　　　乔 琳 广东三九脑科医院

陈 晨 中山大学附属第三医院　　　　　　沈岩松 广州医科大学附属第二医院

成丽娜 广东三九脑科医院　　　　　　　谭俊青 广东省第二中医院

程莎莎 广东三九脑科医院　　　　　　　王玉周 中山大学附属第六医院

邓小燕 广州医科大学金域检验学院　　　　王展航 广东三九脑科医院

龚道元 佛山科学技术学院医学院　　　　　吴志成 北京大学深圳医院

黄春霞 广东三九脑科医院　　　　　　　奚玲如 广东三九脑科医院

姜 楠 广东三九脑科医院　　　　　　　许绍强 广东三九脑科医院

黎毓光 广州市番禺区妇幼保健院　　　　　杨宝应 广东三九脑科医院

李 花 广东三九脑科医院　　　　　　　郑和平 南方医科大学皮肤病医院

李艳春 西安国际医学中心医院　　　　　　钟水生 广东三九脑科医院

刘 艳 吉首大学医学院

人民卫生出版社

·北 京·

图书在版编目（CIP）数据

脑脊液细胞学图谱及临床诊断思路/许绍强主编
. —北京：人民卫生出版社，2021.3（2024.8重印）
ISBN 978-7-117-31344-5

Ⅰ.①脑… Ⅱ.①许… Ⅲ.①脑脊液-细胞诊断-图
谱 Ⅳ.①R446.14-64

中国版本图书馆 CIP 数据核字（2021）第 039964 号

人卫智网	www.ipmph.com	医学教育、学术、考试、健康，购书智慧智能综合服务平台
人卫官网	www.pmph.com	人卫官方资讯发布平台

脑脊液细胞学图谱及临床诊断思路
Naojiye Xibaoxue Tupu ji Linchuang Zhenduan Silu

主　　编：许绍强
出版发行：人民卫生出版社（中继线 010-59780011）
地　　址：北京市朝阳区潘家园南里 19 号
邮　　编：100021
E - mail：pmph @ pmph.com
购书热线：010-59787592　010-59787584　010-65264830
印　　刷：北京顶佳世纪印刷有限公司
经　　销：新华书店
开　　本：787×1092　1/16　　印张：18
字　　数：449 千字
版　　次：2021 年 3 月第 1 版
印　　次：2024 年 8 月第 3 次印刷
标准书号：ISBN 978-7-117-31344-5
定　　价：188.00 元

打击盗版举报电话：010-59787491　E-mail：WQ @ pmph.com
质量问题联系电话：010-59787234　E-mail：zhiliang @ pmph.com

序　言

　　现代医学技术的发展进步,极大地提高了中枢神经系统疾病的诊疗水平,但脑脊液细胞学诊断仍然是不可替代的技术。脑脊液细胞学检查诊断技术对中枢神经系统感染性疾病、脑膜癌病、中枢神经系统白血病及淋巴瘤、脑血管病等疾病的诊断、鉴别诊断、疗效观察和预后评估等有其重要的价值。许绍强教授长期从事脑脊液实验室检查,擅长脑脊液常规细胞学诊断,技术独到,多次举办脑脊液细胞学培训班并应用"互联网＋细胞学平台"传道授业,培养了大批脑脊液细胞学专业人才,得到了同行的肯定和称赞。

　　目前,开展脑脊液细胞学检查及诊断技术的单位越来越多,不仅限于脑病专科医院,许多综合性三级、二级医院也相继开展了脑脊液细胞学检查。然而,从事脑脊液细胞学专业的人才仍然不足,脑脊液细胞学诊断技术相关专著和教材资料也较少,许多检验技术人员,尤其年轻的检验工作者对脑脊液细胞学检查及诊断技术掌握甚少,从技术上不熟悉怎样操作,不能正确识别脑脊液涂片瑞-吉染色的细胞形态,不清楚如何出具细胞学诊断报告,不能保证脑脊液常规细胞学检查及诊断技术质量等。这一现状较大程度地制约了脑脊液常规细胞学检查及诊断技术的应用和发展。许绍强教授主编《脑脊液细胞学图谱及临床诊断思路》一书即将出版,为学习和开展脑脊液细胞学检查及诊断技术的检验人员提供了应用操作范本。

　　许绍强教授和他带领的团队,十余年来积累了丰富的临床实践经验,收集了大量案例和细胞图像资料,以工匠精神,精雕细琢,从四万余份送检标本中精选出具有代表性的案例和一些少见罕见案例编辑入书。全书图文并茂,内容丰富,由浅入深,重点突出;理论与实践结合,图像与疾病结合,检验与临床结合。每一个案例从患者基本信息、脑脊液常规细胞学检查、其他相关检查、图文细胞形态描述、细胞学诊断及诊断思路、心得体会等多方面进行系统阐述,易于理解和掌握,具有很强的指导价值。本书可作为一线检验技术人员的作业指导书,即使是脑脊液细胞学检查的初学人员,对照该书的系统内容进行操作也能开展工作。本书也可作为医务工作者、教学人员及检验专业的学生的参考工具书。

　　本书的出版将进一步推动脑脊液细胞学的发展,进一步体现细胞学诊断的临床应用价值,进一步提高临床对中枢神经系统疾病的诊疗水平。本人乐意推荐。

周道银

海军军医大学第一附属医院

2020 年 12 月

前　言

　　脑脊液细胞学检查始于 20 世纪初,对中枢神经系统感染性疾病、脑膜癌病、中枢神经系统淋巴瘤、脑血管病等疾病的诊断、鉴别诊断、疗效观察和预后评估等有重要的参考价值,越来越受到临床的重视和认可。然而,目前国内脑脊液细胞学检查相关的参考书较少,远不能满足日常学习、交流和教学的需要。

　　广东三九脑科医院于 2009 年底成立了脑脊液细胞学实验室,迄今为止,已完成脑脊液细胞学检测 4 万余份,积累了丰富的临床实践经验和大量的临床病例资料及图片,为临床解决了很多实际问题,得到了临床及同行的高度认可。为总结脑脊液形态学检验诊断的经验、更好地与同行交流,我们组织编写了《脑脊液细胞学图谱及临床诊断思路》一书。全书共五章,分别为脑脊液细胞学相关基础、脑脊液细胞学质量控制、脑脊液细胞学图谱及解析、脑脊液细胞学在中枢神经系统疾病诊断中的应用及脑脊液细胞学临床诊断思路。前四章是理论知识,是为建立临床和实验室诊断思维打基础的过程。第五章是临床实践应用,通过临床案例的分析介绍了临床和实验室诊断思维,是理论与实践相结合的过程。

　　本书有以下三大特点:

　　1. 系统性　本书集基本概念、基本理论、质量控制、图谱和病案分析于一体,强调脑脊液细胞学不能脱离临床、影像和实验室结果而孤立分析。

　　2. 实用性　全面介绍脑脊液检验诊断基本概念、操作的注意事项、质量控制的要点、图谱解读和案例分析等,具有很强的指导性和实用性。

　　3. 代表性　本书精选了近千张有代表性的高清细胞学图片和多个临床案例,内容包含了常见病和罕见病例,覆盖面广,可供读者随时翻阅学习和参考。

　　脑脊液细胞学检验经验是一个不断实践、不断修正和不断积累的过程。由于编者水平有限,难免有错误或疏漏,恳请同行专家和读者批评指正。

　　本书的编写得到广东三九脑科医院院领导、院内外临床专家、同行的关心、支持和帮助,在此表示衷心的感谢!感谢周道银教授的指导,并在百忙之中为本书作序!感谢细胞学团队的付出!特别感谢在我学习脑脊液细胞学之初,无私给我支持和指导的第四军医大学西京医院脑脊液细胞学研究室杨毅宁教授!

许绍强

2020 年 11 月

目　录

第一章

脑脊液细胞学相关基础

本章主要介绍了与脑脊液细胞学检查相关的基础知识,包括基本概念、基本操作及常用检验项目等。编者结合自身工作实践经验,精选了部分概念、临床和影像检查基本常识及部分实验室检查的临床意义等进行介绍。这是从事脑脊液细胞学检查人员必需了解和掌握的基本内容,它将有助于我们更好地学习和理解脑脊液细胞学相关理论,有助于我们更好地解读脑脊液细胞学检查报告。

第一节 基本概念

本节介绍脑脊液、脑脊液细胞学、脑膜、脑屏障、唐南平衡、有核细胞计数、蛋白-细胞分离、细胞自溶、头痛、发热、脑膜刺激征、脑积水及脑膜强化等基本概念,对掌握概念的意义和重要性进行简要说明。

一、脑 脊 液

脑脊液是充满在各脑室、蛛网膜下腔和脊髓中央管内的一种无色透明液体,主要由脑室脉络丛产生,少量由室管膜上皮和毛细血管产生。成人的脑脊液量为 $100 \sim 150\text{ml}$。正常情况下,它处于不断产生、循环和回流的平衡状态中(图 1-1),一旦平衡被打破,将出现高颅压或低颅压表现。正常成人的侧卧位腰椎穿刺压力为 $80 \sim 180\text{mmH}_2\text{O}$;儿童 $50 \sim 100\text{mmH}_2\text{O}$。

脑脊液的生理作用:

1. 保护 使脑和脊髓免受外力振荡。
2. 营养 为脑细胞供应营养。
3. 运输 运走脑组织代谢产物。
4. 稳压 维持正常颅内压。
5. 酸碱平衡 调节中枢神经系统酸碱平衡。

每一次脑脊液标本的采集,患者都承受了巨大的精神压力和身体的痛苦,作为检验人员,需要懂得珍惜和爱护标本,努力做到及时检查、合理分配、充分利用。

二、脑脊液细胞学

脑脊液细胞学是一门新兴的学科,有其独特的理论体系。通过检测患者脑脊液中细胞数量、细胞形态和比例的变化,做出脑脊液细胞学反应类型判断,结合患者临床表现、影像学

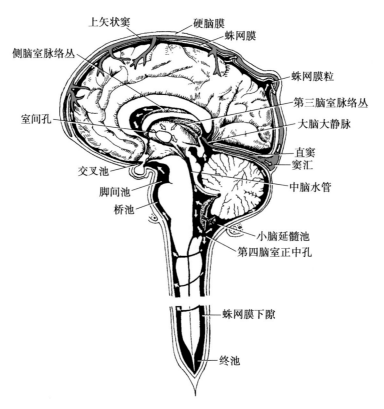

图 1-1　脑脊液生成及循环图

表现和实验室相关检查结果等综合分析,最后做出细胞学诊断,为中枢神经系统疾病的诊断和鉴别诊断、治疗疗效观察提供参考。

　　脑脊液细胞学检查对中枢神经系统感染、出血、脑膜癌病、淋巴瘤、脑膜白血病等疾病的诊断和鉴别诊断有重要的参考价值,在神经科、儿科、血液科、呼吸科、消化科及肿瘤科等多个学科广泛开展。

三、脑　　膜

　　颅骨与脑间有三层膜,由外向内为硬脑膜、蛛网膜和软脑膜,三层膜合称脑膜。硬脑膜是一厚而坚韧的双层膜,紧贴颅骨;蛛网膜是一层半透明的膜,位于硬脑膜深部,覆盖在整个脑的表面,但不伸入脑的沟和裂中;软脑膜是紧贴于脑表面的一层透明薄膜,并伸入沟裂。蛛网膜和硬脑膜之间为硬膜下腔。蛛网膜和软脑膜之间为蛛网膜下腔,腔内充满脑脊液,覆盖于整个脑和脊髓表面。脑膜结构见图 1-2。

　　了解脑膜的结构有助于我们更好地理解蛛网膜下腔出血、硬膜下血肿、硬膜外血肿、脑出血等概念和出血的解剖位置。

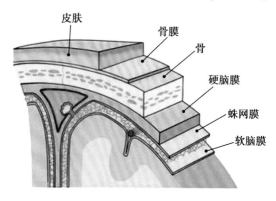

图 1-2　脑膜结构图

四、脑 屏 障

脑屏障是血-脑屏障、血-脑脊液屏障和脑脊液-脑屏障的总称(图 1-3)。

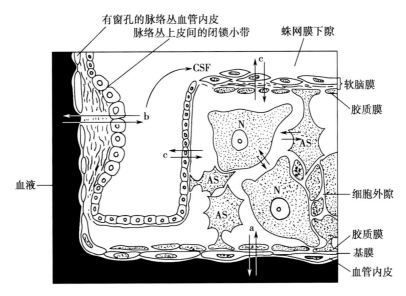

图 1-3 脑屏障示意图

a 为血-脑屏障;b 为血-脑脊液屏障;c 为脑脊液-脑屏障;AS 为星形胶质细胞;N 为神经元;CSF 为脑脊液

(一) 血-脑屏障

血-脑屏障是脑屏障的重要组成部分,它位于血液与脑、脊髓的神经细胞之间,对物质通过有选择性阻碍作用。由脑的毛细血管内皮、基膜和神经胶质膜构成,其中毛细血管内皮是血-脑屏障的主要结构。

血-脑屏障的结构基础:①毛细血管内皮具有连续性及紧密性的特点,无孔或少孔;②基膜完整地、连续不断地将内皮细胞包围起来;③神经胶质膜,由周细胞以及疏松连接的星形胶质细胞脚板围成,把脑毛细血管约 85% 的表面包围起来。

血-脑屏障作用:是血液与脑组织之间的屏障,是保持中枢神经系统内环境稳定的结构基础,可限制物质在血液和脑组织之间的自由交换,阻止血液中有害物质进入脑组织。血-脑屏障被破坏,将引起通透性增加,甚至发生脑水肿及其他病变。

(二) 脑脊液-脑屏障

脑脊液-脑屏障位于脑室和蛛网膜下腔的脑脊液与脑、脊髓和神经细胞之间,其结构基础为室管膜上皮、软脑膜和软脑膜下胶质膜。由于室管膜上皮之间主要为缝隙连接,不能有效地限制大分子通过,软脑膜的屏障作用也较低,因此脑脊液的化学成分与脑组织细胞外液的成分大致相同。

(三) 血-脑脊液屏障

血-脑脊液屏障位于脑室脉络丛的毛细血管和脑脊液之间,其结构基础是脉络丛上皮细胞之间有闭锁小带相连(属紧密连接)。由于脉络丛的毛细血管内皮细胞上有窗孔,因此该屏障仍有一定的通透性。

了解脑屏障构成有助于我们更好地理解病理状态下,脑脊液细胞成分和化学成分的变化机制。在脑屏障受损的情况下,血液、脑脊液或脑实质中任一方中的病原体、细胞或化学成分,可向另外两方扩散、转移。例如,脑屏障受损时,血液中结核分枝杆菌可透过受损的血管内皮向脑实质或脑脊液播散,引起结核性脑膜炎,血液中的蛋白及白细胞也可进入脑脊液,引起脑脊液中相关检查指标变化。

五、唐 南 平 衡

唐南平衡又叫 Donnan 平衡或膜平衡,其定义为对于渗析平衡体系,若半透膜一侧的不能透过膜的大分子或胶体粒子(如蛋白分子)带电,则体系中本来能自由透过膜的小离子(如钠离子、氯离子)在膜的两边的离子浓度不再相等,产生了附加的渗透压,但阴阳离子浓度乘积相等的平衡现象。

为更好的帮助理解概念,举例说明如下:

假设在半透膜内装有大分子电解质(蛋白质钠盐,可用 NazP 表示)的水溶液,在膜外放置小分子电解质(NaCl)的水溶液,在此情况下,大分子离子(P^{z-})不能透过半透膜,其他小分子离子(Na^+、Cl^-)都能透过膜。令原始的 NazP 和 NaCl 溶液的浓度分别为 C_1 和 C_2,并设膜内外溶液体积相等,则在没有任何离子透过半透膜之前,膜内的 Na^+ 和 P^{z-} 的浓度为 ZC_1 和 C_1,膜外的 Na^+ 和 Cl^- 的浓度均为 C_2(表 1-1)。

表 1-1　离子尚未透过半透膜的情况

	膜内（NazP）		膜外（NaCl）	
成分	Na^+	P^{z-}	Na^+	Cl^-
浓度	zC_1	C_1	C_2	C_2

由于膜内没有 Cl^-,所以一定会有部分 Cl^- 从膜外通过膜扩散到膜内。设 Cl^- 透过膜而达到平衡时的浓度为 x,为保持整个溶液的电中性,必须有相当于 Cl^- 浓度的 Na^+ 跟着 Cl^- 一起透入膜内。当膜两边建立平衡时,膜两边的电解质溶液浓度分布见表 1-2。

表 1-2　离子透过半透膜到达简称平衡时的情况

	膜内			膜外	
成分	P^{z-}	Na^+	Cl^-	Na^+	Cl^-
浓度	C_1	zC_1+x	x	C_2-x	C_2-x

根据唐南平衡的条件,能够透过半透膜的离子,在膜内阴阳离子浓度乘积等于膜外相同阴阳离子浓度的乘积,则有 $(zC_1+x)\cdot x=(C_2-x)\cdot(C_2-x)$。

解得 $x=C_2^2/(zC_1+2C_2)$——x 即为从膜外迁入膜内的电解质浓度

可见,x 的大小与 C_1、C_2 大小相关,当 C_2 不变,C_1 明显大时,x 将减少(Cl^- 膜内迁入减少);反之,当 C_2 不变,C_1 明显减少,x 将增加(Cl^- 膜内迁入增加)。

了解唐南平衡的定义有助于更好地解释正常脑脊液氯离子浓度比外周血氯离子浓度高的现象。正常脑脊液中蛋白含量较少,为维持膜平衡,外周血中部分氯离子向脑脊液内移,最终导致脑脊液中氯离子浓度高于外周血氯离子浓度,可为外周血含量的 1.2~1.3 倍。同理可解释结核性脑膜炎及各种原因引起的脑脊液蛋白明显升高时,都可能出现脑脊液氯离子浓度下降的现象,因此不能把氯化物下降与结核性脑膜炎诊断等同起来。当血清中氯离子浓度下降时,可移运的氯离子相应减少,也可引起脑脊液氯化物下降。

六、有核细胞计数

有核细胞计数即白细胞计数,是脑脊液常规中一项重要的检查内容,常作为感染或非感染的判断指标。由于脑脊液常规中白细胞计数是在细胞不染色情况下进行的,我们无法准确判断这些"白细胞"是否是真正意义上的白细胞,它有可能是室管膜脱落细胞、吞噬细胞,甚至有可能是肿瘤细胞,因此用白细胞计数报告是欠严谨的,用有核细胞计数报告更加合理。

根据有核细胞数量的多少,诊断可分为四个等级:①正常,$(0\sim5)\times10^6/L$;②轻度升高,$(6\sim50)\times10^6/L$;③中度升高,$(51\sim200)\times10^6/L$;④显著升高,$>200\times10^6/L$。

需要注意的是,部分中枢神经系统感染(如隐球菌性脑膜炎、寄生虫脑病等)、自身免疫性脑炎、脑肿瘤及脑膜癌病患者的脑脊液外观可呈无色透明,有核细胞计数小于$5\times10^6/L$,因此不能把有核细胞计数正常等同于脑脊液"正常",有核细胞计数也不等同于白细胞计数。

七、蛋白-细胞分离

蛋白-细胞分离是指脑脊液中蛋白含量明显增高,而白细胞数正常或轻度升高的现象。它有别于一般的炎性反应特点,后者多表现为蛋白和白细胞数同时增加。

蛋白-细胞分离除了见于典型的吉兰-巴雷综合征外,还可见于脑膜癌病、梗阻性脑积水、椎管肿瘤、隐球菌性脑膜炎等,因此不能把蛋白-细胞分离与吉兰-巴雷综合征等同起来。

八、细胞自溶

细胞自溶是指由于细胞中的溶酶体膜破裂,使得溶酶体中的水解酶释放到细胞内而使细胞溶解的情况。

用细胞自溶可解释离体后的脑脊液放置时间过久会出现细胞溶解或离心后容易破坏的现象。这也是为何要求脑脊液标本留取后要及时送检、及时处理和正确保存的重要原因。

九、头　　痛

头痛是临床常见症状之一,通常将局限于头颅上半部,包括眉弓、耳轮上缘和枕外隆凸连线以上部位的疼痛统称头痛。

头痛原因多样,常见病因有颅内感染、脑膜癌病、颅内占位性病变、血管病变、颅脑外伤等,是高颅压的表现形式之一,虽然缺乏特异性,但它往往是中枢神经系统病变的重要体征。发热、恶心、呕吐常常是头痛的伴随症状,对头痛的病因分析有重要的参考价值。如头痛伴发热表现,需考虑颅内感染的可能性大;如头痛不伴发热,则颅内感染的可能性较小。

十、发　　热

机体在致热原作用下或各种原因引起体温调节中枢功能障碍时,体温升高超出正常范围,称为发热。造成发热的原因很多,临床上根据有无病原侵入人体分为感染性发热和非感染性发热,其中以感染性发热最为常见。感染性发热常见病原体有细菌、病毒、真菌、支原体、立克次体等。非感染性发热可见于血液病、结缔组织病、手术后组织损伤、恶性肿瘤坏死、神经源性损伤、甲亢等。

是否合并发热对中枢神经系统疾病的诊断和鉴别诊断有重要的参考价值。化脓性脑膜炎、病毒性脑膜炎、结核性脑膜炎和隐球菌性脑膜炎等,常合并发热;脑寄生虫感染、脑肿瘤、脑膜癌病等常不伴明显的发热表现。化脓性脑膜炎一般可见高热,多超过 39℃,伴有寒战;结核性脑膜炎以低热为主,多见午后潮热,伴盗汗、消瘦等症状与体征。

十一、脑膜刺激征

脑膜刺激征为脑膜受激惹的表现,脑膜病变导致脊髓膜受到刺激并影响到脊神经根,当牵拉刺激时引起相应肌群反射性痉挛的一种病理反射。颈强直、克尼格征(Kernig sign)、布鲁津斯基征(Brudzinski sign)是脑膜刺激征三联征。

当患者出现脑膜刺激征时,需考虑各种原因所致中枢神经系统疾病的可能。脑膜刺激征常见于各种感染性脑膜炎,如细菌性脑膜炎、病毒性脑膜炎、隐球菌性脑膜炎等;也可见于非感染性脑蛛网膜炎,如脑外伤引起的硬、软脑膜炎、蛛网膜下腔出血、癌性脑膜炎等。

十二、脑　积　水

脑积水是由于颅脑疾病导致脑脊液分泌过多或/和循环、吸收障碍而致颅内脑脊液量增加,脑室系统扩大或/和蛛网膜下腔扩大的一种病症。其典型症状为头痛、呕吐、视力模糊,视盘水肿,偶伴复视,眩晕及癫痫发作。

临床上,梗阻性脑积水最常见,又称脑室内型梗阻性脑积水,是指病变位于脑室系统内或附近,阻塞脑室系统脑脊液循环而形成,即第四脑室出口以上部位发生阻塞造成的脑积水;其次为交通性脑积水,由于脑室外脑脊液循环通路受阻或吸收障碍所致的脑积水。按病因分为感染性脑积水、占位性脑积水、出血性脑积水、创伤性脑积水等。头颅 MRI 检查可见脑室明显增大(图 1-4)。

需要注意的是,部分脑积水患者病因较隐匿,极容易出现漏诊或误诊误治的情况。临床上,对于不明原因脑积水的患者,应积极查找病因,除影像检查外,脑脊液细胞学检查必不可

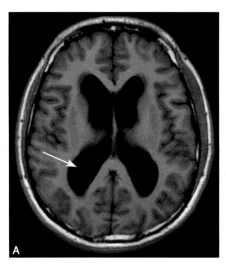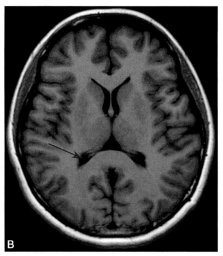

图 1-4　脑积水影像表现
A. 脑积水患者,脑室明显增大(白箭);B. 正常对照,脑室大小正常(红箭)

少。我们曾遇到这样的病例：10岁患儿因头痛头晕10余天来院就诊，无发热表现，头颅MRI提示轻度脑积水，余未见明显异常，腰椎穿刺压力大于300mmH$_2$O，脑脊液无色透明，蛋白弱阳性，有核细胞2×10^6/L，临床考虑"病毒性脑炎"或"中枢神经系统结节病"可能，最终通过细胞学检查发现肿瘤细胞而明确诊断。

十三、脑 膜 强 化

正常脑膜在MRI平扫时表现为非连续的、薄的短线样低信号结构，在病理情况下可出现脑膜信号增强改变，这种改变称为脑膜强化。根据发生脑膜强化部位的不同，可分为硬脑膜强化、软脑膜强化和全脑膜强化。根据脑膜强化形状的不同，可分为线样强化、结节样强化和混合型强化。线样强化表现为脑膜弥漫或局限性细线样、粗线样强化，可同时累及硬脑膜、软脑膜或室管膜；结节样强化表现为脑膜呈结节状、斑块状强化，常位于脑膜表面、室管下或蛛网膜下腔；混合型强化则同时具有上述两型的表现。脑膜强化程度与血-脑屏障破坏程度、脑膜增厚程度相关，另外血管增多、血流量增加与强化程度增加亦有关联。如肿瘤、炎症浸润软脑膜小血管，导致血-脑屏障破坏，对比剂渗出，进而出现软脑膜强化（图1-5）。

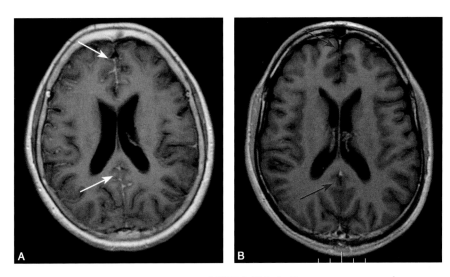

图1-5 脑膜强化影像表现
A. 可见脑膜强化表现（白箭）；B. 脑膜无明显强化表现（红箭）

脑膜强化是脑膜发生病理性改变的影像学表现。脑膜强化多提示炎症性或肿瘤性病变，在做出诊断前，应结合患者症状、体征及病史等综合分析，初步判断是感染性还是非感染性病变。如患者伴有剧烈头痛和发热表现，则多提示感染性病变，如病毒性脑膜炎、隐球菌性脑膜炎、结核性脑膜炎等；如患者既往有肺癌病史，因反复剧烈头痛就诊，病程无明显发热，则多提示非感染性，需考虑脑膜癌的可能性大，应进一步脑脊液细胞学检查证实。

第二节 基 本 操 作

本节主要介绍脑脊液细胞学分析过程可能用到的基本操作方法，包括细胞玻片离心沉淀法、瑞氏-吉姆萨染色、抗酸染色、墨汁染色、普鲁士蓝染色和革兰氏染色方法等。重点介绍了操作的基本原理、操作方法和注意事项。学习时应熟悉方法的原理和操作,重点理解和掌握注意事项的相关要求。了解以上内容,将有助于保证涂片质量,并对存在的质量问题进行分析。

一、细胞玻片离心沉淀法

(一) 制片原理

不管是进口的还是国产的细胞玻片离心机,其结构和工作原理基本一致,主要由离心机、沉淀管、玻片、打孔滤纸等组成。将脑脊液或其他体液标本加入离心管中,在离心力的作用下,液体中的有形成分被甩到玻片上,水分则被滤纸吸干,有形成分黏附在玻片上不易脱落下来,从而起到浓缩收集的作用。

(二) 注意事项

1. 离心时间和速度参照操作说明书进行设置,也可按实践经验适当调整。

2. 离心管与滤纸孔边缘要压紧,密封良好,否则液体会渗漏,影响收集效果。

3. 根据标本状态(如细胞数量及蛋白含量)适当调整松紧度,太松或太紧都会影响收集效果,需在实践中不断摸索并总结经验。

4. 离心管要保持干燥清洁,否则可能导致细胞溶解或背景杂质太多。

5. 离心后应确认细胞涂片表面是否干燥,如未甩干不能用于染色,可适当延长离心时间,否则可能导致细胞溶解或染色过程脱落。

6. 离心后发现液体未甩干,多由于脑脊液蛋白或细胞成分太多或离心管拧太紧所致,此时可适当调整离心管的松紧度,并继续离心至液体甩干。

二、瑞氏-吉姆萨染色

(一) 染色原理

细胞的着色过程是染料透入被染物并存留其内部的一种过程,此过程既有物理吸附作用,又有化学亲和作用。各种细胞及细胞的各种成分由于化学性质不同,对瑞氏-吉姆萨染色液中的酸性染料和碱性染料的亲和力也不一样,染色后不同的细胞结构呈现不同的着色,从而达到辨别其形态特征的目的。

瑞氏染料是由酸性染料伊红和碱性染料亚甲蓝组成的复合染料,血红蛋白、嗜酸性颗粒为碱性蛋白质,与酸性染料伊红结合,染粉红色。细胞核蛋白为酸性蛋白,与碱性染料亚甲蓝结合,染紫蓝色。中性颗粒呈等电状态与伊红和亚甲蓝均可结合,染淡紫红色。

吉姆萨染色液由天青,伊红组成。染色原理和结果与瑞氏染色法基本相同。吉姆萨染色液对胞质着色力较强,能较好地显示胞质的嗜碱性程度,着色清晰,色泽纯正,但是对胞核着色偏深,核结构显示较差。

为兼顾二者之长,选用复合染色法,即瑞氏-吉姆萨染色(瑞-吉染色)。

(二) 试剂组成

1. 试剂 A　瑞氏-吉姆萨染色液,主要成分:瑞氏染料、吉姆萨染料。

2. 试剂 B　磷酸盐缓冲液(pH 6.8),主要成分:磷酸盐。

(三) 操作步骤

1. 用细胞玻片离心机收集脑脊液有形成分(详见细胞玻片离心沉淀法)。

2. 滴加试剂 A 2~3 滴（100~150μl）于细胞涂片上,染色 1 分钟。

3. 再加试剂 B 4~6 滴于试剂 A 中（滴加量为试剂 A 的 2 倍）,用洗耳球轻吹使两液体充分混匀,染色 10 分钟。

4. 流水冲洗、待干、镜检。

（四）注意事项

1. 推荐使用细胞玻片离心机收集脑脊液有形成分。

2. 细胞涂片在加染色液前,应避免被自来水沾湿,否则会导致细胞溶解。

3. 试剂 A 与试剂 B 比例为 1∶2,染色液量不能太少,要求完全覆盖细胞涂片,否则染料容易沉积,影响阅片。

4. 试剂 A、试剂 B 必需及时充分混匀,以免影响着色效果。

5. 染色时间不宜过短,建议 10 分钟为宜,室温较低时,应适当延长染色时间,否则着色偏淡,不利于形态识别。

6. 冲洗时不能先侧翻染液,应直接用自来水流水在细胞涂片两侧轻柔冲洗（不可正对细胞涂片冲洗）,轻轻甩去多余的液体,自然晾干待检。

三、抗 酸 染 色

（一）染色原理

分枝杆菌的细胞壁内含有大量的脂质,包围在肽聚糖的外面,所以分枝杆菌一般不易着色,要经过加热和延长染色时间来促使其着色。但分枝杆菌中的分枝菌酸与染料结合后,就很难被酸性脱色剂脱色,故名抗酸染色。抗酸杆菌具有耐受酸性介质脱色的生物性状,此类细菌在苯酚（石碳酸）的协同作用下,被复红染色剂着色,能够耐受酸性酒精脱色,显微镜观察时保持红色;而其他脱落细胞或标本中的非抗酸杆菌被酸性酒精脱色,可被复染剂亚甲蓝染为蓝色。

（二）试剂组成

1. 苯酚复红溶液　主要成分:碱性品红、苯酚。

2. 酸性酒精溶液　主要成分:乙醇、盐酸。

3. 亚甲蓝溶液　主要成分:亚甲蓝。

（三）操作步骤

1. 制片　用细胞玻片离心机收集脑脊液有形成分。

2. 初染　滴加适量苯酚复红覆盖涂片,火焰徐徐加热至液面冒蒸汽后移开,继续室温染色 10 分钟,流水冲洗,沥干。

3. 脱色　3% 盐酸酒精脱色 30 秒~1 分钟,流水冲洗,沥干。

4. 复染　用碱性亚甲蓝溶液复染 1 分钟,流水冲洗,沥干。

5. 自然干燥,镜检。

（四）注意事项

1. 推荐使用细胞玻片离心机收集脑脊液有形成分,以利于提高阳性检出率。

2. 每张玻片只能涂一份标本,以防交叉污染。

3. 初染时苯酚复红量不宜过少,染色过程避免沸腾或干涸。

4. 室温较低时,复染时间应适当延长,否则背景着色偏淡,不利于形态识别。

5. 冲洗时不能先倒掉染液，应以细流水缓慢冲去，以防有染料沉渣附着，影响阅片。

6. 抗酸染色是检出结核分枝杆菌的重要检测方法，但抗酸阳性不等同于确诊结核分枝杆菌感染，因为除结核分枝杆菌外，非结核分枝杆菌和麻风分枝杆菌也可呈阳性，应予以识别。

四、墨 汁 染 色

（一）染色原理

背景着色而菌体本身不着色的染色法称负染色法，此法用以观察细菌及某种真菌的荚膜等。墨汁染色是一种重要的负染色法，通常用于检查脑脊液或分泌物涂片中的隐球菌，具有方便、快速、经济等优点，是涂片中检查隐球菌感染的首选方法。

（二）操作步骤

1. 脑脊液 1~2ml，3 000rpm 离心 5 分钟。

2. 去上清，取混匀后的沉淀物约 25μl 于洁净载玻片上，加墨汁约 5μl 混匀，加盖盖玻片后镜检。

3. 先低倍镜下浏览全片，找到可疑菌体后，再转到高倍镜下确认。

（三）注意事项

1. 良好的墨汁镜下颗粒细致、分布均匀，如镜下颗粒明显增粗或呈块状，应丢弃不用。

2. 荚膜较窄或消失的隐球菌容易被误认为白细胞，应注意识别。

3. 隐球菌量少，离心速度和时间不够，是导致漏诊的重要原因之一。

4. 墨汁与沉渣的比例要适当，推荐两者的比例为 1∶5。墨汁太多，背景太黑，可能会掩盖隐球菌，不利于隐球菌量少、菌体小时的检出。墨汁太少，背景太淡，不利于荚膜的观察，从而漏检。

5. 根据涂片颜色深浅，调整光源的亮度，颜色较深时要适当调亮，反之，要适当调暗。

6. 一旦检出典型的隐球菌，应立即通知临床，以便临床快速明确诊断和调整治疗方案。

五、普鲁士蓝染色

红细胞被巨噬细胞吞噬后，在溶酶体酶的作用下，血红蛋白被分解为不含铁的橙色血质和含铁的含铁血黄素。含铁血黄素为金黄色或棕黄色颗粒，因其含铁、呈金黄色而得名，它经过亚铁氰化钾和稀酸处理后可以变成蓝色颗粒，称为普鲁士蓝反应又称为含铁血黄素染色。普鲁士蓝染色有助于含铁血黄素吞噬细胞与黑色素吞噬细胞的鉴别，前者吞噬颗粒被染成蓝色，后者吞噬颗粒仍为黑色。

（一）染色原理

亚铁氰化钾溶液使三价铁离子从蛋白质中被稀盐酸分离出来，三价铁与亚铁氰化钾反应，生成一种不溶解的蓝色化合物即三价铁的亚铁青化物普鲁士蓝，所以该反应被称为普鲁士蓝反应。三价铁的亚铁青化物是一种很稳定的化合物，在反应后可用红色染色剂如核固红、伊红、中性红等进行复染。核固红是最经典、最常用的复染液。该染色法可以很好地区分含铁血黄素与其他色素。含铁血黄素或三价铁染成蓝色，细胞核和其他组织染成红色（图 1-6）。

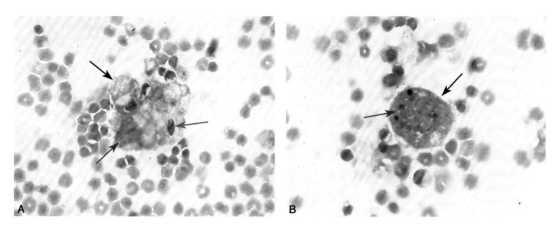

图 1-6　**普鲁士蓝染色阳性表现**

A. 可见多个含铁血黄素吞噬细胞（黑箭），胞核呈红色，胞内可见蓝色颗粒（红箭）和被吞噬的红细胞（蓝箭）；B. 可见一含铁血黄素吞噬细胞（黑箭），胞内可见多个球形蓝色颗粒（红箭）

（二）试剂组成

1. 试剂 A　主要成分：亚铁氰化钾、稀酸。

2. 试剂 B　主要成分：核固红、氧化剂。

（三）操作步骤

1. 用细胞玻片离心机收集脑脊液有形成分于玻片上。

2. 加入试剂 A 染色 15～30 分钟，流水冲洗，沥干。

3. 加入试剂 B 染色 5～10 分钟，流水冲洗，沥干。

4. 自然晾干，镜检。

（四）注意事项

1. 推荐使用细胞玻片离心机收集脑脊液有形成分。

2. 普鲁士蓝染色过程中，应避免用生锈及其他可能造成铁质污染的普通水洗，应使用蒸馏水洗。

3. 避免使用酸性固定剂，铬酸盐处理也会妨碍铁的保存。

4. 普鲁士蓝染色时，应根据样品情况调整染色时间。

六、革兰氏染色

（一）染色原理

通过龙胆紫液初染和碘液媒染后，在细胞壁内形成了不溶于水的龙胆紫与碘的复合物，革兰氏阳性菌由于其细胞壁较厚、肽聚糖网层次较多且交联致密，故乙醇或丙酮脱色处理时，因失水反而使网孔缩小，再加上它不含类脂，故乙醇处理不会出现缝隙，能把龙胆紫与碘复合物牢牢留在壁内，使其仍呈紫色；而革兰氏阴性菌因其细胞壁薄、外膜层类脂含量高、肽聚糖层薄且交联度差，在遇脱色剂后，以类脂为主的外膜迅速溶解，薄而松散的肽聚糖网不能阻挡结晶紫与碘复合物的溶出，因此通过乙醇脱色后仍呈无色，再经沙黄等红色染料复染，使革兰氏阴性菌呈红色。

染色的差异主要是由于革兰氏阴性菌与革兰氏阳性菌细胞壁结构的差异所引起的。

（二）试剂组成

1. 龙胆紫液   主要成分:龙胆紫及乙醇。

2. 碘溶液   主要成分:碘及碘化钾。

3. 脱色液   主要成分:丙酮及乙醇。

4. 沙黄溶液   主要成分:品红、沙黄及乙醇。

（三）操作步骤

1. 收集标本   用细胞玻片离心机收集脑脊液有形成分于玻片上。

2. 初染   加龙胆紫液染色10秒,流水冲洗,沥干。

3. 媒染   加碘溶液染色10秒,流水冲洗,沥干。

4. 脱色   加脱色液10~20秒,流水冲洗,沥干。

5. 复染   加沙黄溶液复染10秒,流水冲洗,沥干。

6. 自然干燥,镜检。

（四）注意事项

1. 推荐使用细胞玻片离心机收集脑脊液有形成分。

2. 冲洗时不能先倒掉染液,应以细流水缓慢冲去,以防有染料沉渣附着,影响阅片。

3. 染液量需充足,勿使染液挥发干燥,以防染料渣沉着于涂片上。

4. 室内温度过低时,应适当延长染色时间。

5. 龙胆紫染色时间过长、涂片过厚、脱色不充分等均可能导致假阳性结果。

6. 细菌涂片热固定过度、细菌培养时间太长细菌死亡或自溶、脱色过度、细胞壁通透性增加等均可能导致假阴性结果。

第三节   常用检验项目

本节主要介绍有助于脑脊液细胞学检查结果进行综合分析的常用实验室检验项目,包括脑脊液常规、脑脊液生化、常见病原体检查、寄生虫抗体检测及部分肿瘤标志物检查等,重点介绍了检测内容、注意事项及临床意义,具体操作方法、仪器参数设置等不进行介绍,如需进一步了解,可参考《全国临床检验操作规程》(第4版)和相关试剂盒操作说明书。

一、常 规 检 查

脑脊液细胞学检查不应仅局限于瑞-吉染色后镜下形态学检查,应充分结合脑脊液常规检查结果进行综合分析,建议把"脑脊液常规+细胞学"作为一个整体项目进行检测,不建议将两个项目分开检测或单独分析。脑脊液常规检测,应重点掌握其注意事项及不同脑脊液外观的临床意义。

（一）检查内容及注意事项

检查内容及注意事项见表1-3。

（二）常见外观及临床意义

常见外观及临床意义见表1-4及图1-7。

表 1-3 脑脊液常规检查内容及注意事项

内容	注意事项
外观	①外观检查包括颜色、透明度及是否凝固 ②正常脑脊液外观呈无色透明,但无色透明并不代表正常 ③临床上凝固标本少见,送检标本也不需要常规抗凝 ④脑脊液黄变,呈胶样凝固,蛋白细胞分离,隐血试验阴性,称为 Froin 综合征,是蛛网膜下膜梗阻的脑脊液特点
球蛋白定性试验	①球蛋白定性试验又称潘迪试验,正常脑脊液呈阴性或弱阳性 ②定性试剂为 5% 苯酚溶液,室温较低时溶解度下降可导致假阴性,建议加样前颠倒摇匀 ③血性脑脊液或明显浑浊标本应离心后取上清液进行试验
红细胞计数	①正常脑脊液中没有红细胞,红细胞的出现是出血的客观证据 ②脑脊液中皱缩红细胞不可作为陈旧性出血(病理性出血)的判断依据,原因是脑脊液离体后,红细胞可因脑脊液渗透压的改变而发生皱缩,不能真实反映新鲜或陈旧性出血
有核细胞计数	①常规检测不要求染色后镜检分类,难以确认细胞的性质,因此将白细胞计数改为"有核细胞计数"更为合理 ②血性脑脊液白细胞校正公式,只适合于穿刺损伤出血的情况,对于多次出血或陈旧性出血的白细胞校正意义不大,滥用公式可出现负值
细胞分类	①在不染色的情况下,根据细胞核的形态特点,只能区分单个核和多个核细胞,无法精确识别,容易误诊、漏诊,临床参考价值有限 ②单个核细胞可能为淋巴细胞、单核细胞、浆细胞、肿瘤细胞等 ③多个核细胞可能为花形核淋巴细胞、中性粒细胞、嗜酸性粒细胞、嗜碱性粒细胞、吞噬细胞及肿瘤细胞等

表 1-4 脑脊液外观及临床意义

外观	临床意义
无色透明	①正常脑脊液呈无色透明 ②脑脊液外观改变往往提示中枢神经系统发生病理性改变 ③无色透明并不代表正常,病毒性脑炎、隐球菌性脑膜炎、神经梅毒、自身免疫性脑炎、结核性脑膜炎早期、脑膜癌病等脑脊液外观也可无色透明
米汤样浑浊	①此外观多为白细胞数显著增多所致,也可见于标本大量细菌滋生 ②多见于化脓性(细菌性)脑膜炎,如颅脑术后感染、流行性脑膜炎等,临床上前者多见,后者较少见
黄色透明	①脑脊液无明显浑浊,提示细胞数正常或无显著增多 ②颜色越深,往往提示蛋白含量越高 ③可见于颅内感染、脑积水、脑肿瘤、椎管梗阻、颅脑术后恢复期等
红色浑浊~褐色浑浊	提示出血,常见于腰椎穿刺损伤出血、脑出血、脑蛛网膜下腔出血及颅脑术后等
毛玻璃样浑浊	提示脑脊液中白细胞明显增多,常见于结核性脑膜炎,无诊断特异性
绿色浑浊	多见于铜绿假单胞菌或肺炎双球菌感染所致的化脓性脑膜炎
黑色浑浊	提示黑色素瘤侵犯中枢神经系统可能性大,脑脊液细胞学找到典型黑色素瘤细胞即可明确诊断

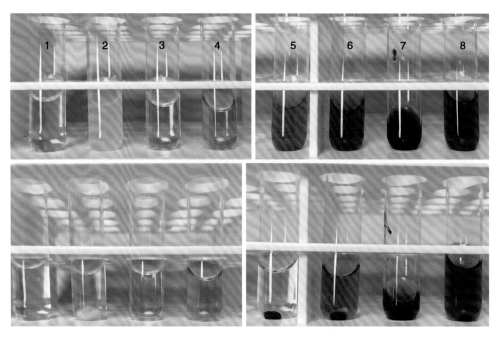

图 1-7　脑脊液不同外观及临床意义

图中 1~8 号试管显示不同的脑脊液外观离心前后的变化。1 号无色透明,除正常脑脊液外,也可见于病毒性脑炎、隐球菌性脑膜炎、神经梅毒、脑膜癌病等;2 号米汤样浑浊,离心后上清液微黄,试管底部可见明显白色沉淀,提示化脓性脑膜炎的可能;3~4 号黄色透明,离心后试管底部无明显沉淀物,提示细胞数不多,颜色越深,蛋白含量往往越高,可见于颅内感染、脑积水、脑肿瘤、椎管梗阻、颅脑术后恢复期等;5~8 号显示不同程度的血性浑浊或黄褐色浑浊,离心后试管底部均可见红细胞沉淀,提示出血,上清液呈淡黄色,可见于陈旧性出血或新鲜出血量较多时,上清液呈茶红色或黄褐色提示陈旧性出血。

二、生　化　检　查

脑脊液生化对疾病的诊断和鉴别诊断有重要的参考价值,常用的生化检测项目有总蛋白(total protein,TP)、葡萄糖(glucose,GLU)、氯化物等,建议在此基础上增加乳酸(lactic acid,LAC)、腺苷脱氨酶(adenosine deaminase,ADA)及乳酸脱氢酶(lactate dehydrogenase,LDH)等检测项目,其检测意义见表 1-5。

表 1-5　脑脊液生化项目的临床意义

项目	参考值	临床意义
总蛋白(TP)	(0.15~0.45)g/L	①脑脊液总蛋白升高,提示血-脑脊液屏障受损 ②脑脊液总蛋白升高见于中枢神经系统感染、肿瘤、脑积水、免疫性疾病、椎管梗阻、脑及蛛网膜下腔出血等
葡萄糖(GLU)	(2.5~4.5)mmol/L	①脑脊液葡萄糖受血糖浓度、血-脑脊液屏障通透性、糖酵解程度和膜转运系统功能等影响 ②正常脑脊液葡萄糖浓度是外周血糖的 50%~80%。血糖水平较高时,脑脊液葡萄糖浓度约为外周血糖的 50%。血糖水平较低时,脑脊液葡萄糖浓度与外周血糖比例可高至 80%

续表

项目	参考值	临床意义
葡萄糖(GLU)	(2.5~4.5)mmol/L	③升高见于高血糖、糖尿病、补液、血性脑脊液、病毒性脑炎等 ④降低见于化脓性脑膜炎、结核性脑膜炎、隐球菌性脑膜炎、脑寄生虫病、脑膜癌病和低血糖状态等 ⑤在血糖水平较高的情况下,脑脊液糖萄糖可表现为正常或偏高,但有可能是相对偏低的,需结合腰椎穿刺同步血糖测定进行分析
氯化物	(120~130)mmol/L	①脑脊液氯化物浓度受 Donnan 平衡、血氯浓度、脑脊液 pH 值、脑膜炎性渗出粘连等因素影响 ②颅内感染(细菌或真菌)→乳酸水平升高→pH 下降→氯化物下降 ③低氯血症、酸中毒→氯化物下降 ④脑膜、颅底炎性渗出粘连→氯化物附着→氯化物下降 ⑤高氯血症、碱中毒→氯化物升高
乳酸(LAC)	(1.33~1.78)mmol/L	①LAC 是糖酵解的最终产物 ②脑脊液 LAC 升高来源于神经系统本身,与外周血乳酸无明显相关性 ③化脓性脑膜炎、结核性脑膜炎、隐球菌性脑膜炎、脑膜癌、脑出血、颅脑损伤等脑脊液 LAC 常明显升高,而病毒性脑膜炎 LAC 正常或轻度升高,这一特点有助于病毒性脑膜炎与其他脑膜炎的鉴别诊断
腺苷脱氨酶(ADA)	(0~8)U/L	①ADA 由 T 淋巴细胞产生,研究表明 ADA 升高与结核性脑膜炎有一定的相关性 ②ADA 升高不能作为诊断结核性脑膜炎唯一指标,ADA 正常也不能排除结核性脑膜炎
乳酸脱氢酶(LDH)	(10~25)U/L	①各种原因引起脑组织受损均可引起 LDH 升高,是提示中枢神经系统受损最敏感的指标 ②脑出血、脑膜癌病、颅脑损伤、淋巴瘤、结核性脑膜炎、化脓性脑膜炎等均可见明显升高 ③病毒性脑膜炎升高常不明显,有别于其他脑炎 ④中枢神经系统淋巴瘤脑脊液 LDH 常明显升高

注:以上生化检测项目均可直接在全自动生化分析仪上进行检测,仪器检测参数可参照血清检测参数进行设置。

三、常见病原体检查

临床上常用的病原体检测项目有:涂片墨汁染色找隐球菌、涂片革兰氏染色找细菌、涂片抗酸染色找抗酸杆菌、隐球菌荚膜抗原检测、隐球菌培养+药敏、一般细菌培养+药敏、结核分枝杆菌培养、结核分枝杆菌基因检测(GeneXpert)等,其检测意义及注意事项见表 1-6。

表 1-6 病原检查项目检测意义及注意事项

项目	临床意义	注意事项
涂片墨汁染色找隐球菌	找到隐球菌,可明确诊断隐球菌性脑膜炎	①离心速度太慢,时间太短不利于提高阳性率(3 000rpm,5~10min 为宜) ②吸去上清液后取沉渣约 25μl 涂片,不宜太多或太少 ③墨汁量要适当,墨汁太多背景太黑,对菌量少且体积细小的隐球菌极易漏诊。墨汁太少,背景太浅,也不利于观察荚膜形态,容易漏诊 ④推荐墨汁与沉渣比例为1:5左右较合适 ⑤在低倍镜下浏览全片,可提高阳性检出率和工作效率,发现可疑菌时应在高倍镜下进行识别和确认,必要时也可在油镜下观察
涂片革兰氏染色找细菌、真菌	找细菌或真菌,提示细菌感染或真菌感染	①推荐使用细胞玻片离心机进行制片,该方法有形成分收集率高、细胞形态完整,易于发现和识别胞内菌和胞外菌 ②镜下发现白细胞明显增多,找到被中性粒细胞或吞噬细胞吞噬的胞内菌是感染的确切依据。仅发现胞外菌而未找到胞内菌时应结合脑脊液常规有核细胞计数、生化结果综合分析,排除污染菌的可能
涂片抗酸染色找抗酸杆菌	找到抗酸杆菌,提示结核分枝杆菌感染的可能	①推荐使用细胞玻片离心机进行制片 ②避免将染料沉渣、玻璃划痕、杂质等误认为抗酸杆菌 ③玻片细菌污染、脱色不彻底也可能导致假阳性 ④有核细胞较多时,可适当延长染色时间,以保证背景清晰 ⑤找到抗酸杆菌不等于找到结核分枝杆菌,还见于非结核分枝杆菌(如麻风分枝杆菌)或奴卡氏菌感染
隐球菌荚膜抗原检测	协助诊断隐球菌感染	①敏感性和特异性高,可作为诊断隐球菌感染的重要检测手段 ②荚膜抗原阳性时,提示隐球菌感染的可能极大,如同时墨汁染色阳性,可确诊。如墨汁染色阴性,应加强复核,可加大标本量、提高离心速度,延长离心时间,取沉渣涂片再镜检,必要时多次送检,同时进行隐球菌培养 ③实践证明,抗原检测可大大提高隐球菌性脑膜炎的诊断水平,建议常规开展

续表

项目	临床意义	注意事项
隐球菌培养+药敏试验	诊断隐球菌感染,指导临床用药	①培养阳性即可确诊隐球菌感染 ②隐球菌在真菌增菌肉汤中呈沉淀生长,观察结果时应注意培养管底部是否有沉淀物,而不是看肉汤是否浑浊 ③隐球菌培养后,墨汁染色时菌体荚膜可消失或不明显,应注与其他真菌相鉴别 ④隐球菌在肉汤中培养生长相对缓慢,连续培养7天后,未见沉淀生长可报阴性 ⑤培养阳性应进一步进行生化鉴定及药敏试验
一般细菌培养+药敏试验	诊断细菌感染,指导临床用药	①怀疑细菌感染时应及时送细菌培养 ②注意送检的时机,原则上是使用抗生素治疗前或下次抗生素应用前 ③为提高阳性检出率,可将脑脊液注入血培养瓶中进行增菌培养 ④同时接种血平板和巧克力平板,置二氧化碳中进行培养,有利于提高苛氧菌的检出率,利于快速诊断及药敏分析 ⑤操作过程注意无菌操作,阳性结果应结合临床和脑脊液常规细胞计数、分类及生化结果进行分析,排除假阳性的可能
结核分枝杆菌培养	诊断结核分枝杆菌感染	①结核分枝杆菌培养使用罗氏培养基 ②结核分枝杆菌生长缓慢,17~19小时分裂一次,观察周期长,一般需要2~4周才能看到菌落 ③看到菌落生长,取部分菌落进行涂片抗酸染色,抗酸染色阳性可诊断为结核性脑膜炎 ④培养和检测过程应注意生物防护,预防职业暴露
结核分枝杆菌基因检测（GeneXpert）	诊断结核分枝杆菌感染及利福平耐药监测	①GeneXpert为封闭式检测系统,操作简便、快速、安全,2小时内出报告 ②阳性即可诊断结核分枝杆菌感染,可提示结核分枝杆菌利福平耐药情况 ③检测特异性高但敏感性尚不足(可能与脑脊液中菌量少有关),单次送检阴性不能排除结核分枝杆菌感染的可能,如临床高度怀疑结核性脑膜炎的可能,建议多次送检以提高阳性检出率 ④增加脑脊液标本送检量,离心预处理去掉部分上清液再上机检测,可提高阳性检出率 ⑤抗结核治疗前送检,可提高阳性检出率

四、寄生虫抗体检查

中枢神经系统感染寄生虫后,由于抗原的刺激,机体产生细胞免疫和体液免疫反应,此时脑脊液细胞学可表现为嗜酸性粒细胞和浆细胞数量及比例明显增加,脑脊液中可出现相应的抗体。通过检测血液及脑脊液中寄生虫抗体,可协助诊断寄生虫感染。常见脑寄生虫感染抗体检测及临床意义见表 1-7。

表 1-7　脑寄生虫抗体检测临床意义

项目	临床意义
包虫抗体	协助诊断脑包虫病。该病为人畜共患病,狗为终宿主,羊、牛是中间宿主,人因误食虫卵成为中间宿主而患包虫病。患者常来自牧区或有牧区接触史
囊虫抗体	协助诊断脑囊虫病。该病多由于误服被猪带绦虫虫卵污染的生菜、生肉(未煮熟的米猪肉)而感染
肺吸虫抗体	协助诊断脑肺吸虫病。该病多由于生食或半生食溪蟹、蝲蛄及其制品而获得感染
裂头蚴抗体	协助诊断脑裂头蚴病。该病多由于人生食或半生食裂头蚴感染的蛙、蛇等,或饮用生水或游泳时误吞湖水,使受感染的剑水蚤有机会进入人体,造成感染
广州管圆线虫抗体	协助诊断广州管圆线虫病。该病是人畜共患的寄生虫病,多因进食了含有广州管圆线虫幼虫的生或半生的螺肉而感染
弓形虫抗体	协助诊断弓形虫感染。该病是由刚地弓形虫所引起的人畜共患病,弓形虫广泛寄生在人和动物的有核细胞内,在人体多为隐性感染,常见于肿瘤、免疫缺陷等患者

目前寄生虫抗体主要应用酶联免疫吸附试验(ELISA)进行检测,具有较高的灵敏度和特异性,但由于 ELISA 方法学存在一定的局限性,检测结果存在一定的假阳性,因此结果阳性不能作为确诊的唯一依据。临床在进行报告解读时,需结合患者的临床表现、影像检查和脑脊液细胞学检测结果综合分析,当检测结果与临床不符时,应加强复核。

五、肿瘤标志物检查

目前尚无可参考的正常脑脊液肿瘤标志物参考值,但由于血-脑脊液屏障的存在,理论上外周血中肿瘤标志物难以透过血-脑脊液屏障进入脑脊液中,因此正常脑脊液中肿瘤标志物含量应低于外周血的参考范围。换言之,当脑脊液中肿瘤标志物高于外周血的参考范围时,我们可视之为异常升高。

肿瘤标志物检测在脑膜癌病诊断、肿瘤原发灶的提示及疗效观察、预后评估等方面有重要的参考价值。常用肿瘤标志物及检测意义见表 1-8。

在临床实践过程中,我们发现部分脑膜癌病例存在单独血或脑脊液肿瘤标志物升高的情况,建议血及脑脊液同时检测,以提高脑膜癌病的阳性检出率。

表 1-8　常用肿瘤标志物及临床意义

项目	临床意义
甲胎蛋白(AFP)	升高有助于协助诊断颅内生殖细胞肿瘤,但正常不能排除
人绒毛膜促性腺激素(HCG)	升高有助于协助诊断颅内生殖细胞肿瘤,但正常不能排除
癌胚抗原(CEA)	升高有助于协助诊断肺癌(最常见)、胃肠道肿瘤继发脑或脑膜转移
糖类抗原 19-9(CA19-9)	升高有助于协助诊断直肠癌、胆囊、胰腺癌继发脑或脑膜转移
糖类抗原 15-3(CA15-3)	升高有助于协助诊断乳腺癌继发脑或脑膜转移

第二章

脑脊液细胞学质量控制

本章介绍脑脊液细胞学检查全程质量控制的相关要求,同时分享大量的临床实践经验,具有较强的指导性和参考价值。脑脊液细胞学质量控制贯穿从临床医生开单到检验报告发放的全过程,按时间节点可分为分析前、分析中和分析后质量控制三部分。细胞学检测人员应全面掌握全过程质量控制的内容和要求,严格按相应的要求进行操作,并在实践中指导临床进行标本的正确收集和送检,确保检测质量,同时注重加强与临床的沟通和联系。临床医生也应了解全程质量控制的相关要求,对送检要求或检测结果有疑问时应及时与实验室进行沟通。护理人员应重点关注标本送检要求,加强内部培训,确保标本送检质量。

第一节　分析前质量控制

分析前质量控制是做好脑脊液细胞学的前提和基础,要求临床医护人员清楚采集和送检的相关要求及影响因素,以确保标本送检质量。分析前质量控制的内容包括脑脊液标本采集、采集容器要求、标本量要求、项目分管原则、标本核对和标识、送检温度要求、送检时限要求和申请单的填写等。

一、脑脊液标本采集

1. 神经内科送检的脑脊液标本大部分通过腰椎穿刺术获得,神经外科送检的脑脊液有相当部分通过脑室或腰大池引流管获得。

2. 在不作特殊说明的情况下,脑脊液一般默认为通过腰椎穿刺术获得。

3. 非通过腰椎穿刺术获得的脑脊液,临床送检时应在送检单上注明标本采集途径,以便报告单上能准确备注标本来源,方便临床对结果进行分析和处理。

举例说明:

当送检的脑脊液细胞学检查发现细菌,但有核细胞计数未见明显升高,且分类以淋巴细胞为主时,我们会提出疑问:"细菌从何而来? 是污染菌还是感染菌?"倘若临床在送检单上注明了标本是从"引流管中获得",那么我们在排除人为操作污染的可能后,就可在报告上备注"引流管污染的可能性大,请结合临床考虑"。临床医生看到报告提示后,就可以考虑是否需要及时拔管处理,避免细菌逆行进入颅内,继发颅内感染。

二、标本采集容器

1. 推荐使用腰椎穿刺包内一次性、无菌、带盖的塑料试管(防摔碎、防漏)盛装脑脊液标本送检。

2. 不建议用采血试管(如普通干燥管、促凝管等)、痰杯等容器送检。原因如下:

(1) 此类容器杂质多,会导致细胞学涂片背景不干净,细胞破坏,无法进行细胞形态识别(图2-1~图2-3)。

(2) 容器未经无菌处理,不能用于细菌、真菌涂片或培养(图2-4)。

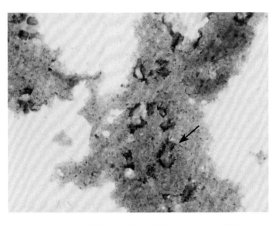

图2-1　试管内杂质致多个细胞溶解(箭)

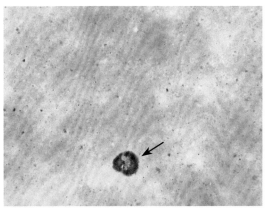

图2-2　试管内杂质致细胞溶解(箭)

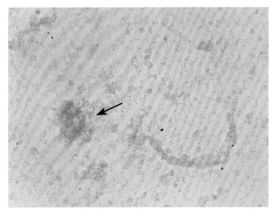

图2-3　普通干燥管内大小不等的杂质(箭)

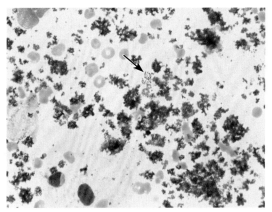

图2-4　细菌污染(箭)

三、标本送检量

不同检验目的,要求脑脊液最低送检量不同(表2-1)。临床医生可根据腰椎穿刺时患者状况和拟送检项目作适当的增减。通常情况下,病原学和形态学检查标本量应适当增加,这样有利于提高阳性检出率或满足复检需要。

表2-1　不同检验项目标本量要求

送检项目	标本量	说明
常规+细胞学检测	≥2ml	送检量要相对多一点,以便当细胞学制片不满意或结果可疑时有足够的标本进行复检
生化检测	≥1ml	在送检项目较多而标本量不多的情况下,生化管只要能保证0.5ml以上即可满足检测需要

送检项目	标本量	说明
免疫学检测	≥1ml	用于病毒抗体检测和寄生虫抗体检测等
涂片找细菌、真菌（革兰氏染色）	≥1ml	推荐采用细胞玻片离心法制片
隐球菌二项（墨汁染色+荚膜抗原检测）	≥1ml	为节约标本,脑脊液离心后的沉淀物用于墨汁染色,上清液用于荚膜抗原检测
抗酸染色	≥1ml	推荐采用细胞玻片离心法制片
细菌培养	≥1ml	如菌量不多,标本太少可影响细菌的检出
结核分枝杆菌培养	≥1ml	如菌量不多,标本太少可影响细菌的检出
隐球菌培养	≥1ml	如菌量不多,标本太少可影响细菌的检出

四、项目分管原则

《全国临床检验操作规程》(第4版)推荐第一管做化学或免疫学检测,第二管做病原微生物学检测,第三管做理学和显微镜检查。这与既往"要求第一管做细菌培养,第二管做生化或免疫学检查,第三管做一般性状检查和显微镜检查"有所差异。

最新分管原则选择第二管而非第一管用作病原微生物检测主要是出于避免穿刺时将皮肤毛囊中细菌带入对细菌培养干扰的考虑。旧的分管原则更多的是关注腰椎穿刺损伤出血时红细胞对有核细胞计数和分类的影响。

事实上,临床实践中没有一成不变的检测顺序,可根据标本状态、送检目的作出适当的调整:

1. 非血性脑脊液　见于穿刺较顺利,镜下无红细胞或仅极少量,此时红细胞对有核细胞计数和细胞学的干扰可忽略,分管次序可遵循现有原则。

2. 非均一血性脑脊液　见于穿刺有损伤,脑脊液颜色由深变淡(多见,血管损伤明显)或由淡变深(少见,血管损伤较轻,出血延迟)。

(1) 由深变淡,遵循现有分管次序要求。理由是:可将出血对有核细胞计数的影响和细菌污染的风险降至最低。

(2) 由淡变深,送检次序需反之,即第一管用作常规+细胞学检测,第二管用作生化/免疫检测,第三管用作细菌培养/涂片。理由是:可将出血对有核细胞计数的影响和细菌污染的风险降至最低。

3. 均一血性标本　见于脑出血、蛛网膜下腔出血或部分明显穿刺损伤的情况,送检次序可遵循现有原则。理由是:各管红细胞数是基本一致,对有核细胞计数和分类的影响也无明显差异,此时应重点关注细菌污染可能造成的影响。

五、标本核对和标识

1. 标本采样前,操作者应认真核对患者信息,标本采集后应在容器上准确标记患者信息,标识好试管的先后顺序。

2. 临床上,这是较易出错和忽视的环节,应引起操作者的足够重视,避免张冠李戴。

3. 试管条码粘贴靠上不靠下,避免遮挡,以便观察脑脊液外观及性状。

六、标本送检时限

原则上,脑脊液标本采集后应立即送检,最迟不超过 1 小时。原因是:

1. 及时送检、及时出报告,这是保障患者诊断和治疗的需要。

2. 保证检测质量的需要

（1）标本放置过久,细胞会出现自溶破坏,影响细胞计数及分类。

（2）葡萄糖被细菌或有核细胞分解导致检测出的葡萄糖含量降低。

（3）部分细菌(如脑膜炎双球菌)发生自溶而影响细菌检出。

七、送 检 温 度

1. 一般情况下常温下及时送检即可。

2. 因路途遥远,不能及时送检,可冷藏保存($4 \sim 10^{\circ}C$)或冰水浴保存(自来水中放冰块)。注意试管要加塞密封,防止脑脊液渗漏,$2 \sim 4$ 小时内送达。不能过夜保存,否则细胞会发生自溶,生化检测结果也会发生改变。

3. 送检温度过低(零下),细胞内可形成锋利的冰晶,"刺破"细胞,造成细胞破坏。杜绝将标本直接插入冰块中送检。

4. 送检温度过高,可加速细胞代谢和分解(自溶加速),细胞更容易破坏和溶解。

八、申请单的填写

1. 申请单内容设置　申请单上的内容应包括患者姓名、性别、年龄、科别、送检单位、送检医生等基本信息、医生电话、患者家属、家属电话、患者简要病史、影像诊断、既往相关实验室检查结果、可选择的检验项目、送检要求等。

2. 填写要求

（1）送检医生应按要求详细填写患者相关信息,并根据诊断需要合理选择相应的检验项目。

（2）特别提醒:患者主诉、病史、影像提示、既往腰椎穿刺检查结果等信息的提供对脑脊液细胞学分析和报告的解读有很重要的参考价值,应详细填写。

（3）送检医生联系电话也非常重要,以便检验人员在阅片过程中有任何疑问能与送检医生及时取得联系,使报告更具参考价值,也有利于检测结果的及时告知。

3. 手写申请单参考式样见图 2-5

4. 条形码申请单

（1）HIS 系统自动生成的条形码直接粘贴到试管上送检。

（2）条码上只需显示患者姓名、性别、年龄、科别、送检目的及送检时间等基本信息。

（3）为实现无纸化申请,同时保证脑脊液细胞学检查人员能获得患者的病史资料、影像诊断及相关实验室检查结果等信息,用于细胞学报告参考,我们单独申请设置其调阅 HIS 系统相关信息的操作权限。

脑脊液检查申请单

患者姓名		性别		年龄		家属电话	
送检单位		科室		医生		医生电话	

主诉及 简要病史	
影像提示	
临床诊断	
腰穿压力	＿＿＿＿＿ mmH$_2$O　　　第＿＿＿＿次腰穿
脑脊液常规	外观＿＿＿＿＿；蛋白定性＿＿＿＿＿；WBC＿＿＿＿ $\times 10^6$/L；RBC＿＿＿＿ $\times 10^6$/L
脑脊液生化	TP＿＿＿ g/L；GLU＿＿＿＿ mmol/L；氯化物＿＿＿＿ mmol/L；同步血糖＿＿＿＿ mmol/L

送检目的	检验项目及标本量		请√选	出报告时间
常规检测	脑脊液常规+细胞学	2ml		
	脑脊液生化	1ml		
隐球菌性脑膜炎	隐球菌二项	2ml		
化脓性脑膜炎	涂片找细菌+真菌(脑脊液)	1ml		
	脑脊液细菌+真菌培养	1ml		
结核性脑膜炎	结核分枝杆菌改良抗酸染色	1ml		
	结核分枝杆菌基因检测(GeneXpert)	2ml		
	结核分枝杆菌培养	1ml		
病毒性脑膜炎	脑脊液病毒抗体四项(单疱Ⅰ、单疱Ⅱ、风疹、巨细胞IgM抗体) 1ml			
	脑脊液核酸六项(肠道病毒、腺病毒、单纯疱疹病毒、巨细胞病毒、EB病毒、肺炎支原体) 1ml			
寄生虫脑病	脑脊液寄生虫抗体七项(弓形虫、广州管圆线虫、肺吸虫、日本血吸虫、包虫、囊虫、裂头蚴IgG抗体) 1ml			
多发性硬化/神经梅毒/感染鉴别	脑脊液寡克隆电泳分析 CSF 1ML+非抗凝血2ml			

报告邮寄 (按需填写)	邮寄地址：			
	收件人：	邮编：		手机号：

重要提示
◆CSF用腰穿包内无菌管加塞送检,尽量留取多一点,以提高阳性检出率及复查用。
◆及时送检,2小时内送达。路遥者,标本需冷藏送检(4~10℃)。
◆请详细填写表格每一项内容,以便结果分析、临床沟通及结果反馈。
◆如有疑问,请直接与我科联系,电话：020-62323939-2414

图2-5　手写申请单式样

第二节　分析中质量控制

分析中质量控制是全程质量控制的核心内容,包括细胞制片方法的选择、合格与不合格涂片的识别、特殊标本的处理、细胞学阅片及报告程序、脑脊液细胞学报告内容及细胞学报告分级等。细胞学检查人员应在实践中领会和加深对分析中质量控制内容和要求的认识。

一、细胞制片方法的选择

脑脊液细胞及有形成分的有效收集是保证脑脊液细胞学检查质量的前提和基础。推荐采用细胞玻片离心法(甩片法)进行细胞及有形成分的收集。传统的试管离心沉淀后取沉淀物涂片方法(涂片法)存在明显的缺陷,不适用于脑脊液细胞学检查。两种收集方法优缺点对比见表2-2。

表2-2　涂片法和甩片法优缺点对比

收集方法	优　点	缺　点
涂片法	①操作简单,离心后去上清液,取沉渣加1滴血清涂片,以增强细胞黏附性 ②不需要特殊设备,检测成本低	①耗时(涂片待干时间长) ②收集率低(染色、冲片过程细胞大部分脱落) ③细胞分布不均,体积缩小、变形,难以识别 ④背景杂质较多,染色过深
甩片法	①操作较简单,设备耐用,故障率低 ②收集率高,且染色冲洗过程细胞不易脱落 ③细胞分布均匀,形态保存较完整,结构清晰,易于识别 ④背景清晰,着色良好	①仪器成本相对较高 ②离心管如为一次性,成本太高;如为反复用离心管,需做好清洁和消毒,避免交叉污染 ③离心过程中会产生气溶胶,需加强个人和环境的生物安全防护

图2-6为同一管血性脑脊液分别用涂片法和甩片法进行制片和染色,镜下观察其收集效果。结果显示,甩片法有形成分收集效果明显优于涂片法。

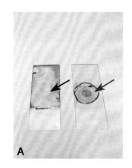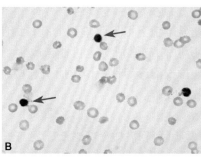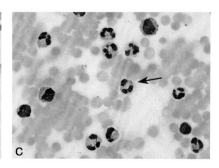

图2-6　同一血性脑脊液两种收集方法效果对比

A.两种方法制片效果,肉眼观察,涂片法未见明显细胞膜(黑箭),甩片法可见明显的细胞膜(红箭);B.涂片法镜下细胞数不多,可见红细胞及中性粒细胞,中性粒细胞体积明显缩小(蓝箭),大小与红细胞相近,甚至比红细胞还小,核分叶结构未能充分展开;C.甩片法镜下细胞数量较涂片法明显增多,可见红细胞、淋巴细胞及中性粒细胞,中性粒细胞分叶结构清晰可见(紫箭)

二、合格的细胞学涂片

脑脊液细胞及有形成分的有效收集是保证脑脊液细胞学检查质量的前提和基础。有效收集不光要求细胞和有形成分数量上的保证，还要求质量上的保证。否则，极容易造成误诊和漏诊。一张合格的细胞学涂片应满足以下六要素：

1. 细胞收集率高，以提高阳性检出率。

2. 细胞分布均匀，以保证细胞分类的准确性。

3. 细胞充分展开，以保证细胞形态和内容物识别。

4. 细胞结构完整，以保证细胞形态准确识别。

5. 细胞着色良好，以保证细胞形态准确识别。

6. 涂片背景清晰，以减少杂质对形态识别的干扰。

合格的涂片有助于提高阳性检出率，有助于准确快速地找到病原体或肿瘤细胞。

[**典型病例**]

患者，女，71 岁，头痛查因。脑脊液微红微浑、蛋白阴性、细胞总数 $1.6×10^9$/L，有核细胞 $3×10^6$/L，蛋白 0.45g/L，葡萄糖 5.01mmol/L，氯化物 121.8mmol/L，腺苷脱氨酶 0.1U/L，乳酸脱氢酶 24.0U/L，乳酸 2.0mmol/L。从常规、生化结果看，除红细胞较多外，其他未见明显异常，有核细胞数正常，但细胞学检查发现几个肿瘤细胞，最终明确诊断为脑膜癌病（图 2-7）。

本病例脑脊液有核细胞计数只有 $3×10^6$/L，数量极少，用脑脊液常规细胞分类方法无法完成准确的细胞识别和分类，细胞学检查之所以能够快速协助临床明确诊断，关键在于满意的涂片质量：采用细胞玻片离心法进行细胞收集，细胞收集率较高，涂片低倍镜下可见大量红细胞及数十个有核细胞；涂片镜下背景清晰，没有染料沉渣或其它杂质干扰；细胞分布均匀、细胞充分展开、细胞结构完整、着色良好，可准确识别红细胞、中性粒细胞、单核细胞及肿瘤细胞。

三、不合格的细胞学涂片

不合格的细胞学涂片，包括以下几个方面：细胞收集率低、细胞密度太大、染料沉渣、杂质太多及细胞溶解等情况。

（一）细胞收集率低

常规细胞计数明显增多，但涂片在显微镜下可见收集到的有核细胞却很少（图 2-8），此时细胞分类常缺乏代表性，分类结果不可靠，异常成分也可能未收集到，难以对患者脑脊液的真实情况进行客观分析，极易造成误诊或漏诊。这种情况应引起检验人员足够的重视，在标本充足的情况下，应主动进行二次收集复查。

细胞收集率低的可能原因：

1. 离心管安装不合格最常见，如离心管拧得太松或滤纸压片与滤纸孔未对好，离心过程细胞丢失。

2. 离心管内液体未完全甩干即取出玻片，导致细胞不能牢固黏附在玻片上，即使待干后再染片，细胞也会在染片和冲洗过程丢失。

3. 送检标本量太少或细胞数量不多。

4. 与操作人员质量控制意识淡薄或培训不足有关。

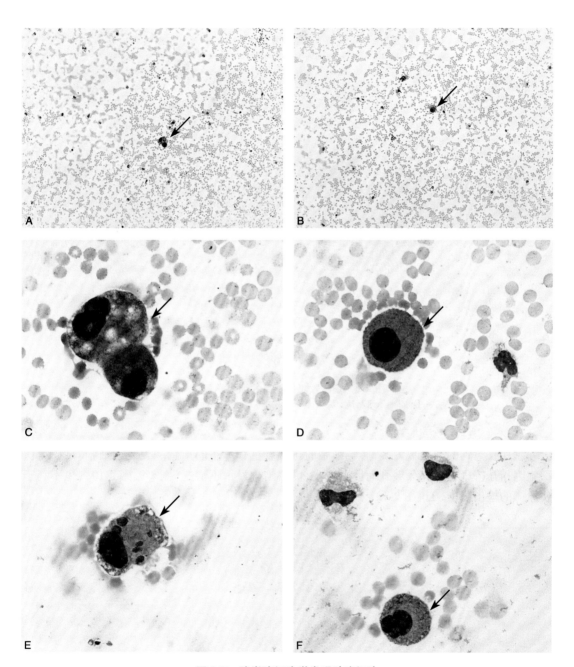

图 2-7 脑脊液细胞学发现肿瘤细胞

A、B.低倍镜下可见少量有核细胞,背景可见大量的红细胞,发现 2 个胞体明显增大的可疑异形细胞(箭);C、D.分别为 A、B 油镜下所见,形似腺癌细胞(箭);E、F.其他视野发现 2 个肿瘤细胞(箭)

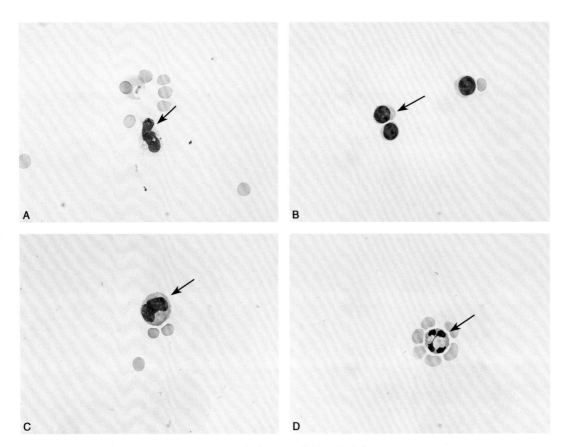

图 2-8　细胞收集率不高的细胞学表现

A~D. 有核细胞计数 $82×10^6$/L,但只收集到少量白细胞(箭)

（二）细胞密度太大

涂片收集到的细胞数太多,影响细胞的正常着色和形态的识别。表现为细胞着色不良,细胞因相互挤压不能充分展开而体积变小,内部结构显示不清楚(图 2-9、图 2-10),也不利于病原体的检出(图 2-11、图 2-12)。

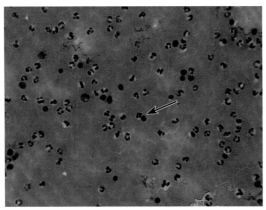

图 2-9　红细胞密度太大(高倍镜下)

背景为大量红细胞,白细胞因挤压体积变小(箭)

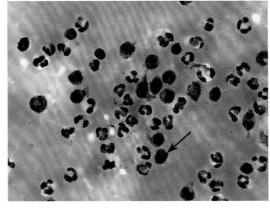

图 2-10　白细胞着色不良

红细胞太多,白细胞着色偏蓝,体积缩小,结构不清(箭)

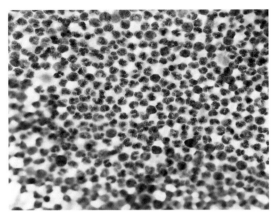 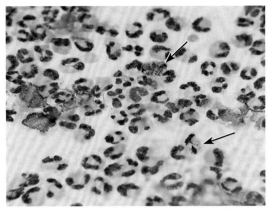

图 2-11　白细胞密度太大，不利于病原体检出（油镜下）

细胞间相互挤压，中性粒细胞体积缩小，细胞结构不能充分展开

图 2-12　细胞充分展开后发现吞噬细菌

将图 2-11 标本作稀释处理后，细胞密度变小，细胞结构充分展开，可见中性粒细胞吞噬细菌（箭）

（三）染料沉渣或杂质太多

染料沉渣或杂质太多将导致细胞背景不清晰，影响细胞结构和病原体的识别，严重影响细胞学阅片质量，容易造成误诊或漏诊（图 2-13～图 2-16）。

1. 染料沉渣较多产生的可能原因

（1）染片时加的染液太少或染色时间过长导致染液干涸，染料沉积。

（2）先倾倒染液，再冲洗。

（3）冲洗时间太短，特别是脑脊液蛋白浓度较高时。

2. 杂质太多的原因

（1）主要与采用不合格或非无菌的送检容器相关，应避免用促凝管、普通干燥管、痰杯等送检。建议采用一次性腰椎穿刺包内带盖的无菌管送检。

（2）也可能与离心管内壁清洗不干净相关。

（四）细胞溶解

细胞溶解表现为镜下可见细胞结构破坏，轻者出现细胞膜破坏，重者出现胞核溶解，其

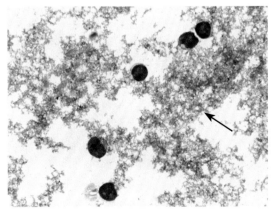 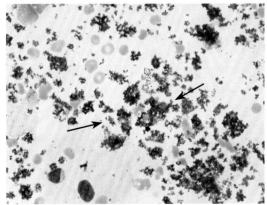

图 2-13　大量染料沉渣（箭）

图 2-14　染料沉渣呈块状或散在分布（箭）

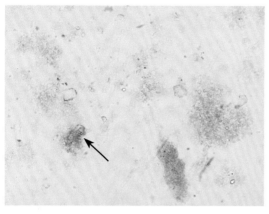

图 2-15 试管内微尘样杂质（箭）

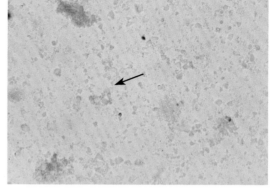

图 2-16 试管内杂质大小不等（箭）

至看不到原有的细胞结构。一旦出现较严重的细胞溶解，将无法正常进行细胞学分析，操作中应尽量避免出现可导致细胞溶解的各种原因（图 2-17 ~ 图 2-26）。

细胞溶解的可能原因：

1. 离心速度过快，离心时间过长。

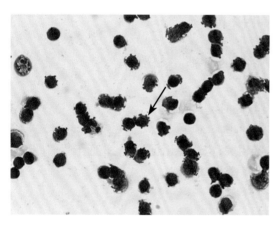

图 2-17 淋巴细胞膜溶解（箭）

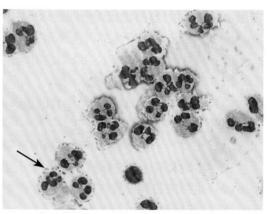

图 2-18 中性粒细胞膜溶解（箭）

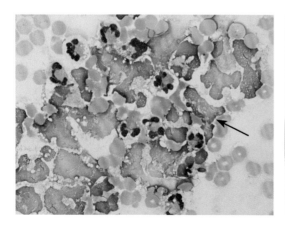

图 2-19 中性粒细胞溶解（箭）

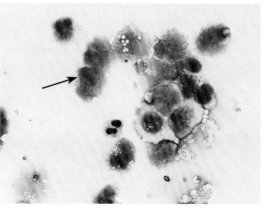

图 2-20 细胞溶解，无法识别种类（箭）

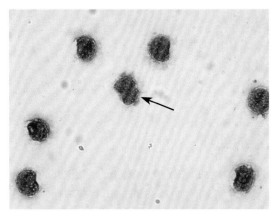

图 2-21 淋巴细胞溶解（箭）

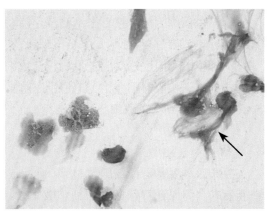

图 2-22 细胞溶解,在离心力作用下拉成丝状（箭）

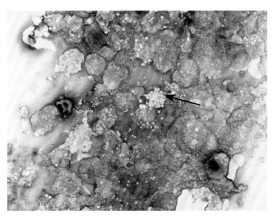

图 2-23 细胞溶解,可见多个空泡（箭）

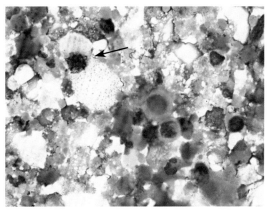

图 2-24 细胞溶解,无法识别种类（箭）

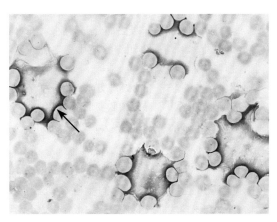

图 2-25 细胞溶解,无法识别种类（箭）

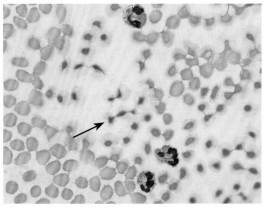

图 2-26 红细胞溶解（箭）

2. 细胞涂片水分未甩干即取出进行染色。

3. 染色前细胞涂片被自来水沾湿,导致细胞破坏。

4. 标本放置过久,细胞发生自溶现象,在离心力作用下加速破坏。

5. 标本贮存温度过高或过低均可造成细胞破坏。

6. 标本送检容器不合格,如使用促凝管或普通干燥试管送检,因试管内含大量的细沙样或不规则形杂质,可致细胞受损破坏。

四、特殊标本的处理

特殊标本主要是指细胞数过多(血性或脓性标本)、细胞数过少或蛋白含量过高的脑脊液标本。为保证特殊标本的细胞收集效果,标本进行细胞玻片离心前可作适当的处理,见表2-3。

表 2-3　特殊标本处理方法

标本状况	可能出现的影响	处理方法
细胞数过高(血性或脓性)	①反复离心,液体甩不干,细胞容易破坏或染色时脱落 ②细胞密度太大,细胞不能充分展开,结构看不清 ③细胞密度太大,着色不良	方法一:减少离心的标本量 方法二:标本用生理盐水进行适当的稀释
蛋白含量过高	液体黏稠度太大,反复离心,液体甩不干,细胞容易破坏或染色时脱落	可行脑脊液-盐水置换,即标本先进行试管低速离心后吸出上清液(注意不要吸到底部沉淀物),再用适量的生理盐水进行置换以降低标本黏稠度
有核细胞数太低	收集不到细胞或数量太少	方法一:可加倍离心的标本量(从 $500\mu l$ 变为 $1\,000\mu l$),同时增加滤纸片数量(保证液体能吸干),从而提高细胞收集的数量 方法二:先用试管离心法对标本进行预处理(试管必须带盖离心,否则离心过程会混入大量杂质,影响镜检),吸去部分上清液,剩下约 $500\mu l$ 标本混匀后再用细胞玻片离心法进行处理 建议优先考虑第一种处理方法,第二种方法因反复离心,可能导致细胞变形

五、细胞学阅片及报告程序

要想发出一份有参考价值的细胞学报告,阅片和报告过程应遵循一定的步骤、方法和原则,见表2-4。避免只关注涂片镜检结果而忽略患者临床相关信息、影像检查和实验室相关检查结果的综合分析,否则容易出现误诊、漏诊。

表 2-4　细胞学阅片及报告程序

分步	内容	操作要求
第一步	初步印象	拿到片子后,不要急于镜下看,应首先查阅患者基本信息、送检目的、脑脊液常规、生化结果等,建立初步印象
第二步	细胞学阅片	①低倍镜下找到细胞涂片的"左上角",然后以"城垛式"从左到右,从上到下的顺序浏览全片。浏览全片(低倍镜视场较大,可快速"总览全局"),结合常规细胞计数结果,判断涂片细胞收集效果是否满意。如收集到的细胞太少,收集效果不满意,应重新制片。如收集效果满意,则往下继续进行 ②低倍镜下可初步了解脑脊液细胞学反应类型,观察有无异常细胞或病原成分,发现异常成分时转油镜下进一步确认和识别 ③在油镜下进行有形成分的识别及有核细胞分类。分类 100 个有核细胞,结果以%表示。如全片有核细胞数不足 50 个,可以"全片可见有核细胞多少个,其中××细胞多少个"的形式进行描述
第三步	结果描述	做出正常或异常脑脊液细胞学的判断,并对细胞学反应类型和镜下表现进行客观描述,包括细胞分布、细胞大小、胞核大小、核形、核染色质特点、核仁大小与数量、胞质颜色及内容物等,同时报告其他异常成分,如细菌、真菌及菌丝、寄生虫、结晶等
第四步	做出细胞学诊断	根据细胞学表现,结合患者临床表现、影像检查及实验室检查相关结果综合分析,向临床提供合理性提示和建议。必要时主动与送检医生进行电话沟通

六、脑脊液细胞学报告内容

细胞学报告除显示患者基本信息外,应提供常规细胞计数、分类结果和有代表性的镜下图片,客观真实地反映标本状况,最后给出准确的实验室提示,供临床参考。目前部分实验室脑脊液细胞学报告只提供细胞分类和图片信息,缺少脑脊常规部分,不利于细胞学检查结果的综合分析,建议进一步完善。

报告应含有以下主要内容:

1. 基本信息　包括姓名、性别、年龄、所在科室、ID 号、临床诊断、标本类型、送检医生、送检时间、报告时间、检测/审核者等。

2. 脑脊液常规部分　包括颜色、透明度、球蛋白定性、红细胞计数、有核细胞计数、细胞分类等。

3. 细胞学图片　建议提供 4 张有代表性的彩色细胞学图片。图片作为细胞学报告的客观依据,要求选择的图像一定要清晰、要有代表性、色彩与镜下保持一致,显示的细胞及种类应尽可能与分类保持一致。

4. 实验室提示　这是脑脊液细胞学报告的核心和灵魂所在,是报告者综合脑脊液细胞学表现、患者临床表现、影像学表现和其他实验室检查结果分析后给出的诊断性意见或建议,具有重要的参考价值。

报告参考试样见图 2-27。

检验报告单

脑脊液常规+细胞学

姓名：×××　　　　病员号：×××　　　　标本类型：脑脊液　　　　样本号：×××
性别：男　　　　　科　室：神经内科　　　申请医生：×××　　　　采样日期：×××
年龄：60岁　　　　床　号：×××　　　　临床诊断：头痛查因

项目	结果	参考值	单位
颜色	淡黄	无色	
透明度	透明	透明	
球蛋白定性	阴性	阴性~±	
细胞总数	100		$\times 10^6$/L
有核细胞数	90	0~5	$\times 10^6$/L
红细胞数	10	0	$\times 10^6$/L
细胞分类			
淋巴细胞	10		%
激活淋巴细胞	2		%
单核细胞	10		%
激活单核细胞	2		%
中性粒细胞	76		%
异形细胞	发现	无	
细菌/真菌	未发现	无	

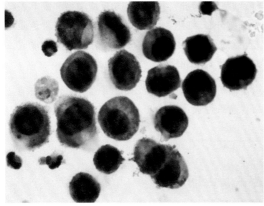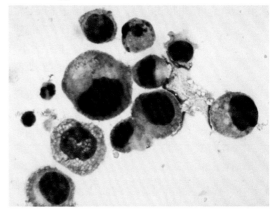
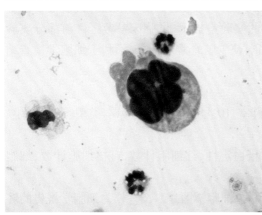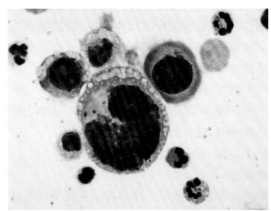

实验室提示：异常脑脊液细胞学。细胞学呈以中性料细胞为主的混合细胞反应型,镜下可见明显异形细胞,核仁明显,大小不一,胞质强嗜碱性,部分可见空泡,部分胞膜可见瘤状突起,形似腺癌,请结合临床考虑。

图 2-27　报告参考式样

七、细胞学报告分级

脑脊液细胞学报告要求对细胞学表现是否正常作出判断,并对镜下细胞学表现进行描述,综合患者临床表现、诊疗过程、影像学表现和实验室相关检查结果等进行分析,最后给出实验室诊断或提示。细胞学报告应尽可能为临床诊断提供方向或提出合理的建议,因此可根据临床提供的患者信息和送检目的,以及检查者对疾病的认识程度,发出以下几种报告模式:

（一）细胞学明确诊断

患者因出现相应的临床症状及体征而就诊,当脑脊液细胞学检查发现确切的病原或肿瘤细胞时,结合病史,即可作出明确诊断。

1. 确诊脑膜癌病　例如,患者有明确的肺癌病史,突发剧烈的头痛表现,磁共振检查脑膜有强化,且细胞学发现典型的肿瘤细胞时,即可确诊为脑膜癌病。

2. 确诊颅内感染　例如,患者有明确手术病史,恢复过程突发头痛、发热等颅内感染的表现,脑脊液检查有核细胞计数显著升高,细胞学表现呈中性粒细胞反应型,同时发现中性粒细胞吞噬球菌或杆菌现象时,即可确诊为颅内细菌感染。

（二）细胞学提示诊断

适用于脑脊液细胞学表现有一定的特征性,但临床诊断未明确,或病史交代不太明确的情况,此时综合脑脊液生化等实验室检查结果可做出提示性诊断,它可为临床的最终诊断和治疗提供较明确的方向。

1. 提示寄生虫感染的可能　当细胞学表现为嗜酸性粒细胞和浆细胞明显增多时,应想到寄生虫感染的可能。但值得注意的是,嗜酸性粒细胞增多也可见于部分结核感染、脑出血、颅脑术后及放化疗的患者,在排除以上疾病的情况下,可做出寄生虫感染的提示性诊断,并建议加做寄生虫抗体检测,结合临床综合考虑。

2. 提示颅内感染的可能　例如,患者因发热、头痛就诊,脑脊液细胞学检查发现有核细胞增多,中性粒细胞比例明显增多时,可做出"异常脑脊液细胞学,颅内感染的可能性大,请结合临床考虑"的细胞学提示诊断。

3. 提示出血　脑脊液细胞学发现红细胞吞噬细胞或/和含铁血黄素吞噬细胞或/和血红素晶体吞噬细胞时,是出血的客观证据,但出血是病理性出血还是上一次腰椎穿刺损伤所致,在病史(含腰椎穿刺情况)交代不清楚的情况下,只能发出提示性诊断。

4. 提示中枢神经系统淋巴瘤　细胞学发现明显异形的淋巴细胞,根据患者临床表现、形态学特点和脑脊液生化表现等可做出提示性诊断,此时应建议临床根据流式细胞检查或组织病理等进一步明确诊断。

（三）细胞学支持/协助诊断

当患者临床表现较典型,临床有较明确的疾病诊断倾向,而脑脊液细胞学表现符合疾病表现时,细胞学可做出支持或协助诊断。

1. 支持/协助诊断结核性脑膜炎　例如,患者有肺结核病史,突发颅脑症状,临床初步诊断为结核性脑膜炎,如脑脊液细胞学显示有核细胞数明显增多,呈混合细胞反应型,且脑脊液生化呈蛋白高、糖低、氯化物低、乳酸高改变,其他涂片及抗原检测阴性时,细胞学报告可做出"支持诊断,建议动态观察"提示。

2. 支持/协助诊断病毒性脑炎　患者以头痛发热为主要表现,脑脊液外观无色透明,有核细胞轻度升高,脑脊液生化蛋白轻度升高,余未见明显异常,临床表现和影像学表现均提示病毒性脑炎的可能性大,如脑脊液细胞学表现为淋巴细胞反应型,可支持/协助诊断病毒性脑炎。

3. 支持/协助诊断寄生虫脑病　当临床表现和影像学表现高度怀疑寄生虫感染,寄生虫抗体阳性,且脑脊液细胞学表现为嗜酸性粒细胞和浆细胞明显增多时,可支持/协助诊断寄生虫脑病。

4. 支持/协助诊断蛛网膜下腔出血　例如,患者以头痛就诊,影像学检查可疑蛛网膜下腔少量出血时,如首次脑脊液细胞检查即发现红细胞吞噬细胞或/和含铁血黄素吞噬细胞或/和血红素晶体吞噬细胞,可支持/协助诊断蛛网膜下腔出血。

（四）细胞学排除诊断

当临床有明确的倾向性诊断,而脑脊液细胞学表现明显不支持时,可做出排除诊断。

1. 排除化脓性脑膜炎　例如,临床考虑新收患者细菌性脑膜炎的可能,但脑脊液细胞学有核细胞数未见显著升高,且细胞学表现为淋巴细胞反应型时,结合脑脊液生化蛋白、葡萄糖、氯化物、乳酸等基本正常,可排除诊断。

2. 排除结核性脑膜炎　例如,患者因头痛、恶性呕吐就诊,头颅磁共振检查示脑膜广泛强化,腰椎穿刺压力明显增高,脑脊液生化蛋白高、葡萄糖偏低,临床初步诊断为结核性脑膜炎,但脑脊液细胞学检查时发现肿瘤细胞,此时即可排除诊断,而明确诊断为脑膜癌病。

3. 排除病毒性脑膜炎　以头痛发热就诊的患者,临床初步诊断为病毒性脑膜炎,但脑脊液细胞学检查发现典型的隐球菌,即可排除诊断,而明确诊断为隐球菌性脑膜炎。

第三节　分析后质量控制

分析后质量控制是脑脊液学检测报告发出后的服务延伸,其重要性往往容易被忽视。分析后质量控制的内容应包括与临床的沟通和咨询服务、标本及数据保存、人员资质和培训等内容。

一、与临床的沟通和咨询服务

报告单发出后,并不意味着检测工作的终止,我们还承担着与临床沟通和提供咨询服务的任务。

第一,当细胞学检测结果不支持临床诊断时。例如,细胞学检查发现肿瘤细胞,与临床初步诊断"结核性脑膜炎"不符时,我们应及时、主动与临床沟通,以便临床及时调整治疗方案。

第二,当细胞学可明确诊断,而此时临床诊断尚不明确时。例如,细胞学检查发现真菌孢子,而临床初步诊断是"颅内感染查因"时,我们应及时、主动告知临床,以便临床快速明确诊断,明确治疗方向。

第三,为临床提供咨询服务包括细胞学检测标本送检要求、检测影响因素、临床检测价值和报告解读等,这对提高临床对脑脊液细胞学的认识和重视程度,保证检测质量,提高诊断水平,有重要的价值。

二、标本及数据保存

脑脊液标本检测后应及时放至4~8℃冰箱保存,以备必要时复查用。报告发出后,对诊断或鉴别诊断有重要参考价值的涂片进行分类归档,妥善保管,保存时限按各实验室标准操作规程进行处置,一般保存3~5年。

实验数据包括脑脊液外观、球蛋白定性、细胞计数及分类、显微摄像图片等应自动保存在LIS系统中,方便随时调阅和结果前后比较,有助于检测结果分析和疗效观察。建议显微摄像图片能导出保存,这对后期学习和经验的积累有很大的帮助。

三、人员资质和培训

(一) 人员资质

脑脊液细胞学报告是中枢神经系统感染性疾病、出血性疾病、脑膜癌病、中枢神经系统白血病等诊断和鉴别诊断、疗效观察和预后评估的客观依据。然而,要出具一份准确的、有参考价值的细胞学报告并非一件简单的事情。据了解,目前国内从事脑脊液细胞学检查的人员有病理医师、临床医师、检验医师、检验技师和护理人员等,人员水平参差不齐。建议加强相关培训,经考核合格才能从事本工作。

1. 技术层面要求　脑脊液细胞学检查不仅仅是看一张涂片上的细胞形态那么简单,它要求检测者能熟练掌握脑脊液细胞学诊断的相关理论,有扎实的细胞形态识别能力,熟悉脑脊液细胞学检查的影响因素和质量控制,熟悉与疾病诊断相关的临床表现和影像学诊断相关知识,并有较强的综合分析能力,能对检测结果进行正确解读。

2. 非技术层面要求　从事脑脊液细胞学检查的人员需具备良好的职业素养,有严谨的治学态度,热爱并专注于形态学检验,有进取精神,善于学习和总结,注重经验积累,有强烈的责任意识,用心对待每一份标本,有疑问时能及时主动地与临床沟通,对不确定的结果主动进行复查。

(二) 人员培训

细胞学分析不能脱离临床和其他实验室结果而孤立分析,要求检测人员除了有扎实的形态学基础外,还要具备一定的临床知识和综合分析能力。检测人员应进行系统的学习,接受规范的培训,并在实践过程中不断总结经验,提升个人能力。

培训内容应包括但不限于以下内容:

1. 脑脊液细胞学及与细胞学相关的基础理论学习。

2. 操作技能培训,包括离心管的使用、染色方法、特殊标本处理技巧和职业暴露预防、显微镜的使用、显微摄像技巧等。

3. 细胞学阅片及报告程序。

4. 案例分析及报告解读,培养临床诊断思路。

四、做好脑脊液细胞学的几点建议

如前所述,脑脊液细胞学报告专业性强,报告的诊断意见或实验室提示应力求客观、真实,不能脱离临床,更不能夸大其词,以免误导临床,对患者造成伤害。为保证报告的质量,降低报告风险,以下几点建议供读者参考:

1. 培养形态学兴趣爱好及责任意识　这是做好脑脊液细胞学的前提和基础,也是做好细胞学的动力源泉,一刹那的激情是不可能把脑脊液细胞学检验工作做好的。检验人员要清楚意识到自身存在的价值和肩负的责任——协助临床快速明确诊断,为患者服务,为临床服务。

2. 培养严谨的治学态度　患者可能因为我们一份细胞学报告而快速明确诊断,得到及时有效的治疗,也可能因为我们一份不合格的报告而错失了最佳的治疗时机,因此我们应认真对待每一份标本,检测和报告时应该认真再认真。

3. 比别人多做一点　检测过程有任何疑问或发现不能解释的现象时,应主动与临床沟通,主动复查或主动加做其他检验项目以协助明确诊断,主动向临床提出合理化建议,提醒临床动态观察。

4. 加强理论学习和实践总结　脑脊液细胞有一套完整的理论体系,只有熟练掌握理论才能更好地指导临床实践。形态学诊断有时会存在一定的主观性使诊断出现偏差,因此形态学学习是一个不断修正和经验积累的过程。

5. 细胞学分析不能脱离临床而孤立分析　要求临床规范送检申请单的填写,以便能准确获取患者相关信息,为细胞学报告提供参考。每一份报告应密切结合临床、影像学检查和实验室相关检查结果进行综合分析,检测和分析过程有任何疑问时,应主动与临床沟通、取证或求教。

6. 掌握报告尺度　细胞学报告以客观描述为主,应遵循"看到什么——考虑什么——建议什么"的报告模式,没有足够的依据时,不可宜轻易下诊断。检验报告上不能完全表达的,可主动与送检医生电话联系,作进一步沟通和说明。

7. 加强报告审核　报告审核应由形态学检验经验丰富的高年资检验师或检验医师进行审核,疑难病例应进行组内讨论或送出会诊,必要时复查,动态观察。

8. 全程质量控制意识　检测者应具备全程质量控制的意识和能力,加强标本送检、制片、阅片及报告过程各环节的质量控制。

9. 特殊病例资料保存　建议采用 LIS 系统的图像采集报告系统对所有细胞学报告及图片进行保存,方便随时调阅。特殊病例封片保存,可供借鉴,总结经验。

第三章

脑脊液细胞学图谱及解析

本章重点讲述脑脊液中常见的细胞、病原体及常见脑脊液细胞学反应类型的识别要点和临床意义,展示大量高清的临床实践图片,并用简要、通俗易懂的文字对图片进行解析。通过本章的学习,读者可对脑脊液细胞学有一个较全面的认识,打下较坚实的形态学和理论基础,为下一步理论与实践相结合做准备。

第一节 细 胞

脑脊液中常见细胞有:红细胞、中性粒细胞、淋巴细胞、单核细胞、嗜酸性粒细胞、嗜碱性粒细胞、浆细胞、吞噬细胞、脱落细胞(包括脉络丛细胞、室管膜细胞、蛛网膜细胞、血管内皮细胞、软骨细胞、破骨细胞)及肿瘤细胞等。

一、红 细 胞

正常脑脊液中不存在红细胞,红细胞的出现是出血的确切依据,见于各种原因引起的出血,如脑出血(病理性)、蛛网膜下腔出血(病理性)、腰椎穿刺损伤出血(非病理性)等。红细胞进入脑脊液后,将会被机体认作"异物"而被吞噬细胞清除,部分来不及清除的红细胞将发生退化,形态和着色也会发生改变。

1. 新鲜红细胞 出血急性期(1~3 天),脑脊液细胞学检查镜下可见大量形态完整、细胞膜边缘规整、着色良好、立体感强的红细胞,此类红细胞称为新鲜红细胞(图 3-1、图 3-2)。见于急性颅脑损伤、脑或蛛网膜下腔出血早期、腰椎穿刺损伤出血早期等。

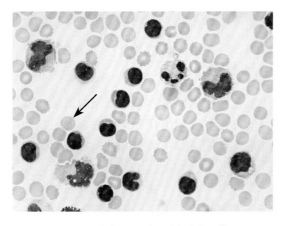

图 3-1 新鲜红细胞,着色良好(箭)

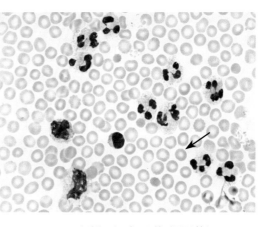

图 3-2 新鲜红细胞,立体感强(箭)

2. 陈旧红细胞　出血后 3 天或以上,脑脊液细胞学检查镜下可见部分红细胞出现皱缩、胞膜边缘不规整、着色较淡、深浅不一、失去立体感,此类红细胞称为陈旧红细胞(图 3-3、图 3-4)。见于颅脑损伤、脑或蛛网膜下腔出血亚急性期及恢复期、前一次腰椎穿刺损伤出血等。

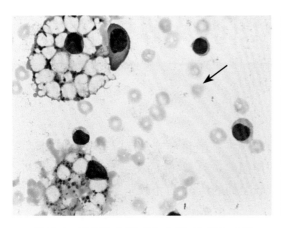

图 3-3　陈旧红细胞着色变淡,胞膜欠光滑(箭)

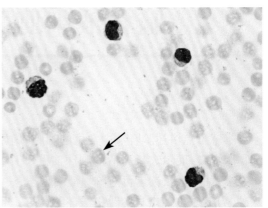

图 3-4　陈旧红细胞着色变淡,出现多个空泡(箭)

3. 皱缩红细胞　皱缩红细胞是陈旧红细胞的一种表现形式。事实上,红细胞离体后,由于渗透压的改变,红细胞可出现皱缩,胞膜出现"锯齿样"突起,因此不能以脑脊液中是否出现皱缩红细胞作为新鲜与陈旧性出血鉴别的依据(图 3-5、图 3-6)。

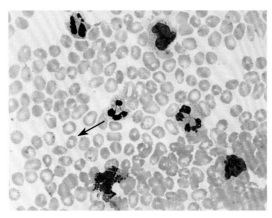

图 3-5　皱缩红细胞(箭)

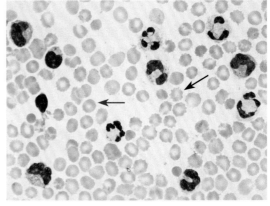

图 3-6　皱缩红细胞(黑箭)与正常红细胞(红箭)共存

4. 红细胞溶解　出血量较多,进入脑脊液中的红细胞不能被吞噬细胞及时清除,在脑脊液中浸泡时间过长,或脑脊液离体后未能及时处理时,红细胞出现代谢异常,制片过程在离心力的作用下,红细胞加速破坏溶解,细胞结构完全消失(图 3-7、图 3-8)。

二、淋 巴 细 胞

正常脑脊液中有少量的淋巴细胞,占有核细胞总数的 60%~80%。淋巴细胞按功能分为 B 淋巴细胞和 T 淋巴细胞,分别为体液免疫和细胞免疫的主要介导细胞,正常情况下,脑脊

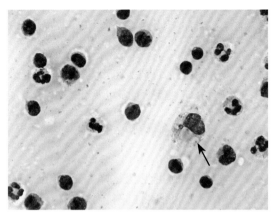

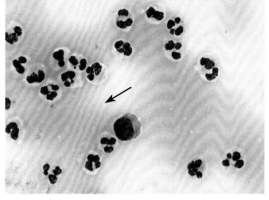

图 3-7　背景红细胞完全溶解,可见红细胞　　　图 3-8　背景红细胞完全溶解(箭)
吞噬细胞(箭)

液中淋巴细胞以 T 淋巴细胞为主。淋巴细胞受抗原刺激后,细胞形态可发生改变,表现多样。淋巴细胞按是否受到抗原刺激和形态特点可分为非激活淋巴细胞和激活淋巴细胞,前者可分为小淋巴细胞、中淋巴细胞和大淋巴细胞,后者可分为转化型淋巴细胞、大淋巴样细胞及脑样细胞。

（一）非激活淋巴细胞

1. 小淋巴细胞

（1）形态特点:大小与红细胞相近,形态规则,核染色质致密,胞质量少,不含颗粒,有时可见假核仁(图 3-9、图 3-10)。

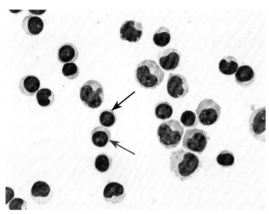

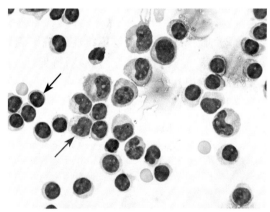

图 3-9　小淋巴细胞(黑箭)和中淋巴细胞　　　图 3-10　小淋巴细胞(黑箭)和大淋巴细胞
（红箭）　　　　　　　　　　　　　　　　　　　（红箭）

（2）临床意义:小淋巴细胞是正常脑脊液中主要细胞成分,受抗原刺激后可转化为激活淋巴细胞,并向浆细胞过渡。增多可见于中枢神经系统感染和非特异性脑膜反应。

2. 中淋巴细胞

（1）形态特点:细胞大小及胞质量介于大、小淋巴之间(图 3-9)。

（2）临床意义:中淋巴细胞也是正常脑脊液中主要细胞成分,与小淋巴细胞一道占细胞数的 60%~70%。

3. 大淋巴细胞

（1）形态特点：大小较小淋巴细胞及中淋巴细胞稍大，核染色质着色较小淋巴细胞浅，质稍多，胞质可见少量嗜天青颗粒（图3-10）。

（2）临床意义：大淋巴细胞可偶见于正常脑脊液。实际上，大淋巴细胞是由小淋巴被激活后转化而成的，因此当其数量和比例明显增多时应视为异常表现，增多可见于中枢神经系统感染和非特异性脑膜反应。

（二）激活淋巴细胞

1. 转化型淋巴细胞

（1）形态特点：细胞直径一般大于10μm，形态不规则，胞膜可见伪足样突起，核染色质较疏松，常可见核切迹，核仁1~2个，胞质呈嗜碱性，没有颗粒（图3-11、图3-12）。

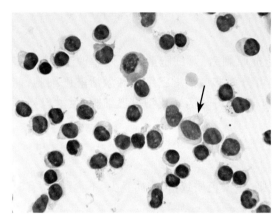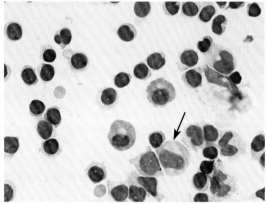

图 3-11　转化型淋巴细胞（箭）　　　　图 3-12　转化型淋巴细胞（箭）

（2）临床意义：由小淋巴细胞受抗原刺激后转化而成，可见于中枢神经系统感染、出血、脑梗死、脑肿瘤及脑脓肿等，无诊断特异性。

2. 大淋巴样细胞

（1）形态特点：细胞直径为小淋巴细胞的2~4倍，染色质稍粗，胞质量多，强嗜碱性，部分核周可见淡染区（图3-13、图3-14）。

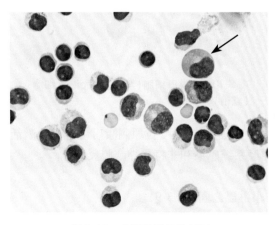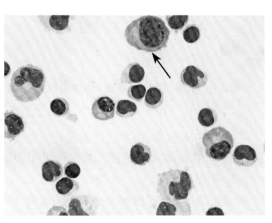

图 3-13　大淋巴样细胞（箭）　　　　图 3-14　大淋巴样细胞（箭）

（2）临床意义：由大淋巴细胞受抗原刺激后转化而成，常伴转化型淋巴细胞和浆细胞的存在，可见于中枢神经系统感染、出血、脑梗死、脑肿瘤及脑脓肿等，无诊断特异性。

3. 脑样细胞

（1）形态特点：胞核大，胞质较少，核染色质致密，因核形不规则，有明显的凹陷分割成脑样外形而得名（图3-15、图3-16）

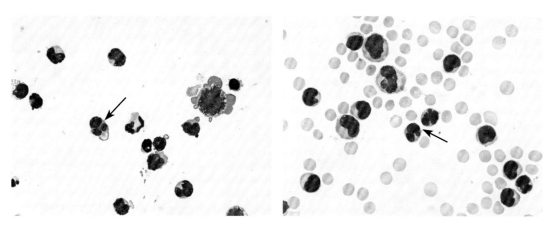

图 3-15　脑样细胞（箭）　　　　　　图 3-16　脑样细胞（箭）

（2）临床意义：脑样细胞又叫 Tm 细胞，具有辅助 B 淋巴细胞产生 IgM 的功能。常见于中枢神经系统感染、脑肿瘤、自身免疫性疾病、精神分裂症等，无诊断特异性。

（三）临床实践分析及案例

如前所述，激活淋巴细胞分为转化型淋巴细胞、大淋巴样及脑样细胞三种表现形式，并无诊断特异性，在实际检测工作中，并不需要对激活淋巴细胞进行精确分类。需要注意的是，感染状态下，部分患者激活淋巴细胞形态变异较大，胞体、胞核明显增大，胞质深染、强嗜碱性，胞膜瘤状突起，很容易被误认为肿瘤细胞（图3-17～图3-22）。因此，异形淋巴细胞良恶性的判断，应结合患者临床表现、影像检查和实验室检查等综合考虑，建立动态观察的诊断思维，不要急于下结论。

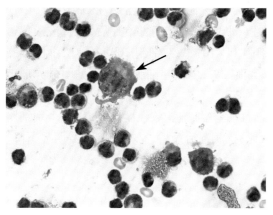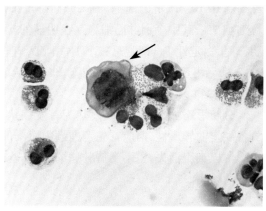

图 3-17　伪足样突起，核仁明显（箭）　　　　图 3-18　胞体明显增大，胞质深染（箭）

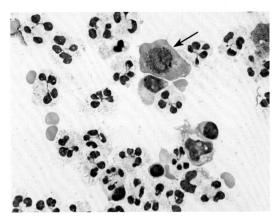

图 3-19   胞体不规则,核仁明显(箭)

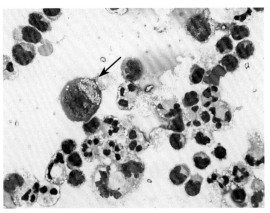

图 3-20   胞质蜂窝状空泡(箭)

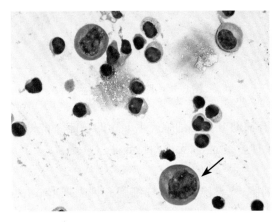

图 3-21   胞质深染、核仁明显(箭)

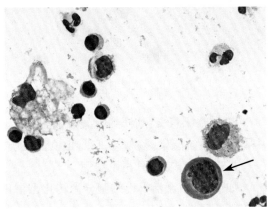

图 3-22   胞体明显增大,胞质深染、核仁明显(箭)

病例分析:患者,女性,64 岁,因头痛、发热 1 周入院,脑脊液单疱病毒Ⅱ型核酸检测阳性,抗病毒治疗后症状消失,出院诊断为病毒性脑炎(单疱病毒Ⅱ型)。治疗前脑脊液常规+细胞学表现为:脑脊液无色透明,球蛋白定性 1+,细胞总数 $70×10^6$/L,有核细胞 $70×10^6$/L,红细胞 $0×10^6$/L,淋巴细胞 71%,激活淋巴细胞 23%,单核细胞 3%,激活单核细胞 2%,中性粒细胞 1%,其中个别淋巴细胞存在明显的异形性(图 3-23)。抗病毒治疗后,脑脊液微黄透明,球蛋白定性 1+,细胞总数 $171×10^6$/L,有核细胞 $11×10^6$/L,红细胞 $160×10^6$/L,淋巴细胞 92%,激活淋巴细胞 2%,单核细胞 2%,激活单核细胞 3%,中性粒细胞 1%,未见明显异形细胞(图 3-24)。

分析思路:患者以头痛、发热为首发症状,脑脊液有核细胞计数轻度升高,尽管个别细胞具备一定的异形性,但应首先考虑颅内感染的可能;抗病毒治疗后,有核细胞计数明显下降,异形淋巴细胞消失,也不支持肿瘤的考虑。

三、浆 细 胞

浆细胞是由 B 淋巴细胞受抗原刺激后转化而来,具有合成和分泌免疫球蛋白的功能。正常脑脊液中不存在浆细胞,浆细胞的出现提示机体受抗原刺激后获得免疫力,可见于中

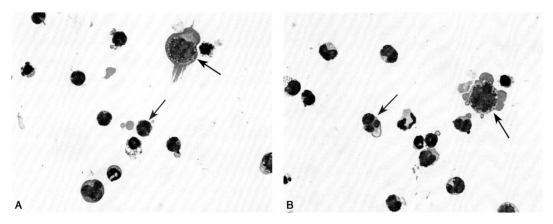

图 3-23　抗病毒治疗前细胞学表现

细胞学呈淋巴细胞反应型,A、B. 可见明显异形淋巴细胞(黑箭),胞体较正常淋巴细胞明显增大,可见核仁,胞质强嗜碱性,胞膜可见瘤状突起,可见脑样淋巴细胞(红箭)

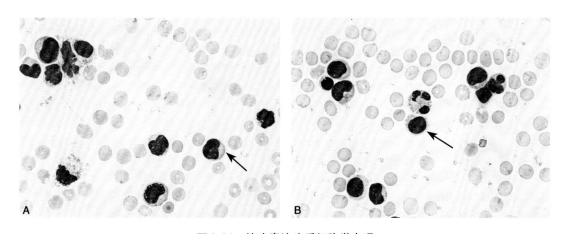

图 3-24　抗病毒治疗后细胞学表现

A、B. 细胞学呈淋巴细胞反应型,偶见中性粒细胞及单核细胞,淋巴细胞形态未见明显异常(箭)

枢神经系统感染、疾病的恢复期和各种慢性炎症。浆细胞形态多样,细胞核圆形或椭圆形,以单个核为主,偶见双核或多个核(图 3-25~图 3-28),核常偏位,胞质丰富,强嗜碱性,核周常可见淡染区。胞膜大多光滑规整,少数可见伪足样突起(图 3-29),多与制片相关,不要误认为肿瘤细胞。胞质有时可见多个空泡或结晶(图 3-30~图 3-33),浆细胞属于高度分化的细胞,不再具有分裂能力,不要把淋巴细胞核分裂象误认为浆细胞核分裂象(图 3-34)

临床意义:

1. 正常脑脊液中不存在浆细胞。浆细胞的出现,提示机体存在体液免疫反应,背景细胞不同,常反映不同的疾病状态。

2. 浆细胞出现伴随中性粒细胞明显增多,常见于颅脑手术后细菌或真菌感染抗感染治疗后(图 3-35)。

3. 浆细胞出现伴随淋巴细胞明显增多,常见于病毒感染或细菌/真菌感染治疗后(图 3-36)。

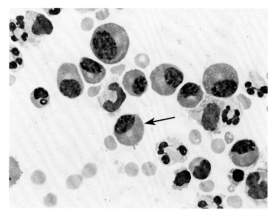

图 3-25　单个核浆细胞(箭)

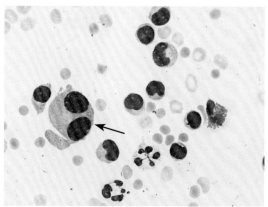

图 3-26　双核浆细胞(箭)

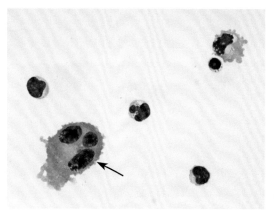

图 3-27　三个核浆细胞(箭)

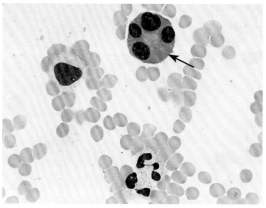

图 3-28　四个核浆细胞(箭)

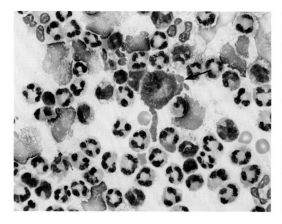

图 3-29　胞膜伪足样突起的浆细胞(箭)

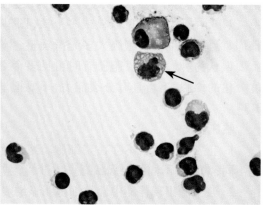

图 3-30　结晶状包含体浆细胞(箭)

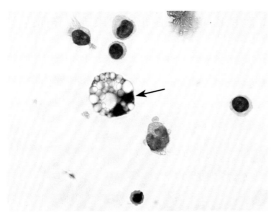

图 3-31　空泡球形、大小不等的浆细胞（箭）

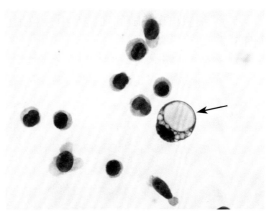

图 3-32　巨大空泡包涵体浆细胞（箭）

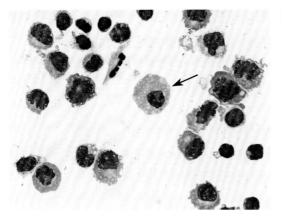

图 3-33　泡沫浆细胞（箭）

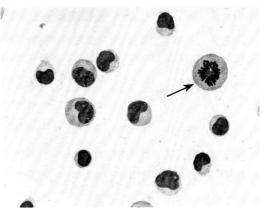

图 3-34　淋巴细胞核分裂象（箭）

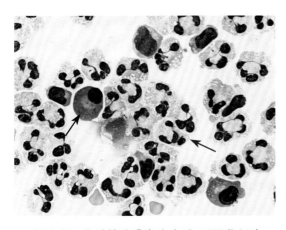

图 3-35　化脓性脑膜炎治疗后，可见浆细胞（黑箭）
颅脑术后肺炎克雷伯菌感染，背景可见较多中性粒细胞（红箭），可见浆细胞出现，未发现细菌，提示恢复期改变

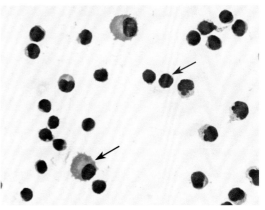

图 3-36　结核性脑膜炎治疗后，可见浆细胞（黑箭）
结核性脑膜炎患者抗结核治疗前细胞学呈淋巴-中性粒细胞反应型，抗结核治疗 20 天后细胞学呈淋巴细胞反应型（红箭），可见浆细胞（5%）

4. 浆细胞出现伴随嗜酸性粒细胞的增多,多见于寄生虫感染或过敏反应(图 3-37)。

5. 浆细胞出现伴随红细胞及中性粒细胞显著增多,可见于脑出血或术后恢复期改变(图 3-38)。

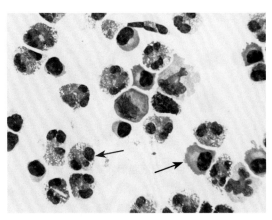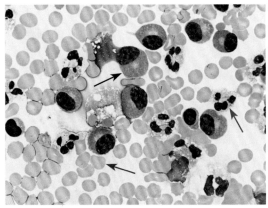

图 3-37　寄生虫感染,可见浆细胞(黑箭)
脑裂头蚴感染患者细胞学呈嗜酸性粒细胞-浆细胞反应型,嗜酸性粒细胞(红箭)高达 66%,浆细胞 13%,伴少量淋巴细胞、单核细胞和嗜碱性粒细胞

图 3-38　脑蛛网膜下腔出血,可见浆细胞(黑箭)
颅内动脉瘤破裂伴蛛网膜下腔出血患者细胞学呈混合细胞反应型,浆细胞高达 20%,伴大量红细胞(红箭)及中性粒细胞(蓝箭)

四、单核细胞

正常脑脊液中有少量的单核细胞,形态与外周血中单核细胞相似(图 3-39),占有核细胞总数的 30%~40%,与淋巴细胞的比例为 4:6 或 3:7。

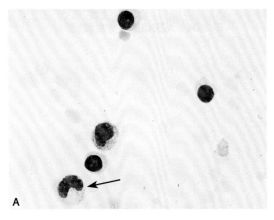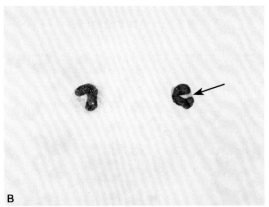

图 3-39　正常的单核细胞(箭)

病理状态下,单核细胞受到抗原或各种理化因素的刺激后,形态会发生变化,表现为胞体、胞核增大,胞膜不规整,可有瘤状突起,胞质着色加深,胞质内出现多个空泡等,这种变化称为激活,受激活的单核细胞称为激活单核细胞。

临床意义:

1. 激活单核细胞并无诊断特异性,可见于中枢神经系统各种感染性疾病、出血、免疫性疾病及肿瘤等。

2. 值得注意的是：中枢神经系统外肿瘤继发脑膜转移时，脑脊液有核细胞数正常或轻度升高，但淋巴/单核细胞比例发生倒置，单核细胞胞体明显增大，空泡明显增多，较感染或出血状态下的单核细胞激活改变更加显著（图3-40、图3-41）。

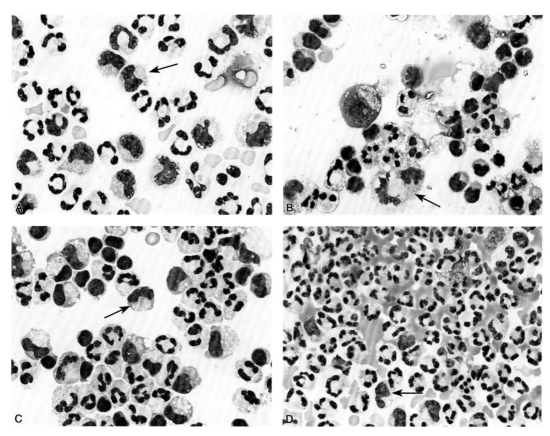

图 3-40 出血或感染时激活单核细胞形态
A~D. 可见激活单核细胞较正常单核细胞胞体增大，形态较规则，胞内有空泡（箭）

五、中性粒细胞

正常脑脊液中不存在中性粒细胞，但外周血中的中性粒细胞可因腰椎穿刺损伤随红细胞带入。脑脊液中性粒细胞形态与外周血中性粒细胞相似，胞核常分为2~5叶，胞浆呈粉红色或淡红色，胞浆内可见细小的淡红色中性颗粒（图3-42）。中性粒细胞具有活跃的变形运动和吞噬功能，作为效应或杀伤细胞，在机体抗感染中发挥重要的作用。在血脑屏障破坏的情况下，中性粒细胞可快速出现在脑脊液中，发挥防御作用。离体后的中性粒细胞较淋巴细胞作单核细胞更容易变性破坏。

临床意义：

1. 脑脊液中中性粒细胞的出现往往提示炎症反应的存在，并无特异性，常见于各种中枢神经系统感染，也可见于颅脑外伤、颅脑术后、肿瘤、脑出血、蛛网膜下腔出血等。

2. 感染状态下，中性粒细胞可出现分叶过多（图3-43）、胞质空泡变性（图3-44、图3-45）、核固缩（图3-46）等中毒性、退行性改变，但杆状核及前阶段细胞较少出现，这一现象有别于外周血（严重感染时，外周血多出现核左移）。

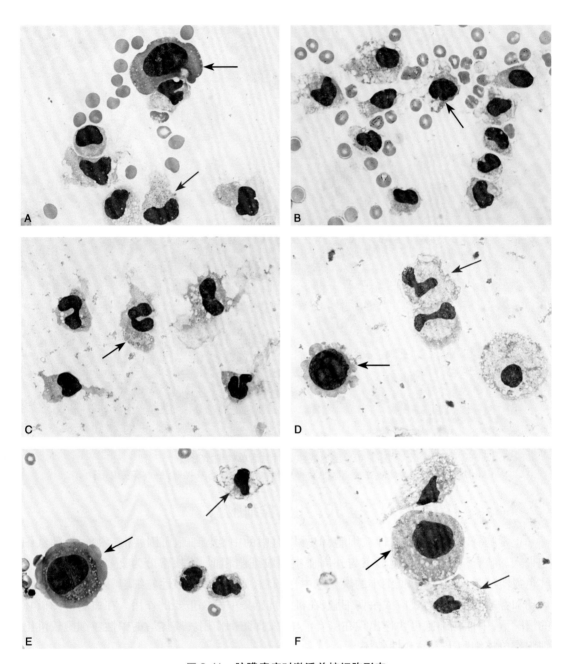

图 3-41　脑膜癌病时激活单核细胞形态

A~F. 可见激活单核细胞胞体明显增大,形态不规则,空泡明显增多(红箭);A、D~F. 可见肿瘤细胞
(黑箭)

3. 标本搁置过久,也可出现空泡变性、甚至细胞自溶现象,应予识别。

4. 应注意核固缩与真菌孢子的区别,两者形态均可呈球形或椭圆形,后者菌体可见淡染区(图 3-47~图 3-49)。

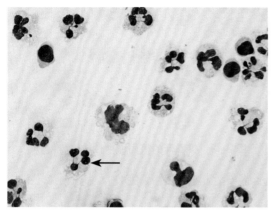

图 3-42 中性粒细胞核分 4 叶(箭)

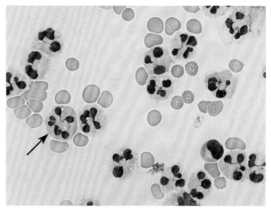

图 3-43 中性粒细胞核分 6 叶(箭)

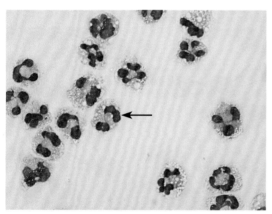

图 3-44 中性粒细胞空泡变性(箭)

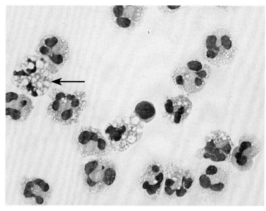

图 3-45 中性粒细胞空泡变性(箭)

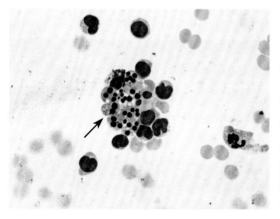

图 3-46 多个中性粒细胞核固缩(箭)
核深染、大小不一,细胞边界隐约可辨

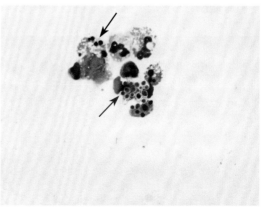

图 3-47 核固缩与真菌孢子
真菌孢子可见淡染区(红箭),核固缩未见淡染区(黑箭)

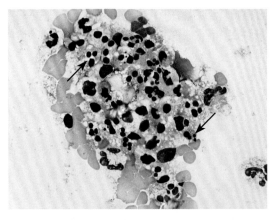

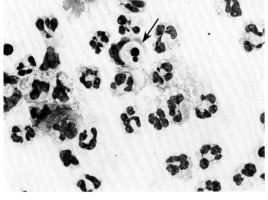

图 3-48   多个中性粒细胞核固缩（箭）   　图 3-49   被吞噬的核固缩中性粒细胞（箭）

　　5. 中性粒细胞伴随浆细胞的出现,往往提示感染后机体发生了免疫反应,提示感染的可能（图 3-50、图 3-51）。

　　6. 中性粒细胞具有吞噬病原体的功能,而发挥抗感染的功能,如吞噬球菌、杆菌、抗酸杆菌及真菌孢子等,但鲜少发现吞噬隐球菌的现象（图 3-52~图 3-55）。

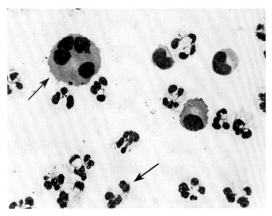

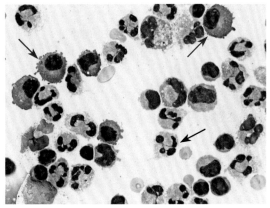

图 3-50   中性粒细胞（黑箭）和四核浆细胞   图 3-51   中性粒细胞（黑箭）和多个浆细胞
（红箭）   　　　　　　　　　　　　　　　（红箭）

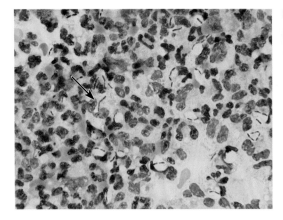

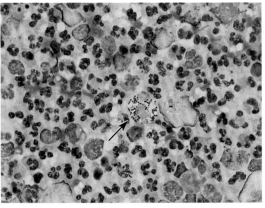

图 3-52   中性粒细胞吞噬杆菌（箭）   　图 3-53   中性粒细胞吞噬球菌（箭）

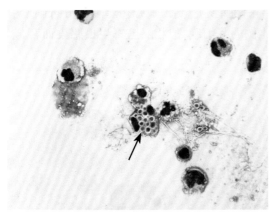
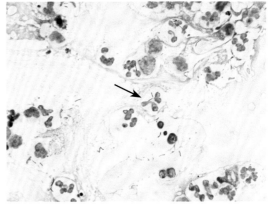

图 3-54 中性粒细胞吞噬真菌孢子(箭) | 图 3-55 中性粒细胞吞噬抗酸杆菌(箭)

7. 当大量的细菌入侵时,中性粒细胞吞噬细菌后,可发生空泡变性和自溶现象(图 3-56、图 3-57)。

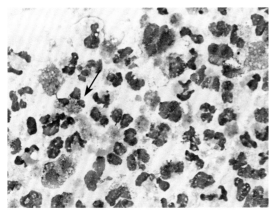
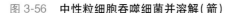
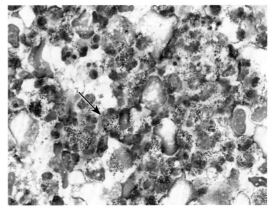

图 3-56 中性粒细胞吞噬细菌并溶解(箭) | 图 3-57 中性粒细胞吞噬大量细菌并溶解(箭)

六、嗜酸性粒细胞

脑脊液中嗜酸性粒细胞形态与外周血中嗜酸性粒细胞形态基本一致,细胞核一般分 2~3 叶,胞质内可见大量有特征性的橘黄色嗜酸性颗粒。嗜酸性粒细胞具有变形运动和吞噬杀菌作用,在变态反应及寄生虫感染中有重要的作用。正常脑脊液中难以见到嗜酸性粒细胞,嗜酸性粒细胞增多常见于脑寄生虫病,也可见于部分神经系统炎症和非炎症性疾病。

临床意义:

1. 嗜酸性粒细胞的数量或比例明显增多时,提示机体存在过敏反应或寄生虫感染的可能,嗜碱性粒细胞常同时出现(图 3-58)。

2. 脑寄生虫感染时,脑脊液中嗜酸性粒细胞和浆细胞常同时出现,且比例明显增多,浆细胞的出现是抗原刺激机体并发生体液免疫反应的结果,应建议临床做血和脑脊液寄生虫抗体检查,包括囊虫、裂头蚴、弓形虫及广州管圆线虫等(图 3-59)。

3. 嗜酸性粒细胞增高也可见于部分颅脑术后患者(可能与患者对手术材料过敏有关)、

脑出血患者、病毒性脑膜炎、隐球菌性脑膜炎、结核性脑膜炎患者、放疗患者和部分行脑室引流的患者等,这些患者脑脊液中也可出现一定比例的浆细胞,但相对脑寄生虫感染而言,浆细胞比例要低一点(图 3-60~图 3-63)。

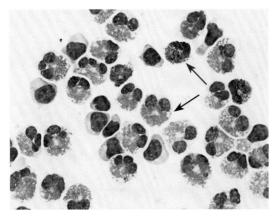

图 3-58   嗜酸性粒细胞(黑箭)和嗜碱性粒细胞(红箭)

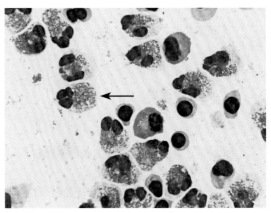

图 3-59   脑囊虫感染,嗜酸性粒细胞增多(箭)

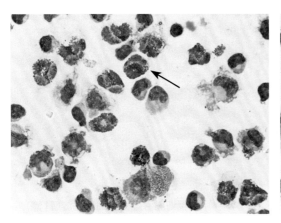

图 3-60   隐球菌性脑膜炎,嗜酸性粒细胞增多(箭)

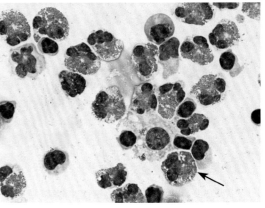

图 3-61   结核性脑膜炎,嗜酸性粒细胞增多(箭)

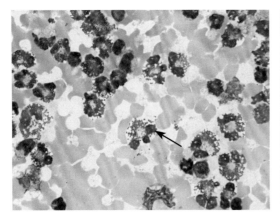

图 3-62   放疗后硬膜下血肿,嗜酸性粒细胞增多(箭)

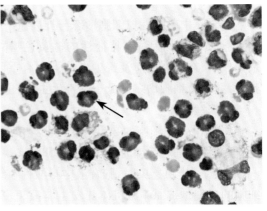

图 3-63   重型颅脑损伤术后,嗜酸性粒细胞增多(箭)

综上所述,进行脑脊液细胞学分析时,不能因嗜酸性粒细胞增多即诊断脑寄生虫感染,应结合临床、影像学检查及实验室相关检测指标综合分析。

七、嗜碱性粒细胞

脑脊液中嗜碱性粒细胞形态与外周血中的嗜碱性粒细胞形态基本一致,胞质内可见大小不等的蓝黑色颗粒,多覆盖在胞核上(图3-64)。嗜碱性粒细胞是炎症反应的辅助细胞,可能参与变态反应或细胞免疫反应。正常脑脊液中难以发现嗜碱性粒细胞,脑脊液中出现嗜碱性粒细胞,可见于各种神经系统炎症、异物反应、寄生虫感染等,无诊断特异性。

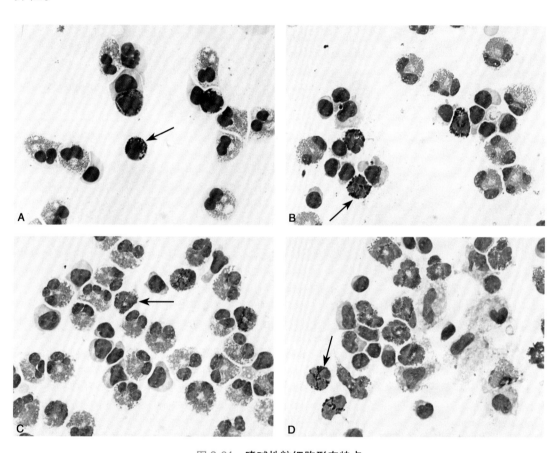

图3-64　嗜碱性粒细胞形态特点

A、B.嗜碱性粒细胞颗粒粗大、明显(箭);C.嗜碱性粒细胞颗粒较小(箭);D.嗜碱性粒细胞分叶明显(箭)

八、吞 噬 细 胞

正常脑脊液中只有少量的淋巴细胞及单核细胞,前者主要发挥免疫监视作用,后者主要发挥免疫清除作用。当脑脊液中出现异常细胞或病原体时,将会被机体识别为"异物",单核细胞转化为吞噬细胞而发挥强大的"清道夫"的作用,以保证内环境的相对稳定。被吞噬的内容物不同,吞噬细胞的命名不同,临床意义也不尽相同。脑脊液中常见的吞噬细胞如下:

1. 红细胞吞噬细胞　吞噬一个或多个红细胞的吞噬细胞称为红细胞吞噬细胞(图 3-65)。它的出现是脑或蛛网膜下腔出血的确切依据,但需排除上一次腰椎穿刺损伤出血,红细胞进入脑脊液的可能。出血后 1~5 天,脑脊液中可出现红细胞吞噬细胞。腰椎穿刺首次腰椎穿刺即发现红细胞吞噬细胞,提示为病理性出血。

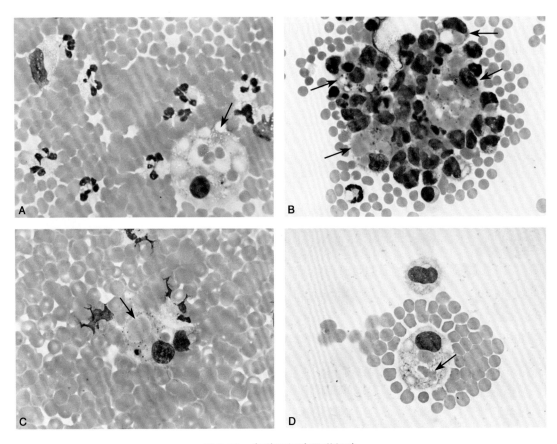

图 3-65　各种红细胞吞噬细胞

A. 吞噬多个红细胞(箭),核偏一侧,背景可见大量红细胞;B. 可见多个红细胞吞噬细胞(箭),单核细胞成团聚集;C. 被吞噬的红细胞肿胀(箭),背景为大量红细胞;D. 被吞噬的红细胞破坏变形(箭)

2. 含铁血黄素吞噬细胞　红细胞被吞噬细胞吞噬后,红细胞中血红蛋白被分解为大小不等、深浅不一的含铁血黄素颗粒,瑞-吉染色后呈橘红色、黄褐色或蓝黑色颗粒,普鲁士蓝染色阳性,分布于吞噬细胞胞质中。含铁血黄素吞噬细胞多在出血 5 天后出现在脑脊液中,较红细胞吞噬细胞出现的时间晚,是脑或蛛网膜下腔出血的确切依据。

含铁血黄素吞噬细胞和红细胞吞噬细胞常同时存在,它反映出血后机体修复、吸收过程,如出血停止,红细胞计数逐渐减少,红细胞吞噬细胞比例会减少或消失,取而代之的是含铁血红素吞噬细胞和血红素晶体吞噬细胞(图 3-66~图 3-74)。完成吞噬任务后,含铁血黄素吞噬细胞逐渐退化,胞核缩小,胞膜边缘欠光滑(图 3-75)。

3. 血红素晶体吞噬细胞　即吞噬了血红素晶体的吞噬细胞,与红细胞吞噬细胞和含铁血黄素吞噬细胞的存在意义相同,是出血的确切依据。血红素晶体吞噬细胞既往被称作胆红素吞噬细胞是欠合理的。事实上,血红素晶体(hematoidin crystals)与胆红素结晶

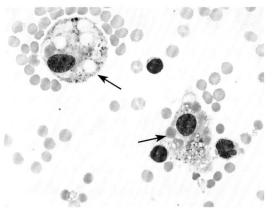

图 3-66　红细胞和含铁血黄素吞噬细胞（箭）
可见两个吞噬细胞,内含含铁血黄素颗粒及红细胞

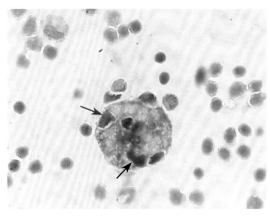

图 3-67　普鲁士蓝染色阳性
吞噬多个红细胞(红箭)及含铁血黄素颗粒(黑箭)

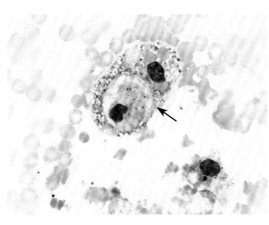

图 3-68　红细胞和含铁血黄素吞噬细胞（箭）
可见红细胞、含铁血黄素颗粒及吞噬细胞同
时被吞噬

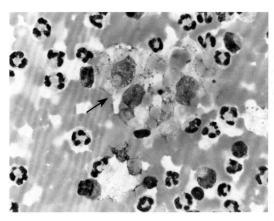

图 3-69　多个红细胞和含铁血黄素吞噬细胞
（箭）
可见红细胞及含铁血黄素颗粒同时被吞噬

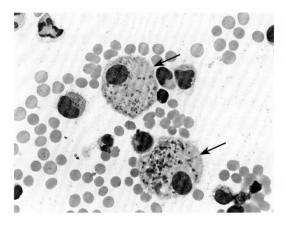

图 3-70　两个含铁血黄素吞噬细胞（箭）

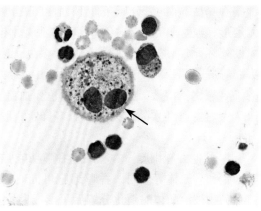

图 3-71　双核含铁血黄素吞噬细胞（箭）

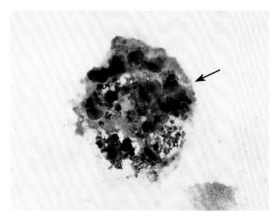

图 3-72　含铁血黄素的吞噬细胞团（箭）
含铁血黄素颗粒大小不等,呈蓝黑色

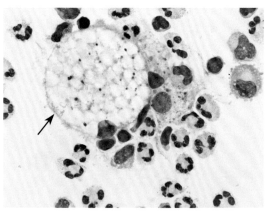

图 3-73　巨大的含铁血黄素吞噬细胞（箭）
红细胞破坏吸收过程形成空泡样结构,见少
量含铁血黄素颗粒

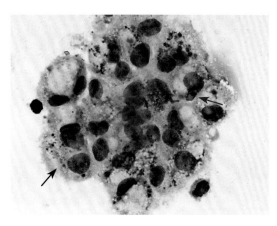

图 3-74　含铁血黄素吞噬细胞成团聚集（黑箭）
边界不清,可见血红素晶体（红箭）

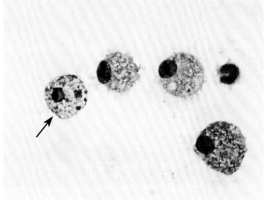

图 3-75　退变的含铁血黄素吞噬细胞（箭）
胞核和胞膜表面欠光滑,细胞核缩小

（bilirubin crystals）形态极为相似,但两者形成机制存在本质区别。前者是红细胞被吞噬细胞吞噬后,在低氧分压条件下,血红素分解代谢的产物,不含铁,外形呈针状、菱形状或无定形,颜色呈橙色或褐色,不溶于氢氧化钠溶液,遇硝酸呈蓝色,多见于出血血肿灶、组织梗死坏死灶、脓肿、囊肿等。后者多见于阻塞性黄疸、急性肝细胞坏死、肝硬化、肝癌、胰头癌等肝胆胰疾病的引流液、穿刺液中,为黄色至金黄色成束的细针状或小片状结晶,可溶于氢氧化钠溶液,遇硝酸可显绿色。血红素晶体吞噬细胞出现相对较晚,一般形成于出血 7 天后。血红素晶体镜下形态多样,可呈金黄色斜方体状或黄褐色细沙样、细针样结晶（图 3-76）。

　　4. 其他吞噬细胞　吞噬细胞吞噬功能强大,可吞噬各种异物,包括变性的有核细胞、吞噬细胞和病原体等。同一吞噬细胞可同时吞噬多种成分,我们可称之为"复合吞噬细胞"。被吞噬物被溶酶体酶消化分解后可形成巨大的空泡,吞噬细胞的胞核被挤到一侧,形成"印戒样"细胞（图 3-77～图 3-88）。

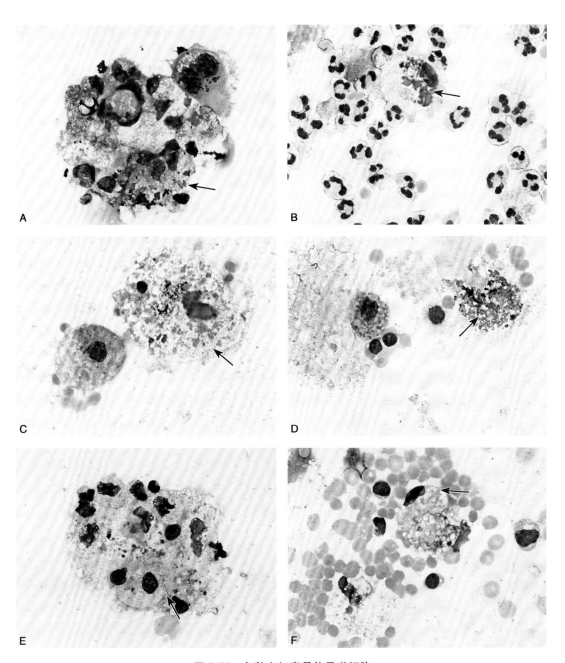

图 3-76　各种血红素晶体吞噬细胞

A. 可见成团破碎的吞噬细胞(箭),胞内可见多个血红素晶体;B. 吞噬细胞内可见含铁血黄素及多
个血红素晶体(箭);C. 为退变中的吞噬血红素晶体吞噬细胞(箭),细胞核消失,细胞边界隐约可
见;D. 为退变的黄绿色细沙样血红素晶体吞噬细胞(箭),吞噬细胞已溶解,看不到细胞结构;E. 吞
噬细针样血红素晶体(箭);F. 吞噬黄绿色细沙样血红素晶体(箭)

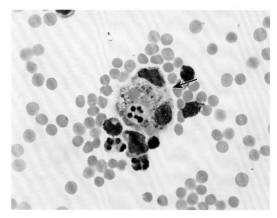

图 3-77   双核复合吞噬细胞(箭)
吞噬红细胞、含铁血黄素颗粒及中性粒细胞

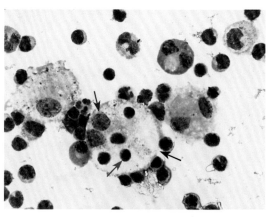

图 3-78   双核淋巴细胞吞噬细胞(黑箭)
双核(红箭),吞噬了 4 个淋巴细胞(蓝箭)

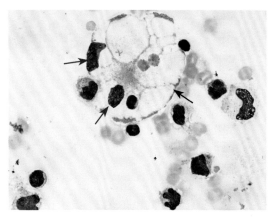

图 3-79   巨大双核复合吞噬细胞(黑箭)
双核(红箭),吞噬 1 个淋巴细胞和 2 个红细胞

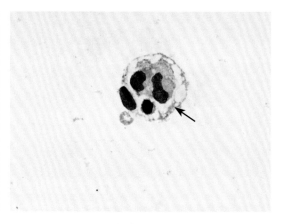

图 3-80   复合吞噬细胞(箭)
吞噬 1 个淋巴细胞和 2 个单核细胞

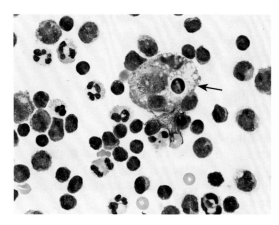

图 3-81   淋巴细胞吞噬细胞(箭)

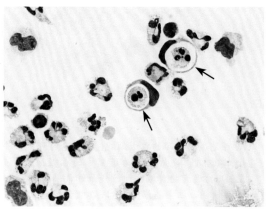

图 3-82   中性粒细胞吞噬细胞(箭)

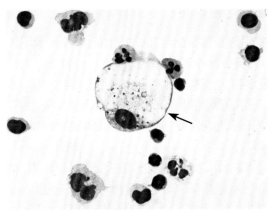

图 3-83 印戒样吞噬细胞(箭)

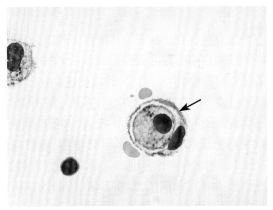

图 3-84 吞噬含铁血黄素吞噬细胞的吞噬细胞(箭)

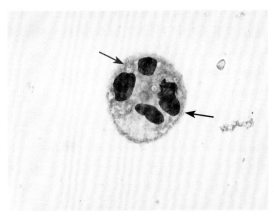

图 3-85 多核隐球菌吞噬细胞(黑箭)
胞内可见多个被吞噬的隐球菌(红箭),着色淡红

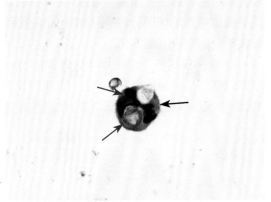

图 3-86 隐球菌吞噬细胞(黑箭)
胞内可见被吞噬的隐球菌(红箭)

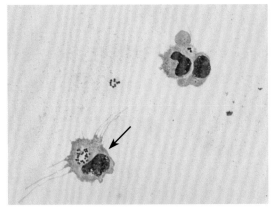

图 3-87 球菌吞噬细胞(箭)
胞内可见多个球菌,与胞外球菌形态一致

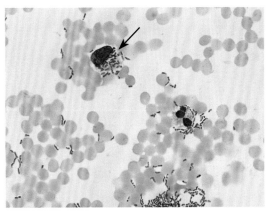

图 3-88 杆菌吞噬细胞(箭)
胞内可见多条杆菌,与胞外杆菌形态一致

九、脱 落 细 胞

　　脑脊液存在于脑室及蛛网膜下腔中,因此脑室中的室管膜细胞、脉络丛细胞及蛛网膜下腔中的蛛网膜细胞有可能脱落到脑脊液中,三者均为脑脊液中的腔壁脱落细胞,一般无诊断价值,但容易被初学者误认为肿瘤细胞。由于室管膜细胞、脉络丛细胞两种细胞形态、大小相似,难以通过镜下形态特点进行识别,因此一般不做严格区分,习惯将两者统称为"脉络丛室管膜细胞"。

　　此外,由于腰椎穿刺术、手术、外伤、炎症等原因,造成骨质、血管内皮损伤,脑脊液中偶尔也可发现血管内皮细胞、软骨细胞、破骨细胞等。

　　1. 脉络丛室管膜细胞　脉络丛室管膜细胞体积较有核细胞明显增大,形态较规则,核椭圆形、偏位,无核仁,胞质丰富、嗜酸性,瑞-吉染色后胞质呈灰红色,胞膜可见绒毛样结构,可单个、小块或成片脱落,成片脱落时,细胞排列较紧密,边界不清,细胞分布在同一面,无立体感。胞质嗜酸性,着色偏红,这一特点明显有别于肿瘤细胞,后者胞质呈强嗜碱性,着色偏蓝(图3-89)。病理切片苏木精-伊红染色法(hematoxylin-eosin staining,HE)染色后,油镜下室管膜细胞和脉络丛细胞均有绒毛样结构,胞质丰富,但相对而言,室管膜细胞绒毛更明显,核呈椭圆或方形,排列较规则(图3-90);脉络丛细胞呈乳头状排列,胞质更丰富,核呈椭圆形或梭形,相对较小(图3-91)。

　　2. 蛛网膜细胞　常成片状脱落,相对脉络丛室管膜细胞,它的核较长,呈梭形,胞质极丰富,灰红,呈云雾状(图3-92)。病理切片HE染色后,油镜下蛛网膜细胞呈单层或复层排列,细胞间连接较松散,胞质丰富,细胞核呈梭形细长或椭圆形(图3-93)。

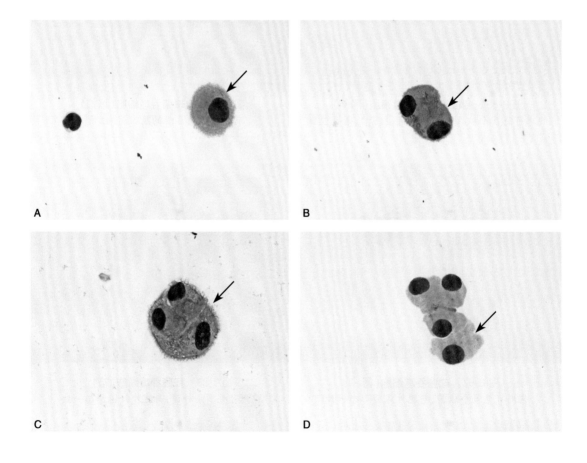

A

B

C

D

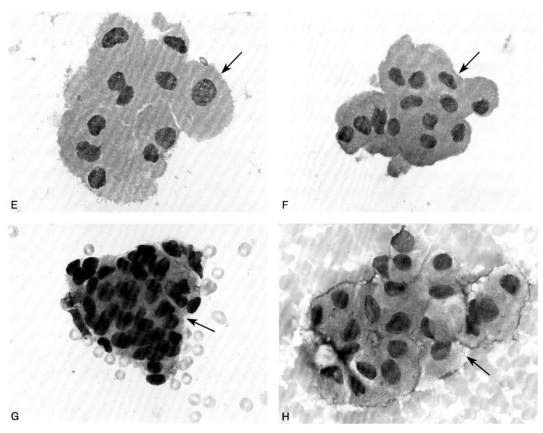

图 3-89　单个、小块或成片脱落的脉络丛室管膜细胞(箭)

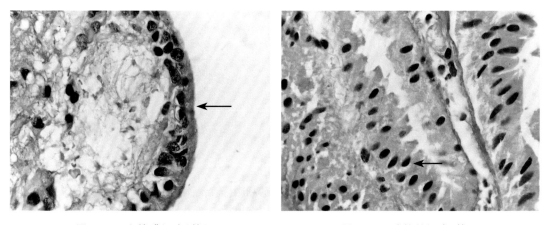

图 3-90　室管膜细胞(箭)　　　　　图 3-91　脉络丛细胞(箭)

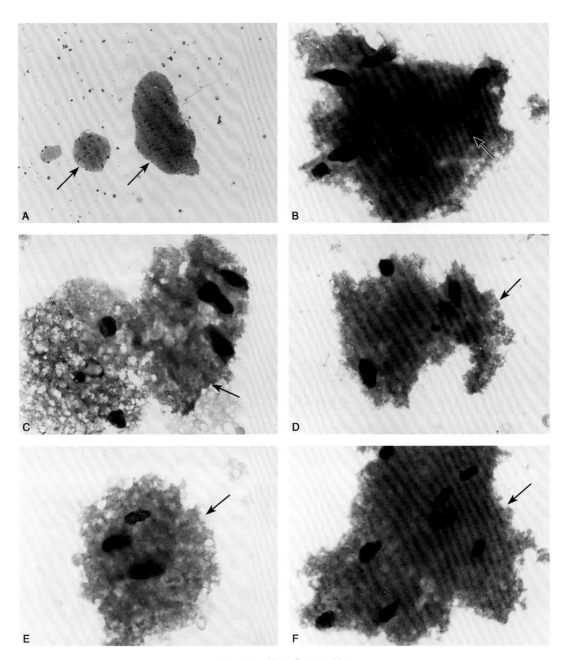

图 3-92　蛛网膜细胞（箭）
A. 低倍镜下,成片脱落的蛛网膜细胞;B~F. 油镜下,成片脱落的蛛网膜细胞

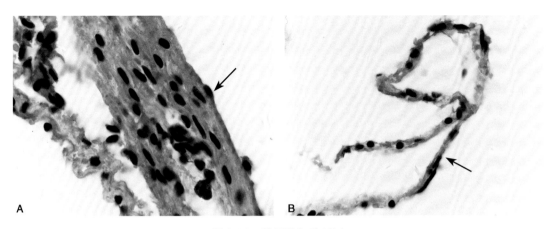

图 3-93　蛛网膜细胞(箭)
A.复层排列的蛛网膜细胞;B.单层排列的蛛网膜细胞

3. 软骨细胞　软骨细胞多由于腰椎穿刺损伤带入,它被认为是一种污染细胞,一般无临床意义。软骨细胞大多呈单个出现或 2~3 个脊椎骨样排列,胞核圆形或椭圆形,胞体椭圆形或梭形,胞质较丰富,瑞-吉染色后,胞核清晰,核周有淡染区,胞质多偏嗜酸性,着色偏红(图 3-94),部分偏嗜碱性,着色偏紫红色(图 3-95)。

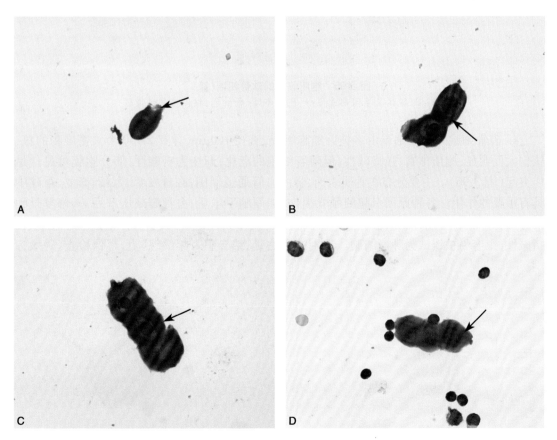

图 3-94　胞质偏酸的软骨细胞(箭)
单个出现或 2~3 个脊椎骨样排列,胞质深红色。A~C.胞核着色深,核周淡染区明显,形似"眼睛";
D.核周淡染区不明显

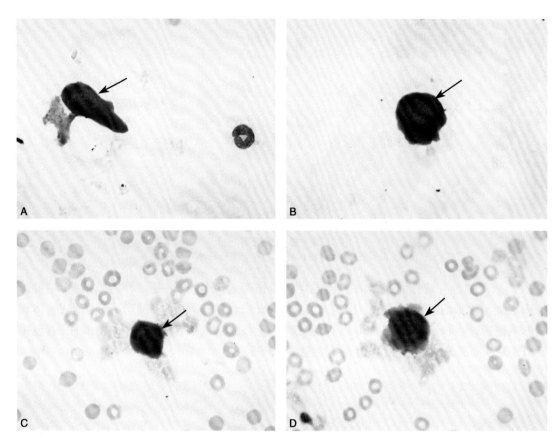

图 3-95　胞质偏碱的软骨细胞(箭)

A~D.胞体呈类圆形或梭形,胞质丰富、紫红色,核周可见淡染区

4. 破骨细胞　破骨细胞由多核巨细胞组成,直径 100μm,含有 2~50 个紧密堆积的核,核仁大而明显;胞质丰富、强嗜碱性,但随着细胞的老化,渐变为嗜酸性;部分胞膜可见伪足样突起(图 3-96)。主要分布在骨质表面、骨内血管通道周围,在骨发育、生长、修复、重建中具有重要的作用。各种原因引起的颅骨损伤,如颅脑手术后、去骨瓣减压术后等,修复过程部分破骨细胞有可能释放入脑脊液中而被发现。由于其体积巨大,多核且核仁明显,胞质强嗜碱性,很容易被误认为肿瘤细胞。识别的方法是:结合患者年龄、病史、影像检查、肿瘤标

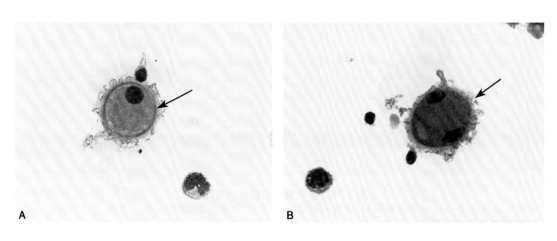

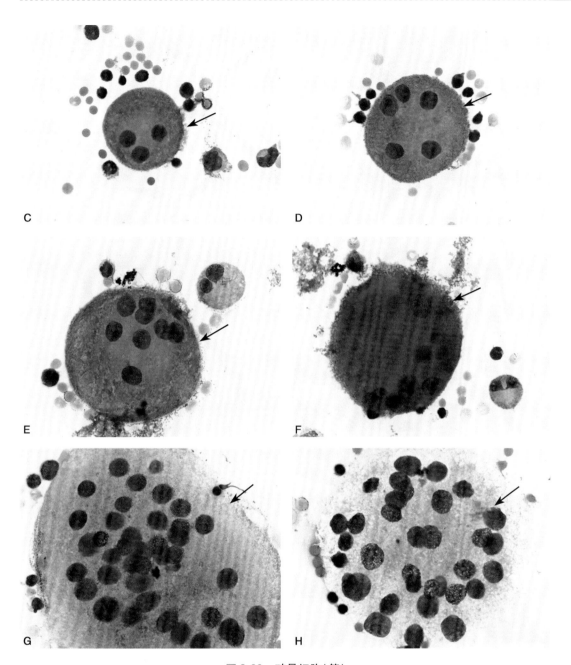

图 3-96　破骨细胞（箭）

A~H. 可见破骨细胞胞体巨大,胞质强嗜碱性,核一个至数十个不等,核仁大而明显;A、B. 胞膜可见
伪足样突起;H. 破骨细胞有退化表现,胞膜欠清晰,胞质偏酸性,核质变疏松,核仁着色变浅

志物、脑脊液常规、生化等综合分析;动态观察脑脊液细胞学变化,如为非肿瘤患者,"异常"
细胞会消失;核质比例不大,不支持肿瘤细胞。

　　5. 血管内皮细胞　各种原因致血管内皮损伤,内皮细胞脱落至脑脊液中时可被发现。
其特点是呈条索状,可见梭形细胞核,胞质丰富,核间距较长,不要误认为其他杂质或纤维蛋
白丝(图 3-97)。

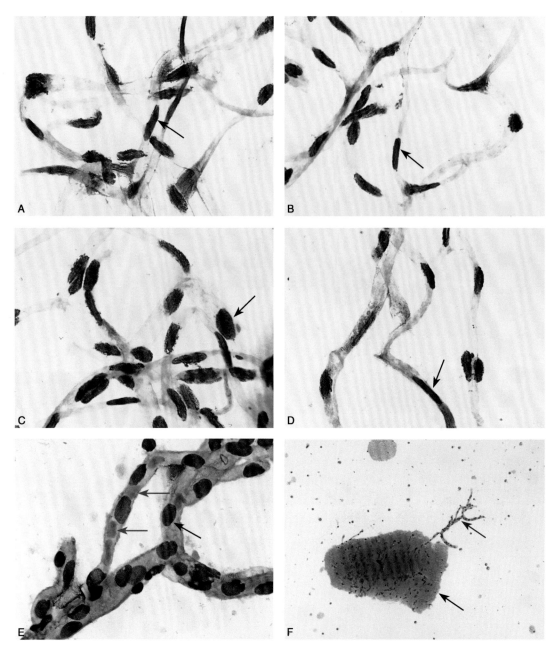

图 3-97　血管内皮细胞

A~E. 可见血管内皮细胞呈条索状,细胞核呈梭形,胞质丰富(黑箭);E. 血管内皮细胞呈条索状分布,管腔内可见红细胞(蓝箭);F. 低倍镜下,可见一片状脱落的蛛网膜细胞(黑箭)及血管内皮细胞(红箭)

十、肿 瘤 细 胞

（一）肿瘤细胞来源

脑脊液中的肿瘤细胞来源于中枢神经系统原发性肿瘤和继发性肿瘤。前者可见于恶性程度较高的髓母细胞瘤、胶质瘤、生殖细胞瘤、室管膜瘤和脑膜瘤等。后者常见于肺癌、乳腺癌、黑色素瘤、胃癌、白血病及淋巴瘤等向中枢神经系统转移。

（二）影响肿瘤细胞检出的因素

能否通过脑脊液细胞学检查发现肿瘤细胞,主要取决于肿瘤细胞是否发生软脑膜或/和

蛛网膜下腔浸润并脱落到脑脊液中,此外还与以下因素相关:

1. 肿瘤性质 恶性肿瘤和继发性肿瘤较良性和原发性肿瘤更容易发生软脑膜或/和蛛网膜下腔浸润并随脑脊液播散转移,因此更容易在脑脊液中检出肿瘤细胞。

2. 细胞有效收集 细胞的有效收集是细胞学检查发现肿瘤细胞的前提和基础,影响细胞有效收集的因素包括脑脊液送检量、送检次数、制片及染色效果等。如脑脊液中有核细胞数不多,送检标本太少不利于肿瘤细胞的检出,因此要求常规细胞学脑脊液检测送检量不少于2ml。少数病例,需要多次送检才能发现肿瘤细胞。制片及染色效果直接影响形态的识别,应加强这一环节的质量控制,详见第二章脑脊液细胞学检查质量控制相关要求。

3. 对肿瘤细胞的识别能力 包括检测者形态识别能力、工作态度和工作经验。肿瘤细胞识别存在一定的主观判断,因此要求检测者具有严谨的工作态度和丰富的实践经验,能与临床进行良好的沟通,具有多学科知识综合运用能力。

（三） 肿瘤细胞的形态学特点

正常情况下,脑脊液中细胞成分较单一,只有少量淋巴细胞及单核细胞。因此,当脑脊液中出现肿瘤细胞时,较易被发现和识别。肿瘤细胞镜下形态千变万化,不同来源、不同性质的肿瘤细胞形态特点有一定的差异。脑脊液中肿瘤细胞一般具备以下特点:

1. "四大" 即胞体大、胞核大、核仁大、核质比例大。阅片时,可将同一视野中红细胞或白细胞作为对照细胞与肿瘤细胞进行比较(图 3-98)。

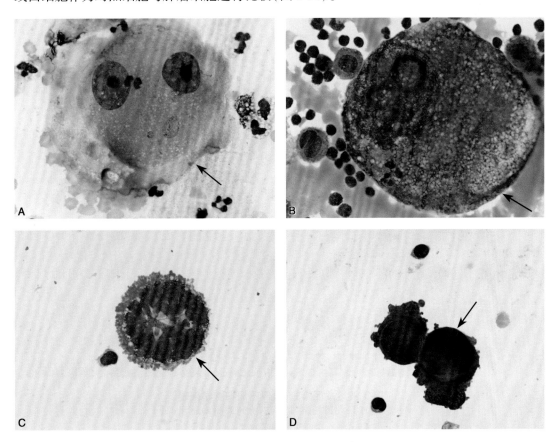

图 3-98 肿瘤细胞"四大"特点

A、B. 肿瘤细胞胞体大、胞核大、双核、核仁大而明显,核质比例相对小(箭);C. 肿瘤细胞(箭)胞体大、胞核大、核仁多个,相对较小,核质比例大;D. 肿瘤细胞(箭)胞体大、胞核大、核仁多个且大而明显,核质比例大

2. 成团聚集,边界不清 常可见多个细胞聚体在一起,细胞间紧密连接,甚至相互融合(图3-99)。镜下有时可见明显立体感(细胞分布不在同一层面,需不断调整焦距才能看清不同层面的细胞形态和结构)。这是有别于一般的有核细胞分布,后者一般散在分布在同一层面上。

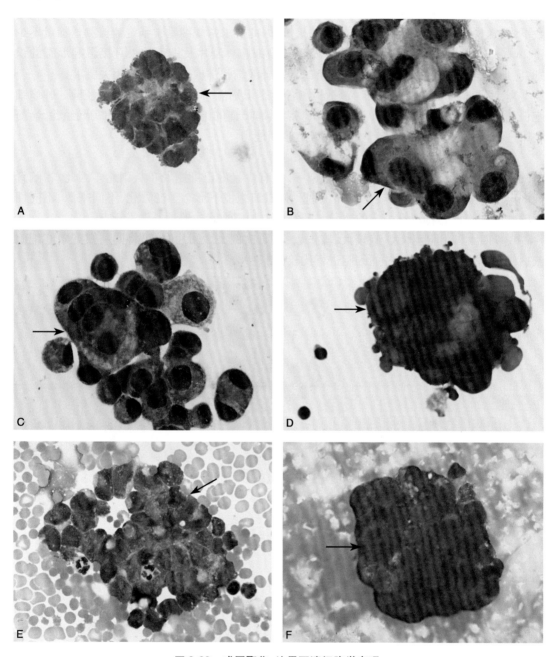

图3-99 成团聚集、边界不清细胞学表现
A~F.均可见成团聚集、边界不清的肿瘤细胞团(箭)

3. 胞质强嗜碱性 表现为胞质染色偏蓝或深蓝,颗粒增粗,这与肿瘤细胞DNA合成明显增加,与碱性染料(亚甲蓝)结合增多相关。不同肿瘤细胞,胞质量可多或少,但均呈强嗜碱性,着色偏蓝,这是肿瘤细胞的普遍特点,也是作为鉴别细胞良恶性的重参考依据(图3-100)。

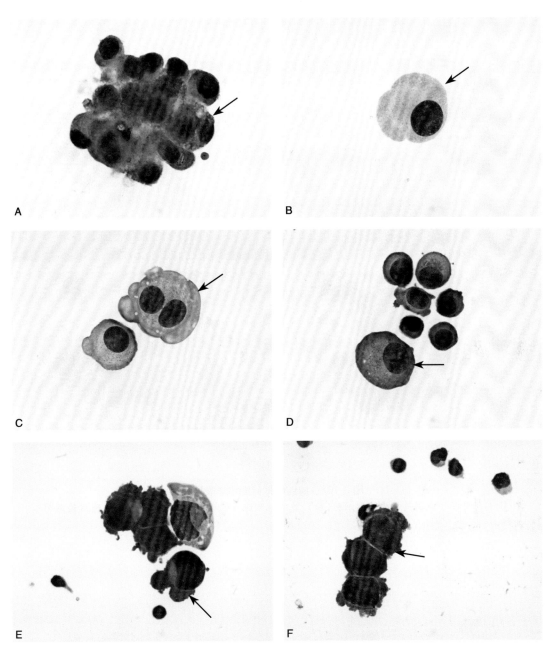

图 3-100　胞质强嗜碱性细胞学表现
A~F. 可见单核或多个肿瘤细胞(箭),其共同的特点是胞质强嗜碱性,着色蓝至深蓝色

4. 形态多变　大小不一;单个核或多个核,胞核形态多变,部分可见核分裂象;核仁单个或多个或不明显;核染色质粗糙或细致;胞体边缘可不规整,呈瘤状或伪足样突起;部分胞质可见明显空泡,部分肿瘤细胞呈腺腔样排列(图 3-101);部分肿瘤细胞胞质可见大小及数量不等空泡,可单个或成团出现,核偏一侧,呈"印戒样"改变(图 3-102);部分肿瘤细胞胞膜可见红色微绒毛样结构,见于部分肺腺癌和乳腺癌患者(图 3-103)。部分肿瘤细胞胞膜可见瘤状或伪足样突起(图 3-104)。

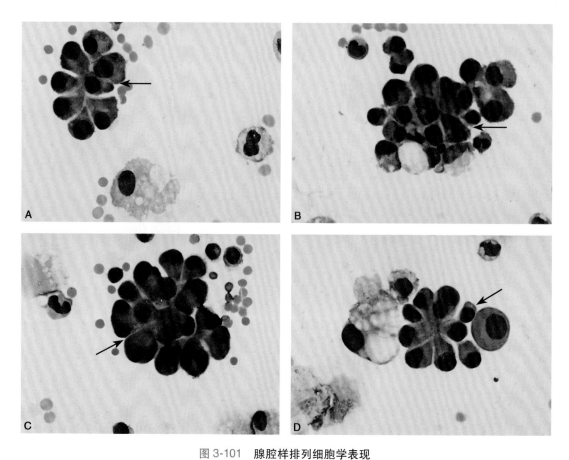

图 3-101 腺腔样排列细胞学表现

A~D. 均可见多个成团聚集的肿瘤细胞(箭),肿瘤细胞胞质较丰富,呈同心圆状排列,胞核偏离圆心一侧

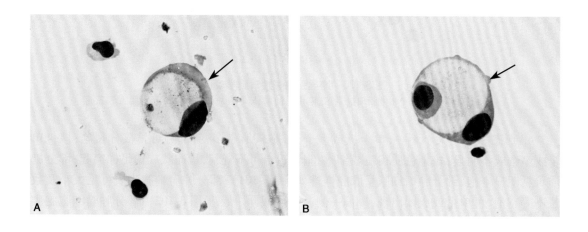

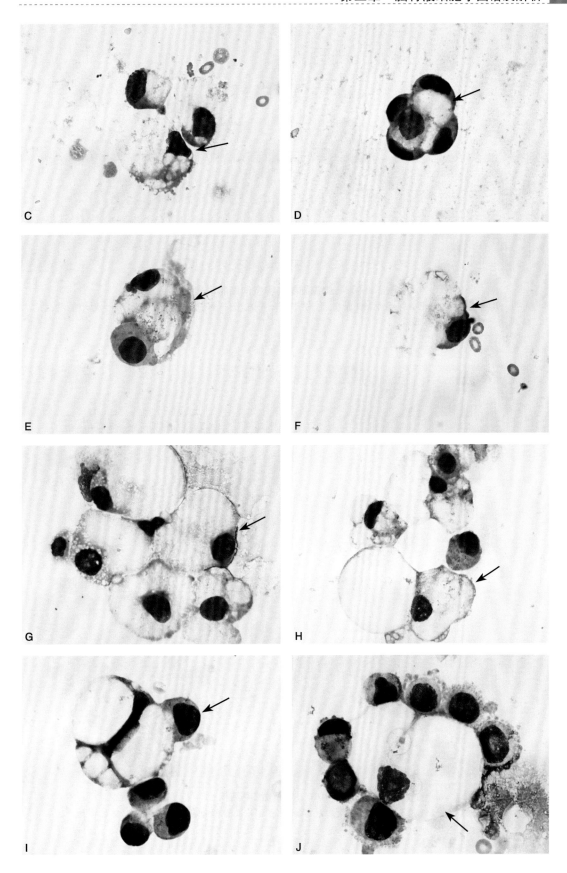

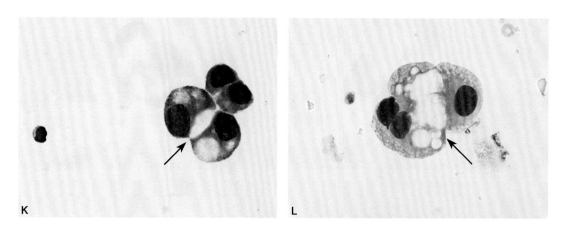

图 3-102 腺癌细胞各种空泡细胞学表现

A~L. 均可见一个或多个腺癌细胞(箭),胞内可见一个或多个空泡,空泡融合后可形成大空泡,将核推向一侧,呈印戒样改变

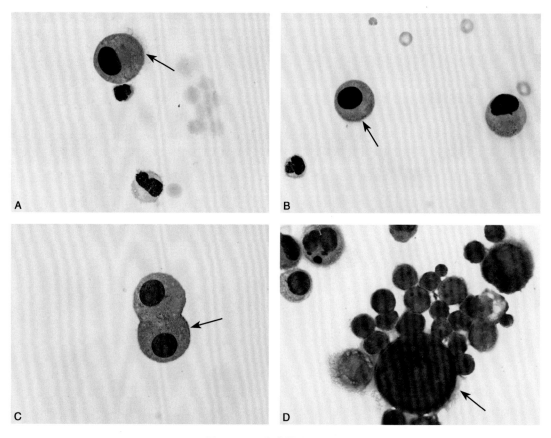

图 3-103 胞膜微绒毛结构

A、B.肺腺癌细胞(箭),可见一侧有红色微绒毛;C、D.乳腺癌细胞,可见周身有红色微绒毛

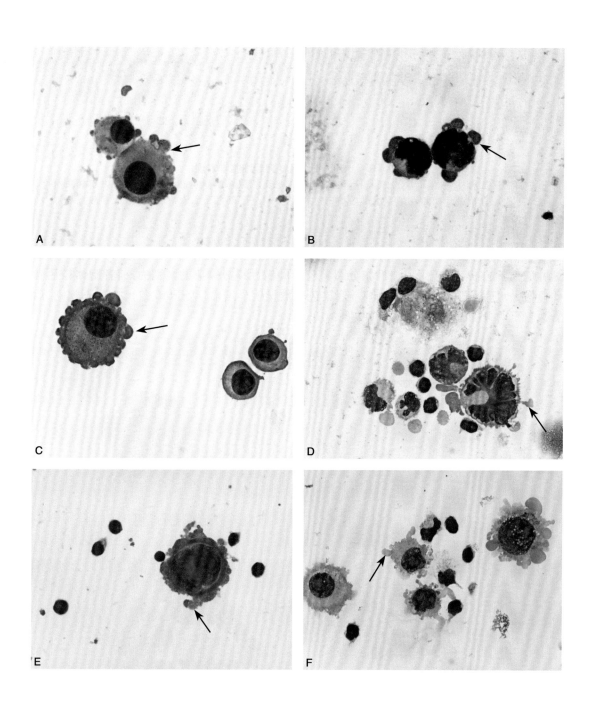

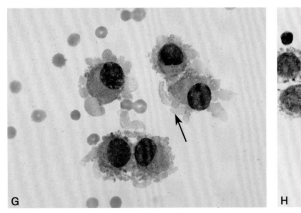

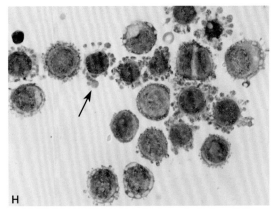

图 3-104 **瘤状或伪足样突起细胞学表现**

A~C. 胞膜呈瘤样突起(箭),分别见于肺腺癌、鼻咽癌及乳腺癌脑膜转移患者;D~H. 胞膜伪足样突起(箭),分别见于中枢神经系统淋巴瘤、肿瘤原发灶未明、颅内黑色素瘤、胶质瘤及宫颈癌脑膜转移患者

5. **核分裂象** 并非每一个肿瘤患者脑脊液细胞学中均能发现核分裂象,因此它不能作为肿瘤判断的唯一依据。肿瘤性核分裂象与非肿瘤性核分裂象的区别为:前者胞体较后者明显增大,且背景可找到肿瘤细胞;前者染色体数量明显增多(大于 46 条),排列不规则,后者数目不增多(46 条),排列较规则(图 3-105)。

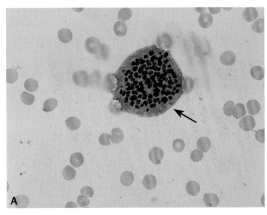

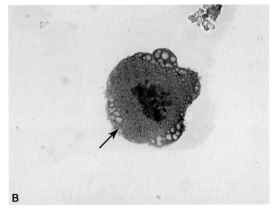

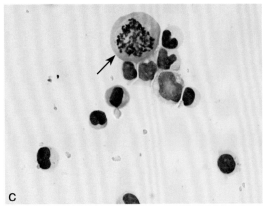

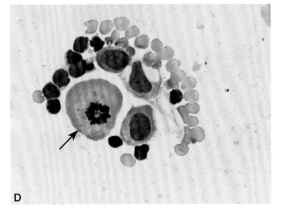

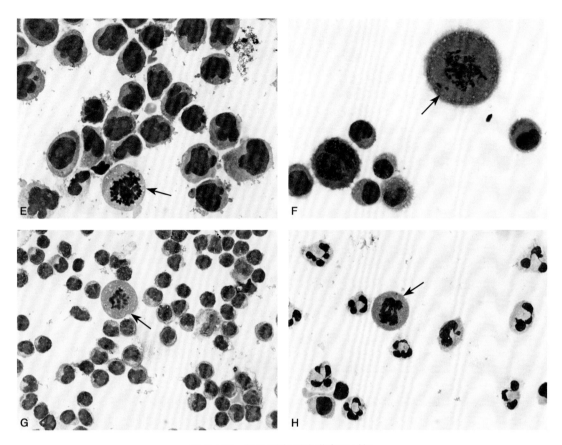

图 3-105　**核分裂象细胞学表现(箭)**
A、B. 见于颅内黑色素瘤患者;C、D. 见于肺癌脑膜转移患者;E. 见于淋巴瘤患者;F. 见于乳腺癌脑膜转移患者;G、H. 为非肿瘤性核分裂象,分别见于结核性脑膜炎患者和颅脑术后细菌感染患者

6. 特殊结构或成分　肿瘤细胞胞质内可见数量不等的黑色素颗粒,是诊断黑色素瘤的关键(图 3-106)。在部分生殖细胞瘤病例中也可找到一定的特征性:胞质显苍白(空泡融合而成),核周有一蓝色的半月形深染区域,对诊断颅内生殖细胞瘤有重要的参考价值(图 3-107)。

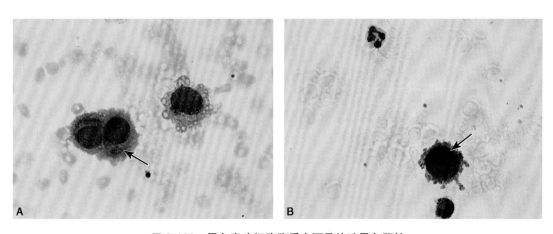

图 3-106　**黑色素瘤细胞胞质内可见特殊黑色颗粒**
A、B. 均可见肿瘤细胞(箭),胞质内可见大量黑色颗粒,具有诊断特异性

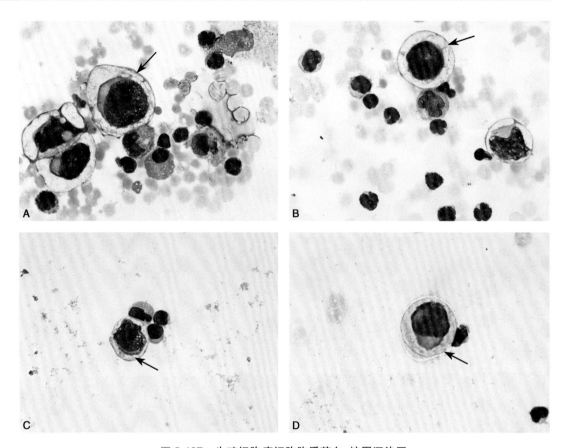

图 3-107　生殖细胞瘤细胞胞质苍白,核周深染区

A~D.可见多个肿瘤细胞(箭),胞体、胞核明显增大、胞质较丰富,胞质显苍白,为空泡融合而成,核周均可见深染区域

第二节　病　原　体

正常脑脊液是无菌体液。在排除污染的情况下,脑脊液中发现病原体是中枢神经系统感染的确切依据。脑脊液中可见的病原体有细菌、真菌和寄生虫等,后者罕见。

一、细　菌

常见为球菌和杆菌。推荐使用细胞玻片离心沉淀法进行制片,常用的染色方法为瑞-吉染色、革兰氏染色和抗酸染色等。

(一) 明确细菌感染的细胞学图像

脑脊液细胞学明确诊断一般细菌感染的三要素:脑脊液有核细胞数显著升高;细胞学呈中性粒细胞反应型或以中性粒细胞为主;发现中性粒细胞吞噬细菌现象。图 3-108~图 3-112细胞学图像均符合"三要素"要求,可明确诊断为颅内细菌感染。

(二) 考虑细菌污染的细胞学图像

如细胞学检查发现大量细菌,但有核细胞未见明显增多,未见典型的中性粒细胞反应型,需考虑污染的可能(图 3-113)。此时,我们应重点关注污染是操作所致还是引流管污染所致,并主动与临床沟通,明确标本采集是腰椎穿刺方式获得还是从引流管中获得。如为后

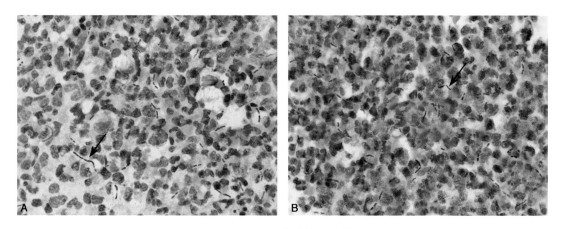

图 3-108　明确杆菌感染细胞学表现

A、B.细胞学呈中性粒细胞反应型,均可发现典型杆菌(箭),可见吞噬现象,可确诊为杆菌感染

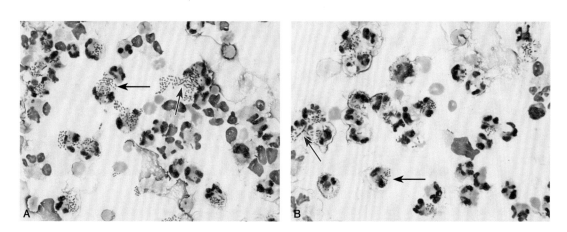

图 3-109　形似球菌实为杆菌感染的细胞学表现

A、B.细胞学呈中性粒细胞反应型,形似中性粒细胞吞噬球菌(黑箭),可见典型杆菌(红箭),实为杆菌感染

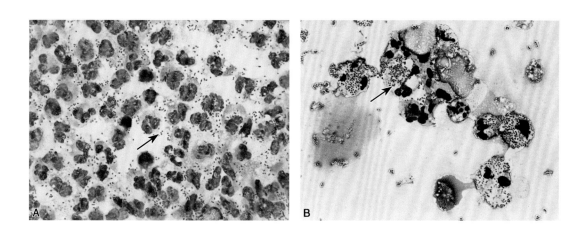

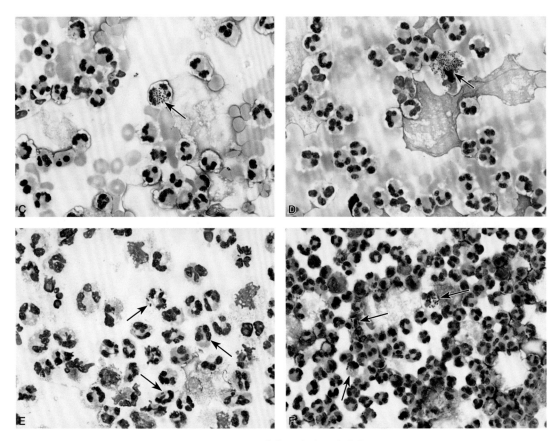

图 3-110 形似球菌感染的细胞学表现

A. 中性粒细胞胞内胞外可见大量球形细菌（箭）；B. 中性粒细胞吞噬大量球形细菌（箭），部分细胞溶解；C、D. 可见一中性粒细胞吞噬大量细菌（箭）；E、F. 可见多个中性粒细胞吞噬少量球形细菌（箭）

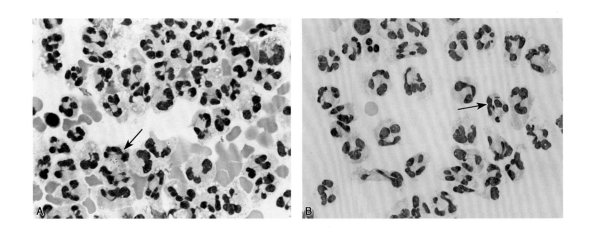

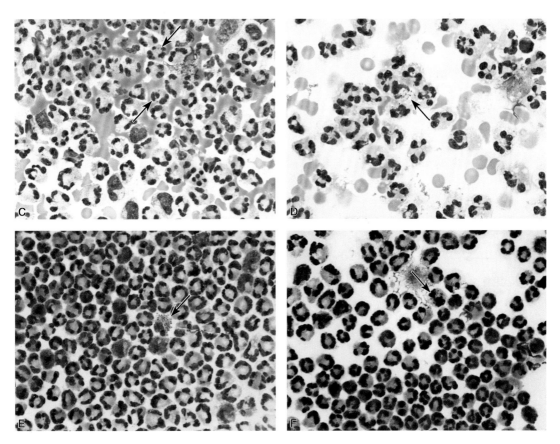

图 3-111　菌量不多极易漏诊的细胞学表现
A. 可见一中性粒细胞吞噬少量细菌(箭),体积小,着色偏浅,形似球菌;B. 可见一中性粒细胞吞噬杆菌(箭);C. 可两个中性粒细胞吞噬球形极少量细菌(箭);D. 可见一中性粒细胞吞噬多个细菌(箭),体积小,着色偏浅,形似球菌;E、F. 均可见大量的中性粒细胞,但只发现一个中性粒细胞吞噬细菌现象(箭)

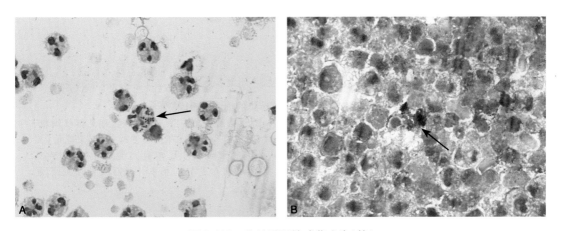

图 3-112　革兰氏阳性球菌感染(箭)
A. 可见一中性粒细胞吞噬阳性球菌;B. 可见成堆革兰氏阳性球菌,背景为大量溶解的中性粒细胞

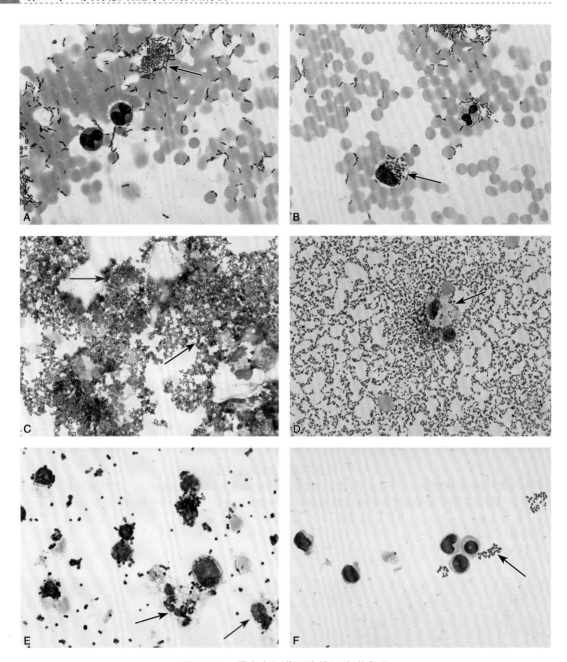

图 3-113　需考虑细菌污染的细胞学表现

A~E. 标本均取自引流管,F. 标本经腰椎穿刺获得;A、B. 红细胞较多,可见大量细菌,偶见单核细胞、
中性粒细胞,见一单核细胞吞噬细菌(箭);C. 中性粒细胞溶解(红箭),可见大量细菌,形似球菌(黑
箭);D. 可见大量细菌,见一单核细胞吞噬细菌(箭),未见中性粒细胞;E. 可见大量细菌及少量淋巴
细胞,见一中性粒细胞吞噬细菌(黑箭)及单核细胞吞噬细菌(红箭);F. 标本计数后放置时间长,见
少量淋巴细胞及散在成团细菌(箭)

者,则需考虑引流管内污染的可能性大,应提醒临床避免患者继发颅内感染的发生。

　　(三)注意事项

　　1. 瑞-吉染色为细胞学的常规染色方法,但只能初步识别球菌或杆菌,不能区分革兰氏
阴性菌或革兰氏阳性菌。

2. 部分球杆菌,如不动杆菌,镜下形态与球菌非常接近,有时候难以准确识别,因此细胞学报告时不能草率的提示"发现球菌",建议可提示"发现细菌,形似球菌",并进一步革兰氏染色进行识别。此外,同一张片中,有时可发现较典型的杆菌,可帮助确认其性质。

3. 必须在排除污染的前提下,细菌涂片、细胞学或细菌培养发现细菌才可认为是诊断细菌感染的"金标准"。

4. 瑞-吉染色不能发现结核分枝杆菌,当高度怀疑结核分枝杆菌感染时,应行抗酸染色。

二、真　菌

脑脊液中常见的真菌有新型隐球菌和假丝酵母菌,前者主要见于免疫力低下、艾滋病及长期应用激素及免疫抑制剂治疗患者,可通过墨汁染色、瑞-吉染色和荚膜抗原检测进行诊断。后者多见于术后感染或引流管污染,经瑞-吉或革兰氏染色,可见孢子或假菌丝,可做进一步培养鉴定。

（一）新型隐球菌

1. 未染色的隐球菌形态　隐球菌大小接近红细胞大小,个别隐球菌体积可更小,在不染色的情况下,荚膜不显现,容易误认为红细胞而漏检。实际上两者在镜下还是有明显差异的,建议在高倍镜下边看边调整微螺旋进行识别,隐球菌与红细胞常不在同一平面,因此隐球菌结构看清楚时,红细胞反而不清晰了。隐球菌菌体边缘厚实感明显,菌体内常可见内容物,而新鲜的红细胞可见明显的双凹圆盘状(图 3-114)。酸化后的脑脊液,红细胞可溶解消失;而隐球菌不溶解,形态基本保持不变,容易被误认为白细胞而导致有核细胞计数假性升高,应引起注意;白细胞核显现较清晰,可大致分出单个核或多个核细胞(图 3-115)。

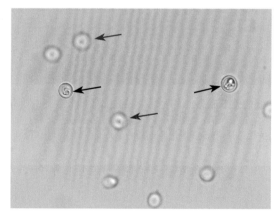

图 3-114　**未染色的隐球菌(黑箭)与红细胞(红箭)**
隐球菌边缘厚实感明显,可见内容物

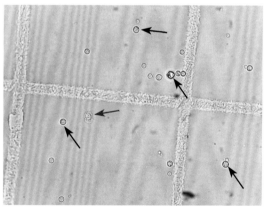

图 3-115　**计数板中酸化后的隐球菌(高倍镜下)**
可见大小不等的隐球菌(黑箭)及一单个核细胞(红箭)

2. 墨汁染色后的隐球菌形态　墨汁染色后,典型的隐球菌可看到宽厚、透亮的荚膜,菌体呈圆形或卵圆形,出芽生长,极具特征性。脑脊液墨汁染色发现隐球菌即可确诊隐球菌性脑膜炎。

值得注意的是:

（1）隐球菌量比较多,菌体较大,荚膜较明显时,墨汁负色后隐球菌很容易被发现(图 3-116、图 3-119)。

（2）当菌量较少,菌体和荚膜较小时,特别是背景细胞(红细胞、白细胞)较多、墨汁比例太多或太少的情况下,隐球菌容易漏检(图 3-117)。

（3）注意隐球菌与气泡、白细胞的识别（图 3-117、图 3-118、图 3-122）。

（4）培养后，隐球菌荚膜变小或消失（图 3-120）。

（5）有效抗真菌治疗后，菌体结构受破坏而变得不典型（图 3-121）。

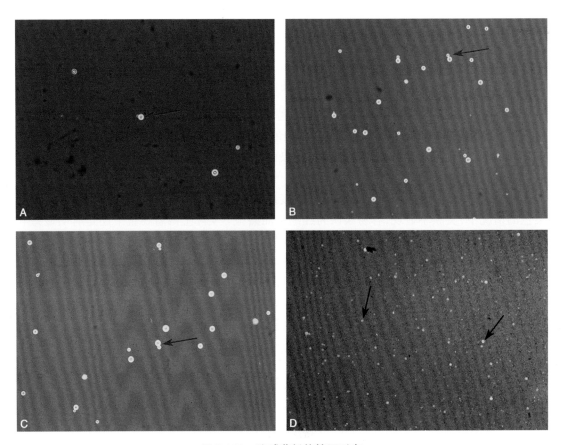

图 3-116　隐球菌低倍镜下形态

A~C. 均可见多个隐球菌，荚膜明显，部分可见出芽，呈葫芦状（红箭），镜下特征明显，较易识别；
D. 可见大量针尖样大小的隐球菌（黑箭），当墨汁比例偏多，背景太黑时易漏检

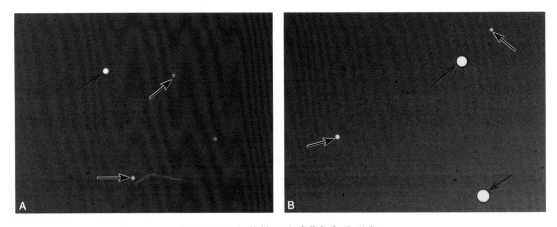

图 3-117　低倍镜下隐球菌与气泡形态

A、B. 背景为大量红细胞，偶见隐球菌（黑箭）及气泡（红箭），前者可见菌体和透亮的荚膜，后者可见
大小不等，无内容物，强透光性，边缘为黑圈；A 中隐球菌几乎被红细胞掩盖，应注意识别

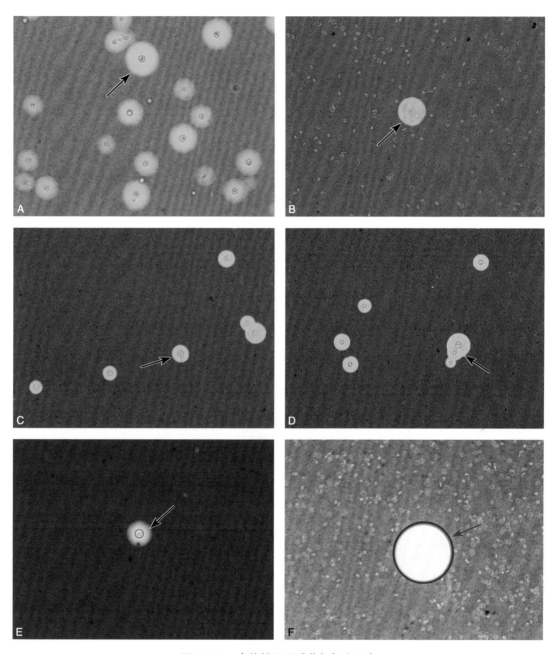

图 3-118　高倍镜下隐球菌与气泡形态

A～E.均可见典型的隐球菌(黑箭),荚膜宽厚透亮,菌体边缘光滑厚实,菌体内可见内容物,部分可见出芽;F.可见一大气泡(红箭),圆形透亮,无内容物,边缘为黑圈,厚实光滑

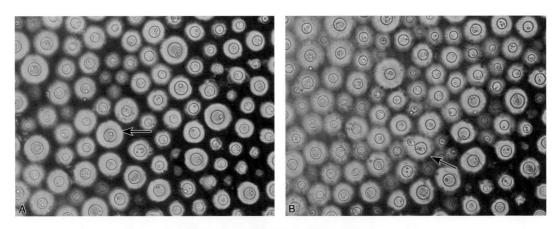

图 3-119　油镜下的隐球菌形态(箭)

A、B.可见大量的隐球菌,菌体大小不一,荚膜明显,菌体内可见内容物,部分可见出芽,因隐球菌密度太大,隐球菌相互挤压,部分荚膜较小

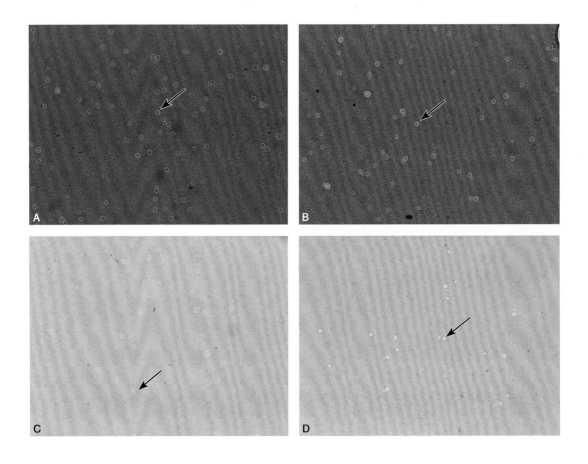

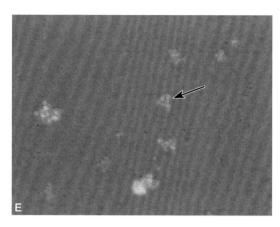
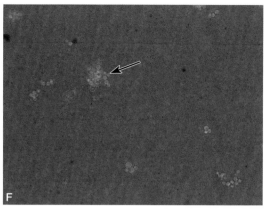

图 3-120　培养后的隐球菌形态(箭)

A~C.可见隐球菌荚膜明显变小;D~F.隐球菌荚膜完全消失

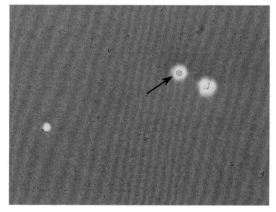
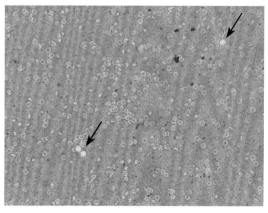

| 图 3-121　治疗后高倍镜下隐球菌(箭) | 图 3-122　墨汁染色高倍镜下白细胞(箭) |

菌体边缘厚实感消失,荚膜边缘不光滑,透亮度下降　　　白细胞不透亮,胞体较红细胞略大,边缘无厚实感

3. 瑞-吉染色后的隐球菌形态　脑脊液细胞学检查发现隐球菌即可协助临床明确诊断隐球菌性脑膜炎。瑞-吉染色后的隐球菌镜下形态变化多样,有一定的特点,形态的多样性可能与隐球菌荚膜完整性、菌体数量、菌体大小及治疗等因素相关:

当荚膜结构完整时,荚膜透亮不着色,菌体往往不容易着色或着色较淡,菌体间保持一定的距离,菌体内容物清晰可见(图 3-123~图 3-130)。

当荚膜结构受损时,荚膜内可见大量的染料颗粒,菌体内容物不清晰(图 3-131~图 3-134)。

当菌量密度大时,隐球菌成团聚集,可呈现较强的立体感(图 3-125、图 3-126)。

当隐球菌数量较少且菌体较小时,容易误以为染料沉渣而漏诊,应注意识别(图 3-135、图 3-136)。

当隐球菌数量不多且分布较隐蔽时,容易漏诊,阅片时应注意观察(图 3-137~图 3-142)。

部分隐球菌葡萄串状成团聚集、有的像"被压瘪的乒乓球",菌体大小不一、荚膜不明显(图 3-143~图 3-146)。

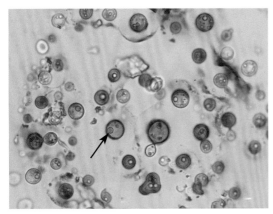

图 3-123　菌体着色荚膜透亮的隐球菌（箭）

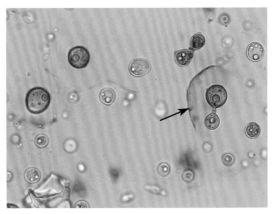

图 3-124　菌体及荚膜均着色的隐球菌（箭）

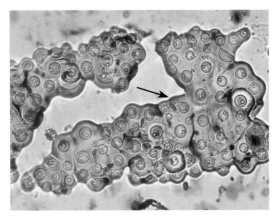

图 3-125　成团聚集，形似"海马"（箭）

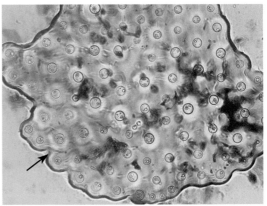

图 3-126　成团聚集，不易着色，立体感强（箭）

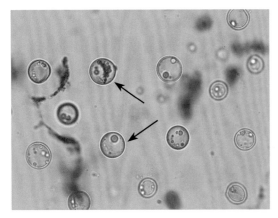

图 3-127　菌体着色，荚膜无色透明（箭）

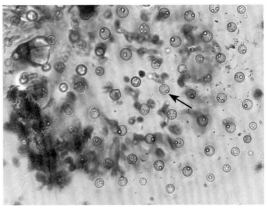

图 3-128　菌体间保持距离，荚膜不着色（箭）

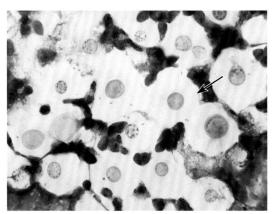

图 3-129 菌体着色淡,荚膜透亮,边界清晰(箭)

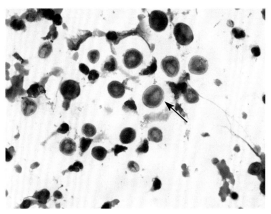

图 3-130 菌体深染,荚膜透亮(箭)

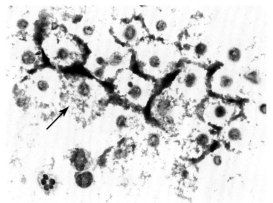

图 3-131 荚膜内可见大量染料沉着(箭)

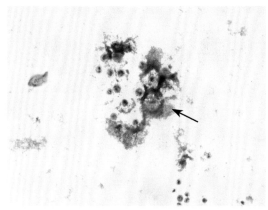

图 3-132 菌体细小,荚膜内大量染料沉着(箭)

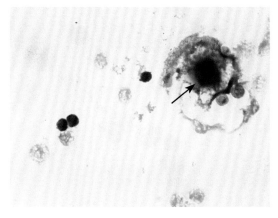

图 3-133 菌体大,荚膜内大量染料沉渣(箭)

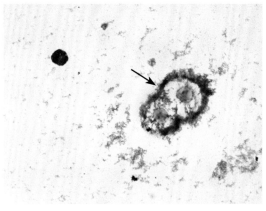

图 3-134 荚膜内可见大量染料沉渣(箭)

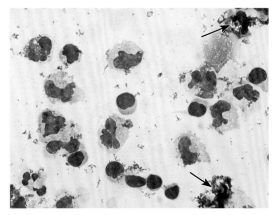

图 3-135　菌体小,容易误认为染料沉渣(箭)

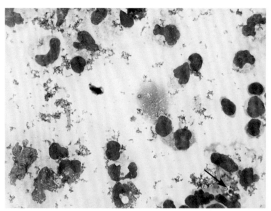

图 3-136　菌体小,极易漏检的隐球菌(箭)

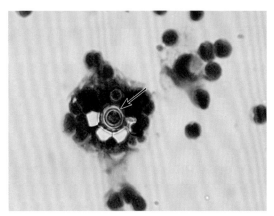

图 3-137　被白细胞包围的隐球菌(箭)

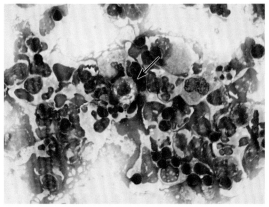

图 3-138　被白细胞包围的隐球菌(箭)

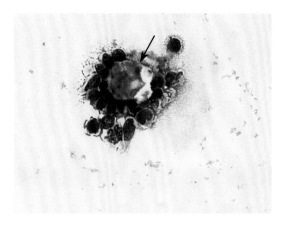

图 3-139　被淋巴细胞包围的隐球菌(箭)

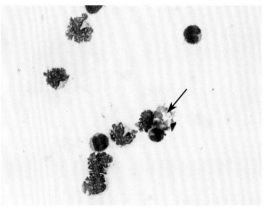

图 3-140　隐藏在淋巴细胞旁的隐球菌(箭)

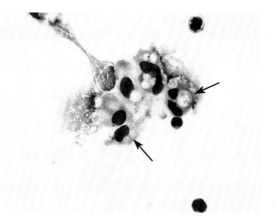

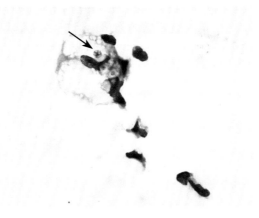

图 3-141　被单核细胞吞噬的隐球菌(箭)　　　图 3-142　被单核细胞吞噬的隐球菌(箭)

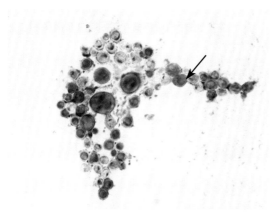

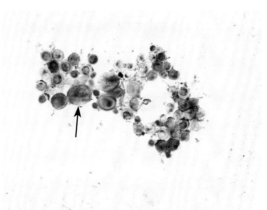

图 3-143　葡萄串状排列,荚膜不明显(箭)　　　图 3-144　荚膜不明显,菌体大小不一(箭)

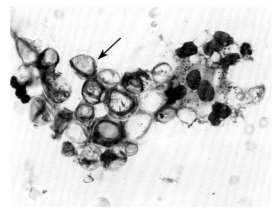

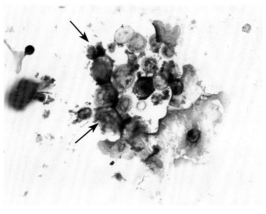

图 3-145　菌体像"被压瘪的乒乓球"(箭)　　　图 3-146　成团聚集,菌体大小不一(箭)

　　当抗真菌治疗有效时,菌体或荚膜呈不同程度受损,菌体缩小,着色加深,边缘欠光滑,荚膜内充满染料颗粒(图 3-147~图 3-150)。

　　4. 抗酸染色后的隐球菌形态　抗酸染色后,隐球菌形态特点保持不变,可看到出芽的菌体和宽厚的荚膜,在蓝色的背景衬托下立体感较明显(图 3-151)。

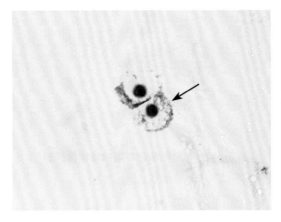

图 3-147　治疗后菌体变小,着色加深(箭)

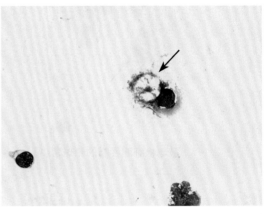

图 3-148　治疗后菌体变小,荚膜内充满染料沉渣(箭)

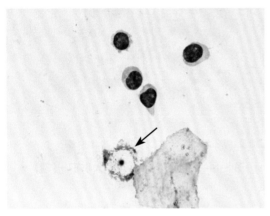

图 3-149　治疗后菌体明显缩小,着色加深(箭)

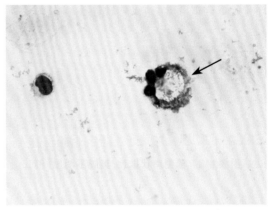

图 3-150　治疗后菌体消失,荚膜内充满染料颗粒(箭)

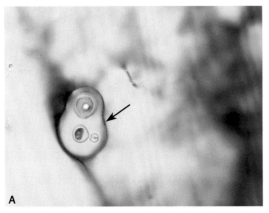

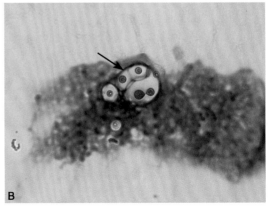

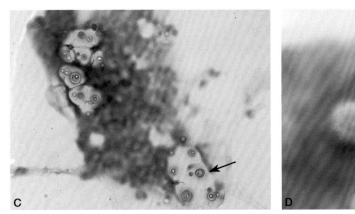
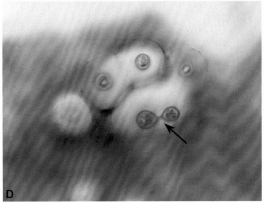

图 3-151 抗酸染色后的隐球菌 (箭)

（二）假丝酵母菌

1. 真菌孢子及菌丝 假丝酵母菌菌体多呈球形、椭圆形,通过发芽繁殖,可形成假丝菌。瑞-吉染色后,菌体及菌丝被染成蓝紫色,着色不均,菌体边缘有淡染区,厚实感明显（图 3-152）。孢子及菌丝革兰氏染色均呈阳性（图 3-153）。

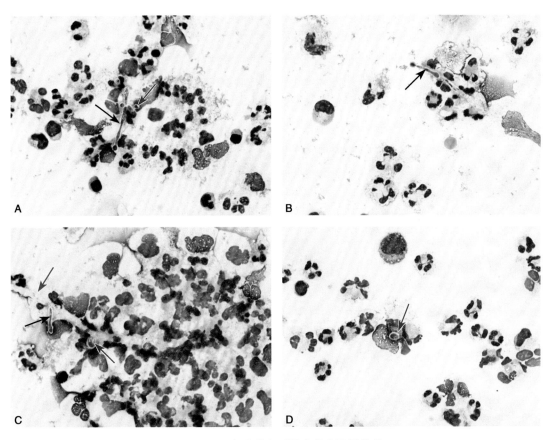

图 3-152 瑞-吉染色后的真菌孢子及菌丝

A~D. 均可见真菌孢子（红箭）及菌丝（黑箭）,菌体及菌丝被染成蓝紫色,着色不均,边缘可见淡染区,背景为大量的中性粒细胞;C 中可见一粗大菌丝,不易着色,但菌丝走向可辨（蓝箭）

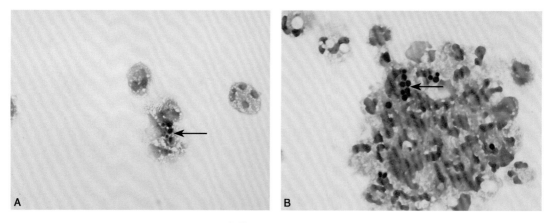

图 3-153　真菌孢子革兰氏染色阳性（箭）

2. 注意事项

（1）真菌孢子可被单核细胞或中性粒细胞吞噬。

（2）当发现真菌孢子和/或菌丝伴随大量中性粒细胞出现，且发现吞噬现象时，应考虑真菌感染的可能（图 3-154）。

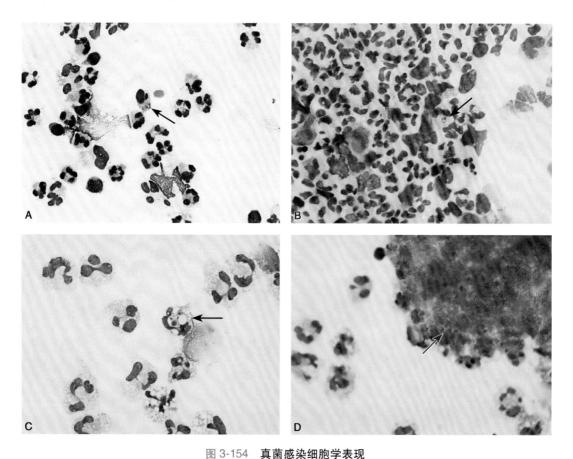

图 3-154　真菌感染细胞学表现

A~D. 细胞学呈中性粒细胞反应型，A~C 可见中性粒细胞吞噬真菌孢子（黑箭）；D 可见多个真菌孢子（红箭）

（3）当发现大量真菌孢子,但中性粒细胞未见明显增多,仅偶见中性粒或单核细胞吞噬孢子现象,患者无明显的颅内感染表现时,应考虑污染的可能(图 3-155)。

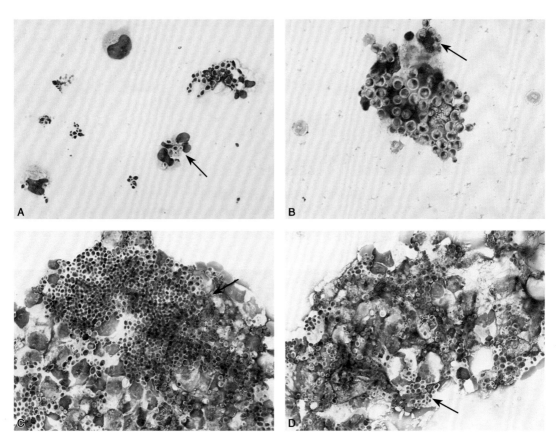

图 3-155 **真菌污染细胞学表现**
标本均采自引流管,A.白细胞不多,真菌孢子数量较多,可见中性粒细胞吞噬真菌孢子(箭);B.可见大量真菌孢子,偶见单核细胞吞噬真菌孢子(箭);C、D.均可见大量真菌孢子(箭),有核细胞溶解。患者暂无明显颅内感染表现,考虑引流管内污染可能性大

无论是考虑感染或是考虑污染,我们都应及时将检测结果告知临床,并提醒临床进行相应处理。原因如下:假设送检脑脊液标本采自引流管,我们镜检时发现大量真菌孢子,但白细胞数并不多,患者也没有感染症状,这时应考虑引流管污染的可能大。此时,如临床不能及时知晓并做出正确处理,则患者有可能继发颅内真菌感染,需要高度重视。

三、寄　生　虫

常见的脑部寄生虫有曼氏迭宫绦虫裂头蚴、囊尾蚴、广州管圆线虫、刚地弓形虫、阿米巴原虫等。寄生虫感染人体后,可分别导致裂头蚴脑病、脑囊虫病、广州管圆线虫脑病、弓形体脑病、阿米巴脑膜脑炎等。阿米巴脑膜脑炎脑脊液中可发现阿米巴滋养体(图 3-156),裂头蚴脑病、脑囊虫病、广州管圆线虫脑病及弓形体脑病等脑脊液中罕见寄生虫虫体,但脑脊液细胞学均可表现为嗜酸性粒细胞比例明显升高,浆细胞易见,可通过寄生虫抗体检测、影像检查和手术病理等明确诊断(图 3-157~图 3-158)。

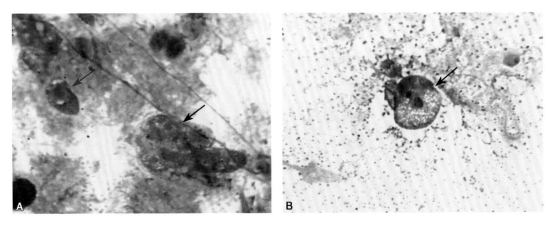

图 3-156　阿米巴滋养体（黑箭）

A、B.阿米巴滋养体形态多变,核较小、圆形或不规则、紫红色,胞质丰富,强嗜碱性,可见空泡,可见吞噬红细胞现象（红箭）

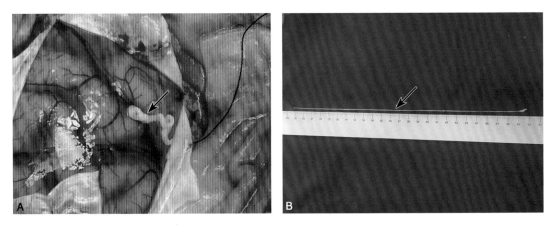

图 3-157　开颅手术取出的裂头蚴（箭）（肉眼观）

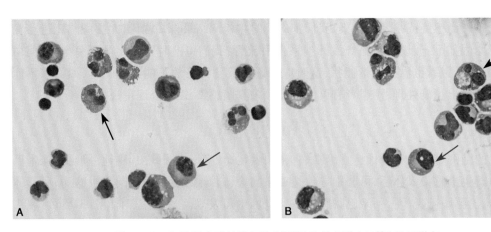

图 3-158　细胞学嗜酸性粒细胞（黑箭）和浆细胞（红箭）明显增多

第三节 其 他 成 分

本节介绍临床实践过程发现的其他成分,包括胆固醇结晶、滑石粉、染料沉渣、试管内杂质、玻片杂质及神经元和神经胶质细胞突起等,其中胆固醇结晶及神经元和神经胶质细胞突起的出现有较明确的病理意义,其他成分的出现一般无病理意义,但可能影响细胞涂片的质量,甚至造成误诊,应予识别或避免干扰。

一、胆固醇结晶

正常脑脊液中无胆固醇结晶。当脑脊液或术中送检囊液(常为黄褐色或深褐色)中发现胆固醇结晶,而未发现白细胞明显增多时,对颅内胆脂瘤、颅咽管瘤的诊断有重要参考价值。

胆固醇结晶识别要点:

1. 湿片镜检 当颅脑手术患者术中送检颅内囊液要求协助鉴定是感染性还是非感染性时,我们应常规湿片镜检。

2. 胆固醇结晶镜下形态为缺角的长方形或方形,无色透明,棱角分明,像打碎的玻璃片叠加在一起(图 3-159~图 3-161)。

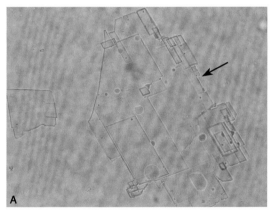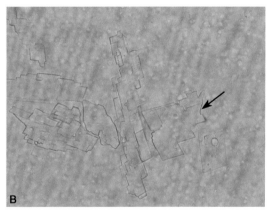

图 3-159 脑脊液中发现的胆固醇结晶(箭)(高倍镜下)

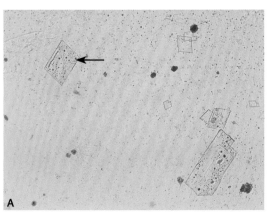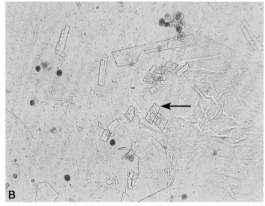

图 3-160 术中囊液发现的胆固醇结晶(箭)(低倍镜下)

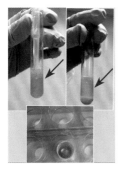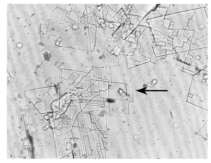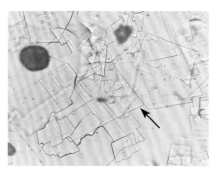

图 3-161 胆脂瘤患者颅内囊液外观(红箭)及胆固醇结晶(黑箭)(高倍镜下)

3. 阅片时光源不宜调太亮,否则影响胆固醇结晶的检出。

二、杂 质 成 分

杂质成分包括滑石粉、染料沉渣、试管内杂质及玻片杂质等。这些成分可导致细胞破坏溶解、背景不清晰,甚至被误以为细胞成分或原虫,将严重影响阅片的质量,甚至造成误诊,应予以鉴别。(图 3-162~图 3-165)

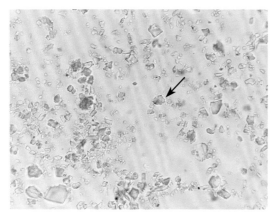

图 3-162 滑石粉形态大小不一,不着色(箭)

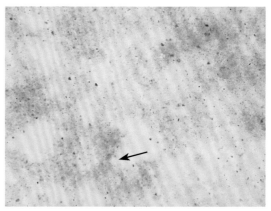

图 3-163 干燥管内微尘样杂质(箭)

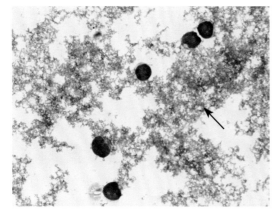

图 3-164 瑞-吉染料沉渣(箭)

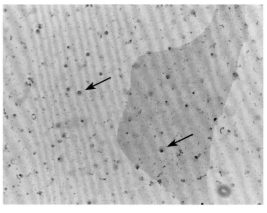

图 3-165 玻片污染,易误认为细胞或原虫(箭)

三、神经元和神经胶质细胞突起

神经系统的细胞,主要包括神经元和神经胶质细胞。神经元的基本结构为细胞体和突起两部分,突起由胞体发出,分为树突和轴突两种。神经元树突较多,粗而短,反复分支,逐渐变细;轴突一般只有一条,细长而均匀,中途分支较少,末端则形成许多分支,每个分支末梢部分膨大呈球状,称为突触小体。胶质细胞与神经元一样也具有细胞突起,但无树突和轴突之分,传统认为胶质细胞属于结缔组织,其作用仅是连接和支持各种神经成分,其实神经胶质还起着分配营养物质、参与修复和吞噬的作用。

神经元和神经胶质细胞突起偶尔出现在部分脑出血、重型颅脑损伤或颅脑术后患者的血性脑脊液中,可能与手术操作脑实质损伤相关。脑脊液常规检查,未经染色的细胞突起呈丝状或芽管状,大小不一、粗细不均,末端可见球形膨大,不溶于冰醋酸,容易被误认为真菌孢子或菌丝,应注意识别。革兰氏染色或瑞-吉染色后,细胞突起芽管状结构消失,这一特点有助于与真菌孢子及菌丝进行鉴别。脑组织压片镜下所见与脑脊液中所见相似(图3-166、图3-167)。

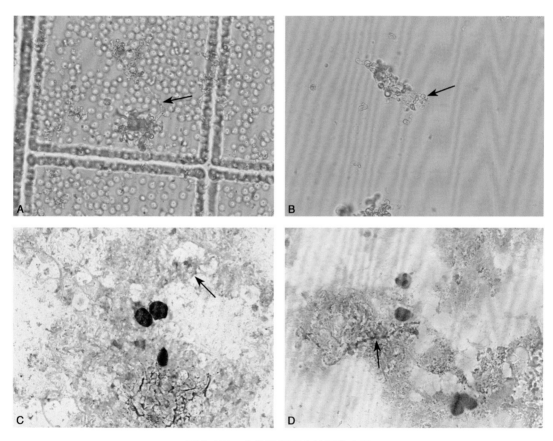

图 3-166　血性脑脊液中的细胞突起

A.高倍镜下可见长丝状、芽管样细胞突起(箭);B.加酸后细胞突起不溶解(箭),红细胞完全溶解;
C、D.分别为瑞-吉染色和革兰氏染色后油镜下细胞突起"消失",隐约可见网状结构(箭)

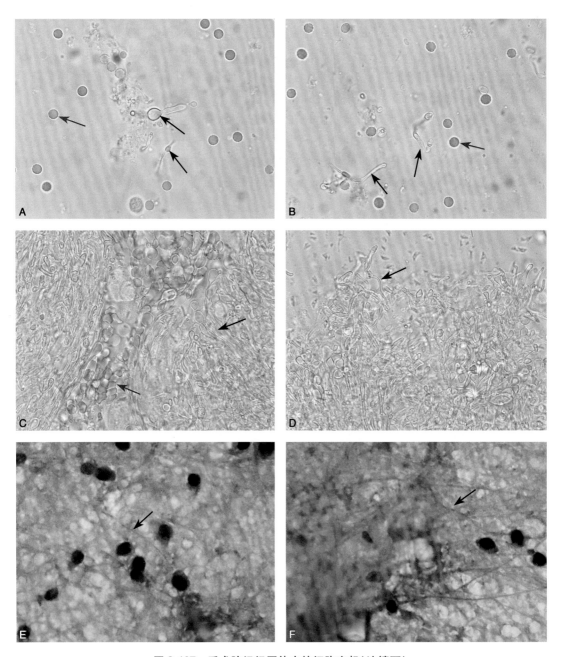

图 3-167 手术脑组织压片中的细胞突起(油镜下)

A、B. 未染色状态下,可见散在的细胞突起,呈长丝状、芽管样结构,可见球状膨大(黑箭),可见红细胞(红箭);C、D. 未染色状态下,可见大量细胞突起(黑箭)及红细胞(红箭);E、F. 为 HE 染色后细胞突起"消失",取而代之的是网状、丝状结构(黑箭)

第四节　脑脊液细胞学反应类型及临床意义

本节介绍了常见的脑脊液细胞学反应类型及临床意义,每种类型均配有丰富图片及文字描述,便于读者阅读。脑脊液细胞学反应类型多样,但并无诊断特异性,同一疾病不同阶段可有不同的细胞学表现,不同的细胞学表现也可能反映相同的疾病,在临床实践的过程中,需要不断积累,才能提高阅片准确率。

一、正常脑脊液细胞学表现

正常脑脊液外观呈无色透明,有核细胞计数不高于5×10⁶/L,由淋巴细胞和单核细胞组成,以淋巴细胞为主,两者比例常为7∶3或6∶4,细胞形态规整,未见明显的细胞激活现象。

外观无色透明,有核细胞计数正常的脑脊液,脑脊液细胞学表现也可能是异常的,只要符合以下任一条件,即可认为脑脊液细胞学表现异常:

1. 有核细胞计数大于5×10^6/L。
2. 淋巴/单核细胞比例倒置。
3. 细胞形态出现激活改变。
4. 出现其他异常细胞成分。

二、淋巴细胞反应型

（一）细胞学表现

有核细胞计数可正常或显著升高,镜下可见淋巴细胞比例明显增多,可见激活淋巴细胞、浆细胞及少量单核细胞和中性粒细胞等（图 3-168、图 3-169）。

（二）临床意义

1. 淋巴细胞反应型常见于病毒性脑膜炎,但无诊断特异性。
2. 可见于其他感染性疾病,如结核性脑膜炎、中枢神经系统梅毒、各种感染治疗后等。
3. 可见于中枢神经系统免疫性疾病,如多发性硬化症、吉兰-巴雷综合征、自身免疫性脑炎。

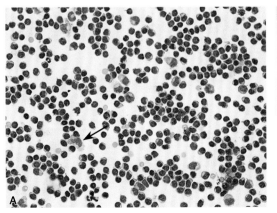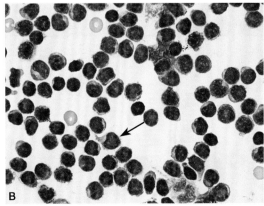

图 3-168　淋巴细胞数量显著增多的淋巴细胞反应型
A.高倍镜下淋巴细胞为主,偶见单核细胞(箭);B.为油镜下所见,转化型淋巴细胞明显增多(箭)

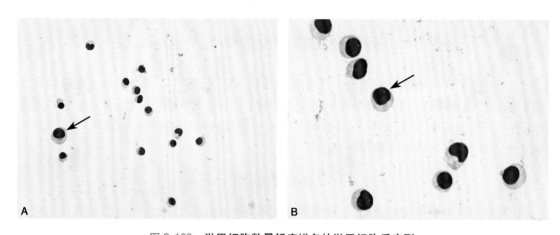

图 3-169　淋巴细胞数量轻度增多的淋巴细胞反应型

A. 高倍镜下可见多个淋巴细胞为主,可见一激活淋巴细胞(箭),胞体较其他淋巴细胞大;B. 为油镜下所见,淋巴细胞形态未见明显异常(箭)

4. 可见于中枢神经系统原发性肿瘤、副肿瘤综合征等。

三、中性粒细胞反应型

(一) 细胞学表现

有核细胞数中度至显著升高,镜下可见大量的中性粒细胞,可伴少量淋巴细胞、单核细胞或浆细胞,有时可见病原菌(图 3-170)。

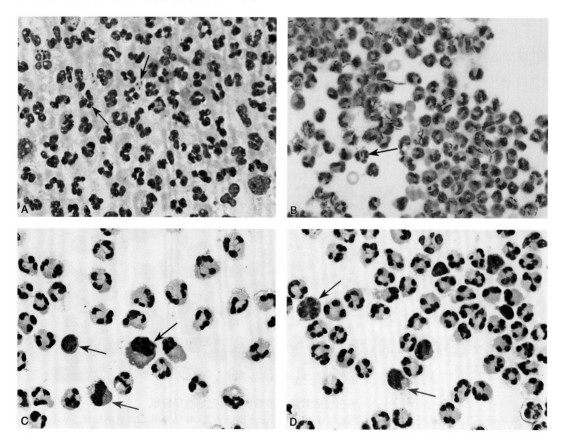

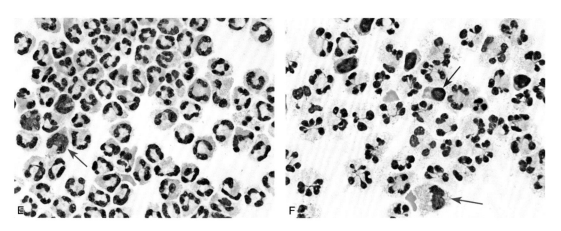

图 3-170 中性粒细胞反应型细胞学表现

A. 可见中性粒细胞吞噬细菌(红箭),形似球菌,胞外可见相同形态的细菌(黑箭);B. 可见中性粒细胞吞噬杆菌(箭);C~F. 偶见浆细胞(黑箭)、淋巴细胞(红箭)及单核细胞(蓝箭)

（二）临床意义

1. 中性粒细胞反应型提示急性炎性反应,见于细菌性脑膜炎、结核性脑膜炎渗出期、脑出血或颅脑手术后等。

2. 当怀疑细菌或真菌感染时,应全片仔细查找,看是否发现中性粒细胞吞噬病原菌。

3. 当怀疑结核分枝杆菌感染时,应加做抗酸染色找抗酸杆菌。

四、单核细胞反应型

（一）细胞学表现

有核细胞数正常或轻度升高,镜下可见单核细胞比例明显升高,激活单核细胞增多,可见少量淋巴细胞(图 3-171)。

（二）临床意义

1. 单核细胞反应型可见于疾病的修复期改变。

2. 以头痛为主要表现,脑脊液细胞学激活单核细胞比例明显增多,且激活显著时,需警惕脑膜癌病的可能。

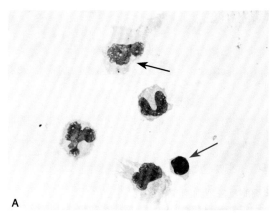
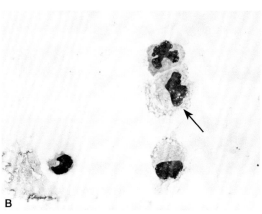

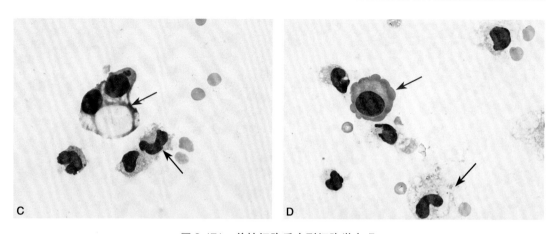

图 3-171 单核细胞反应型细胞学表现

A~D. 可见少量有核细胞,以激活单核细胞(黑箭)为主,偶见肿瘤细胞(红箭)及淋巴细胞(蓝箭)

五、嗜酸性粒细胞-浆细胞反应型

（一）细胞学表现

有核细胞数可正常或轻中度升高,镜下可见嗜酸性粒细胞和浆细胞比例明显升高,常伴少量淋巴细胞和单核细胞等(图 3-172)。

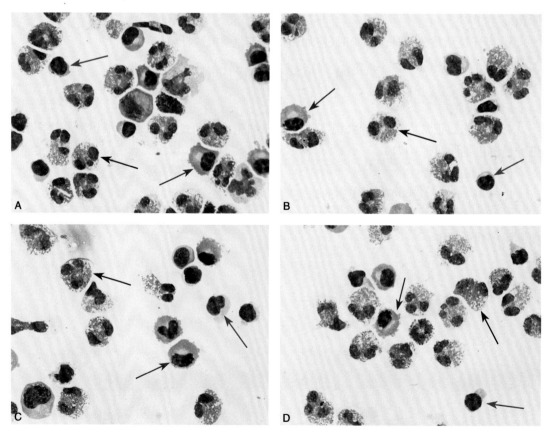

图 3-172 嗜酸性粒细胞-浆细胞反应型细胞学表现

A~D. 可见有核细胞明显增多,以嗜酸性粒细胞(黑箭)及浆细胞(红箭)为主,偶见淋巴细胞(蓝箭)

（二）临床意义

1. 嗜酸性粒细胞-浆细胞反应型常见于脑寄生虫感染,建议可加做血及脑脊液寄生虫抗体(如囊虫、裂头蚴或广州管圆线虫抗体等)检测协助诊断。

2. 也可见于部分中枢神经系统感染患者,如结核性脑膜炎患者、隐球菌性脑膜炎患者等。

3. 此外也可见于部分颅脑手术后患者(考虑对手术材料过敏有关)、脑部放疗患者、脑室置管引流患者和蛛网膜下腔或脑出血病患者。

4. 嗜酸性粒细胞增多与脑寄生虫感染密切相关,但并诊断无特异性。如高度怀疑寄生虫感染,需结合病史、影像学改变和实验室相关检查结果(包括血常规、寄生虫抗体检测、脑脊液生化、抗酸染色等)综合考虑。

六、淋巴-单核细胞反应型

（一）细胞学表现

有核细胞数基本正常或轻度增高,镜下可见少量淋巴细胞、单核细胞,细胞大小、形态和着色等未见明显异常,无明显激活表现(图 3-173)。

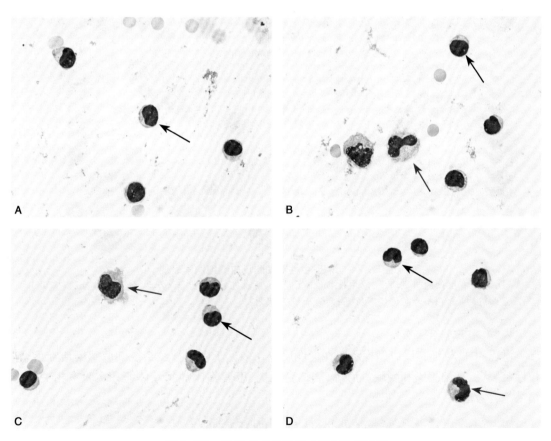

图 3-173 淋巴-单核细胞反应型细胞学表现

A~D. 可见有核细胞轻度增多,以淋巴细胞为主(黑箭),可见少量单核细胞(红箭),细胞激活不明显,形态基本正常

（二）临床意义

淋巴-单核细胞反应型多见于疾病的恢复期,需与先前的细胞学表现进行比较分析。

七、淋巴-中性粒细胞反应型

（一）细胞学表现

有核细胞数中度至显著升高,镜下可见中性粒细胞及淋巴细胞明显增多,偶见单核细胞或浆细胞等(图 3-174)。

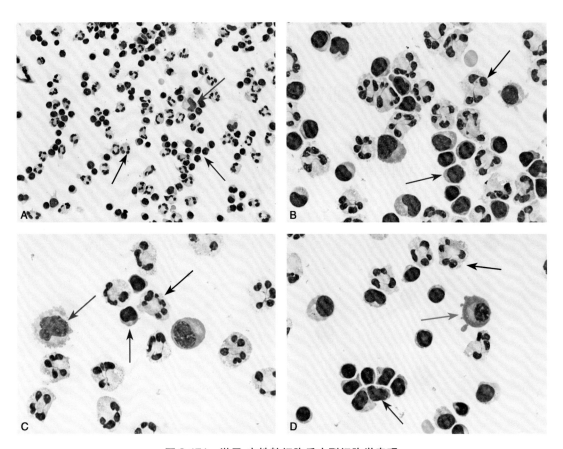

图 3-174　**淋巴-中性粒细胞反应型细胞学表现**
A~D.可见有核细胞明显增多,以中性粒细胞(黑箭)及淋巴细胞(红箭)为主,偶见单核细胞(蓝箭)
及浆细胞(绿箭);A 为高倍镜下所见,余为油镜下所见

（二）临床意义

淋巴-中性粒细胞反应型提示存在炎性反应。多见于中枢神经系统细菌感染治疗后、结核性脑膜炎、真菌感染和颅脑术后等,需结合病史、患者临床症状及体征和实验室相关检查结果综合考虑。

八、混合细胞反应型

（一）细胞学表现

有核细胞数中度至显著升高,镜下可见中性粒细胞、淋巴细胞、单核细胞等多种细胞同时存在,以中性粒细胞和淋巴细胞为主,也可伴少量浆细胞、嗜酸性粒细胞的出现(图 3-175)。

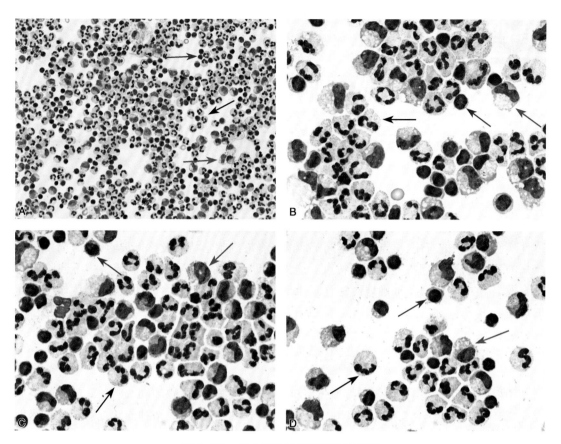

图 3-175 混合细胞反应型细胞学表现

A~D. 可见有核细胞显著增多,中性粒细胞(黑箭)、淋巴细胞(红箭)、单核细胞(蓝箭)同时存在; A 为高倍镜下所见,余为油镜下所见

（二）临床意义

1. 混合细胞反应型提示存在炎性反应,与淋巴-中性粒细胞反应型临床意义基本一致。

2. 多见于中枢神经系统细菌感染治疗后、结核性脑膜炎、真菌感染和颅脑术后等,需结合病史、患者临床症状及体征和实验室相关检查结果综合考虑。

3. 部分结核性脑膜炎患者抗结核治疗后,在相当长一段时间内细胞学可表现为混合细胞反应型,这一特点对诊断结核性脑膜炎具有一定的参考价值。

第四章

脑脊液细胞学在中枢神经
系统疾病诊断中的应用

本章介绍脑脊液细胞学在中枢神经系统感染性疾病、脑血管病、脑肿瘤、脑膜癌病及免疫性疾病诊断中的应用，重点讲述不同疾病的脑脊液细胞学特点及诊断要点，同时简要介绍疾病的基本概念、临床特点和病理特点。这将有助于读者理解不同疾病或疾病不同阶段的脑脊液细胞学变化特点，准确地对脑脊液细胞学检查结果进行综合分析，协助临床做出正确的诊断。

第一节　感染性疾病细胞学表现及诊断要点

中枢神经系统感染是由各种病原体侵犯脑膜和/或脑实质、脊髓和/或脊膜，引起的炎症反应，临床表现为发热、头痛、恶心呕吐、癫痫发作、认知功能下降、精神症状、肢体无力、感觉障碍、意识障碍等。脑脊液细胞学检查在中枢神经系统感染的诊断和鉴别诊断、疗效观察方面有重要的参考价值。

一、病毒性脑膜炎

病毒性脑炎是一组由病毒侵犯脑实质和/或脑膜引起的中枢神经系统感染性疾病。常见的病毒有肠道病毒、单纯疱疹病毒、水痘带状疱疹病毒、EB 病毒、巨细胞病毒、乙脑病毒和腺病毒等。如果炎症病变主要在脑膜，则表现为病毒性脑膜炎。如炎症病变主要累及大脑实质，则以病毒性脑炎的临床表现为主要特征。大多患者具有病程自限性，预后较好。

1. 病理特点　病变部位呈炎症坏死，以淋巴细胞、巨噬细胞和浆细胞为主。

2. 脑脊液细胞学特点　脑脊液外观多呈无色透明，有核细胞数正常或轻中度升高，细胞学表现多呈淋巴细胞反应型，可见激活淋巴细胞、浆细胞和少量单核细胞；少数病例可见短暂的一过性中性粒细胞升高。单纯疱疹病毒性脑炎由于存在脑实质出血病理改变，细胞学可发现大量红细胞或红细胞吞噬细胞，淋巴样细胞中可发现嗜酸性包涵体，此特征对诊断有重要的参考价值。

（1）乙型脑炎细胞学表现见图 4-1。

（2）单纯疱疹病毒性脑炎细胞学表现见图 4-2。

3. 诊断要点

（1）脑脊液常规：外观多呈无色透明，球蛋白定性±~1+，蛋白轻度升高，有核细胞数轻、中度升高。

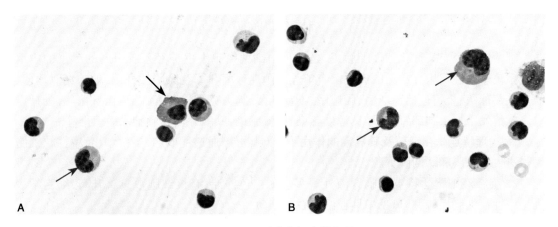

图 4-1　乙型脑炎细胞学表现

A、B.脑脊液外观无色透明,球蛋白定性 1+,有核细胞 $30×10^6/L$,细胞学表现呈淋巴细胞反应型,细胞激活明显,可见浆细胞(黑箭)及激活淋巴细胞(红箭)

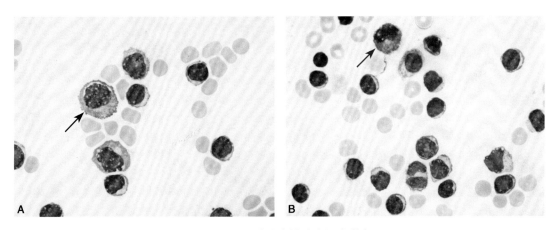

图 4-2　单纯疱疹病毒性脑炎细胞学表现

A、B.脑脊液外观微黄微浊,球蛋白定性 1+,有核细胞 $120×10^6/L$,红细胞 $1\,440×10^6/L$,细胞学表现呈淋巴细胞反应型,可见激活淋巴细胞(黑箭)及浆细胞(红箭),背景可见较多的红细胞

（2）脑脊液生化:葡萄糖、氯化物和乳酸正常或轻度升高。值得注意的是,单疱病毒性脑炎常合并出血,脑脊液外观可呈微黄或微红色,葡萄糖水平可一过性偏低,乳酸水平可明显升高。

（3）脑脊液细胞学:多呈淋巴细胞反应型,可见激活淋巴细胞、少量单核细胞、浆细胞和中性粒细胞。

（4）脑脊液寡克隆蛋白电泳:可呈阳性。阳性提示鞘内免疫球蛋白合成,此时细胞学往往可见浆细胞的出现。

（5）综合分析:脑脊液细胞学呈淋巴细胞反应型对诊断病毒性脑炎有一定的参考价值。但细胞学诊断需结合临床表现(如是否有头痛发热,呼吸道或消化道感染等前驱症状,精神行为异常,意识障碍及脑膜刺激征等)、影像学检查、脑脊液生化等综合考虑。

（6）特别提醒:少数病例可见短暂的一过性中性粒细胞升高,不能因一次送检发现中性粒细胞比例明显升高就急于排除病毒性脑膜炎,需综合脑脊液常规、生化、相关抗体或病毒核酸检测进行分析,动态观察。

二、化脓性脑膜炎

细菌性脑膜炎又称化脓性脑膜炎,是一种由细菌侵犯中枢神经系统引起的严重的中枢神经系统感染性疾病。常见的病原菌有革兰氏阳性球菌和革兰氏阴性杆菌,如肺炎双球菌、表皮葡萄球菌、金黄色葡萄球菌、肠球菌、不动杆菌、肺炎克雷伯菌、流感嗜血杆菌、大肠杆菌等。常继发于严重肺部感染、耳鼻源性感染、血流感染、颅脑外伤和颅脑术后感染等。

1. 病理特点　在细菌及其毒素的作用下,血-脑屏障通透性增加,蛋白渗出,中性粒细胞大量进入软脑膜和蛛网膜下腔。

2. 脑脊液细胞学特点　脑脊液外观多呈米白色浑浊,有核细胞数显著升高,细胞学表现呈中性粒细胞反应型,可见中性粒细胞吞噬细菌。

（1）细菌数量不多的化脓性脑膜炎细胞学表现见图4-3。

（2）细菌数量较多的化脓性脑膜炎细胞学表现见图4-4。

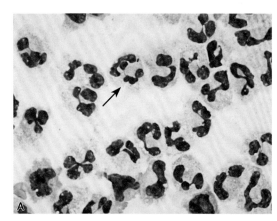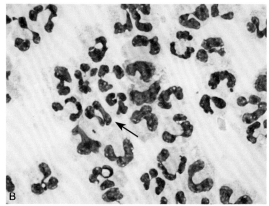

图4-3　感染细菌数量不多的细胞学表现

脑出血术后感染,脑脊液外观黄色浑浊,球蛋白定性4+,有核细胞6 200×10⁶/L,细胞学表现呈中性粒细胞反应型,A、B.均可见一中性粒细胞吞噬细菌(箭),形似球菌。由于菌量极少,很容易漏诊

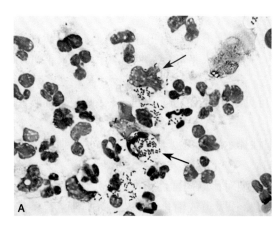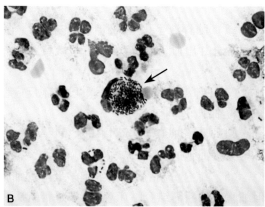

图4-4　感染细菌数量较多的细胞学表现

颅脑肿瘤术后感染,脑脊液外观茶红色浑浊,球蛋白定性4+,有核细胞4 040×10⁶/L,细胞学表现呈中性粒细胞反应型,A.可见中性粒细胞吞噬细菌(黑箭)和单核细胞吞噬细菌(红箭);B.可见一中性粒细胞吞噬大量细菌(箭),形似球菌。由于菌量较大,镜下较容易发现,诊断难度不大

3. 诊断要点

（1）化脓性脑膜炎诊断相对容易，原因是患者常有明确的感染、手术及创伤史（如颅底骨折），或有免疫力低下表现（如糖尿病患者、免疫抑制治疗患者）。当出现突发头痛发热、恶心呕吐、意识障碍及脑膜刺激征等症状体征时，应想到继发细菌感染的可能。

（2）腰椎穿刺压力显著升高，脑脊液外观多呈米汤样浑浊或脓性改变，脑脊液常规、生化明显异常（有核细胞数显著升高、蛋白高、糖低），细胞学表现呈中性粒细胞反应型，可见中性粒细胞吞噬细菌现象，即可做出化脓性脑膜炎明确诊断。

（3）涂片革兰氏染色和细菌培养有助于进一步明确病原体和临床用药指导。

（4）细菌涂片找到细菌或细菌培养阳性（排除假阳性）是诊断化脓性脑膜炎的"金标准"，但临床上并非所有化脓性脑膜炎病例能找到病原体，因此找不到细菌或培养阴性并不能排除化脓性脑膜炎。

（5）反复细菌涂片及培养均阴性，这可能与抗生素的使用，抑制了细菌生长相关，也可能与感染细菌载量少，中性粒细胞和单核细胞吞噬清除细菌相关，此时脑脊液细胞学发现中性粒细胞吞噬细菌可作为诊断化脓性脑膜炎的"金标准"。

（6）抗生素治疗有效，有核细胞数短期内迅速下降，也可作为化脓性脑膜炎诊断的重要参考依据。

三、结核性脑膜炎

结核性脑膜炎是由于全身其他器官感染结核分枝杆菌，结核分枝杆菌经血行或淋巴播散至中枢神系统，引起的非化脓性脑膜炎。结核分枝杆菌主要通过引起机体细胞免疫和迟发型超敏反应而引起组织损害，它本身并不产生毒素。

（一）病理特点

早期以渗出为主（中性粒细胞为主），继而增生为主（淋巴、单核细胞为主）或以干酪样坏死为主。三者可同时存在并相互转化。

（二）临床表现与脑脊液细胞学特点

1. 感染早期　表现为低热、头痛、乏力、盗汗等症状，腰椎穿刺压力可正常；细胞学表现为有核细胞轻度升高，以淋巴细胞为主，伴少量中性粒细胞和单核细胞。

2. 感染中期　头痛、发热、恶心、呕吐等症状加重，颈项强直，意识障碍，腰椎穿刺压力明显增高，细胞学表现为有核细胞显著升高，呈中性粒细胞反应型或混合细胞反应型。

3. 感染晚期　多见于未有效治疗患者，发热可不明显，可出现精神症状，意识障碍加重，肢体瘫痪、视力减退、面神经麻痹等，可有脊神经和脊髓受压，颅压高和脑积水，腰椎穿刺压力可升高或正常。细胞学表现往往不典型，有核细胞可正常或轻中度升高，呈淋巴细胞反应型或混合细胞反应型。

4. 恢复期　经有效治疗，临床症状明显缓解。细胞学表现为有核细胞数正常或轻度升高，呈淋巴-单核细胞反应型。

举例一：细胞学呈淋巴细胞反应型的结核性脑膜炎（图4-5）

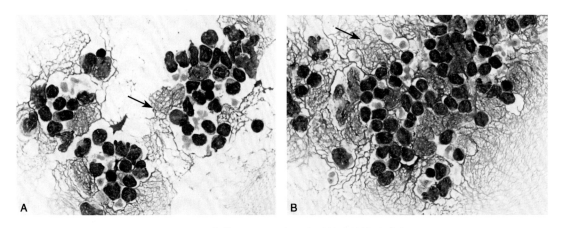

图 4-5 细胞学呈淋巴细胞反应型的结核性脑膜炎

脑脊液外观黄色微浑，球蛋白定性 4+，有核细胞 1 268×10⁶/L，A、B. 细胞学表现呈淋巴细胞反应型，可见大量丝状物（箭），考虑为部分淋巴细胞溶解，在离心力的作用下形成；脑脊液生化蛋白 38.1g/L，葡萄糖 1.2mmol/L，氯化物 104.2mmol/L，腺苷脱氨酶 37.2U/L，乳酸脱氢酶 170U/L，乳酸 7.2mmol/L

举例二：细胞学呈中性粒细胞反应型的结核性脑膜炎（图 4-6）

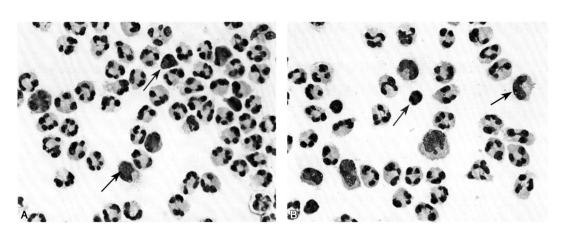

图 4-6 细胞学呈中性粒细胞反应型的结核性脑膜炎

脑脊液外观微黄微浑，球蛋白定性 2+，有核细胞 164×10⁶/L，A、B. 细胞学表现呈中性粒细胞反应型，可见大量中性粒细胞，偶见单核细胞（黑箭）及淋巴细胞（红箭）；脑脊液生化蛋白 2.02g/L，葡萄糖 2.16mmol/L，氯化物 114.8mmol/L，腺苷脱氨酶 6.1U/L，乳酸脱氢酶 46U/L，乳酸 4.5mmol/L

举例三:细胞学呈嗜酸性粒细胞反应型的结核性脑膜炎(图 4-7)

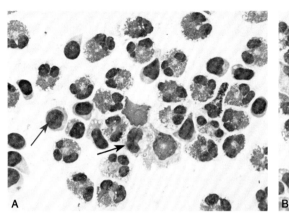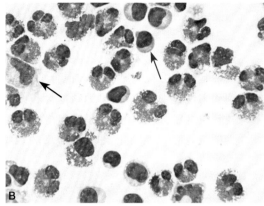

图 4-7　细胞学呈嗜酸性粒细胞反应型的结核性脑膜炎

脑脊液外观无色透明,蛋白 1+,有核细胞 $998×10^6$/L,A、B. 细胞学表现呈嗜酸性粒细胞反应型,偶见单核细胞(黑箭)及淋巴细胞(红箭);脑脊液生化蛋白 0.87g/L,葡萄糖 2.4mmol/L,氯化物 125mmol/L,腺苷脱氨酶 1.8U/L,乳酸脱氢酶 56.8U/L,乳酸 2.2mmol/L

（三）诊断要点

1. 临床表现　以头痛、发热最常见,可伴盗汗、肢体乏力、视物不清、伴恶心呕吐、意识障碍、脑膜刺激征阳性,颅内压明显增高等。

2. 影像学改变　可见脑膜明显强化、梗阻性脑积水等。

3. 脑脊液常规　有核细胞计数轻中度或显著升高,球蛋白定性 1+~4+ 不等,有核细胞计数多显著升高。

4. 脑脊液生化　蛋白高、葡萄糖常偏低或明显下降,氯化物常下降,乳酸水平明显升高。

5. 脑脊液细胞学　细胞学表现多样,可呈中性粒细胞反应型、混合细胞反应型或淋巴细胞反应型。其中以混合细胞反应型最常见和最具特征性,抗结核治疗后,中性粒细胞下降缓慢且不容易消失,这有别于化脓性脑膜炎,后者经抗生素有效治疗后可短期内急剧下降或消失。

6. 个别病例脑脊液细胞学呈嗜酸性粒细胞为主的混合细胞反应型,应与寄生虫感染相鉴别(图 4-7)。

7. 部分病例早期临床表现和脑脊液细胞学改变均不典型,极易误诊漏诊,因此不能单纯凭一次细胞学表现做出结核性脑膜炎的诊断或排除诊断,需建立动态分析思维,同时结合影像和相关实验室检查结果综合分析。

8. 当细胞学检查结果提示结核性脑膜炎的可能时,应询问患者有无结核接触史,胸部 CT 检查是否提示异常,建议加做脑脊液涂片找抗酸菌、结核基因检测(Gernxpert 检查)和结核分枝杆菌培养等。

四、隐球菌性脑膜炎

隐球菌性脑膜炎是由隐球菌感染脑膜和/或脑实质所致的中枢神经系统感染性疾病。隐球菌广泛存在于自然环境中,病原体多从呼吸道吸入,在肺部形成病灶后经血行播散至脑或脑膜而致病。多见于免疫力低下的人群,临床表现为头痛、发热、恶心及呕吐、脑膜刺激征阳性等非特异性症状,容易误诊、漏诊。

（一）病理特点

病变部位可见大量繁殖的隐球菌及炎性细胞浸润(单核细胞、淋巴细胞、浆细胞等)。

（二）细胞学表现

脑脊液外观多呈无色透明,有核细胞数可正常或轻中度升高,脑脊液细胞学表现多样,以淋巴细胞或中性粒细胞为主的混合细胞反应型多见,部分可为淋巴细胞反应型,伴少量单核细胞和中性粒细胞,少数可为嗜酸性粒细胞反应型(治疗后)。临床甚至偶见个别病例,镜下未找到白细胞,取而代之的是大量的隐球菌。细胞学发现典型的隐球菌即可明确诊断。

举例一:细胞学呈淋巴细胞反应型的隐球菌性脑膜炎(图4-8)

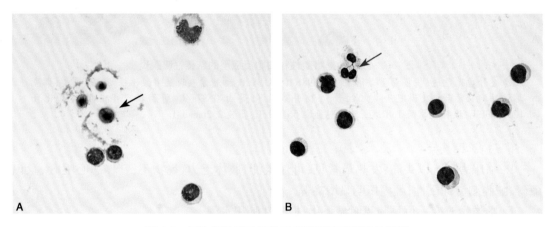

图 4-8　细胞学呈淋巴细胞反应型的隐球菌性脑膜炎

脑脊液外观无色透明,蛋白阴性,有核细胞数25×10^6/L,A、B.细胞学表现呈淋巴细胞反应型,偶见中性粒细胞(红箭),发现隐球菌(黑箭);脑脊液生化蛋白 0.39g/L,葡萄糖 3.26mmol/L,氯化物 125.4mmol/L,腺苷脱氨酶 1.2U/L,乳酸脱氢酶 19.1U/L,乳酸 3.3mmol/L

举例二:细胞学呈中性粒细胞反应型的隐球菌性脑膜炎(图4-9)

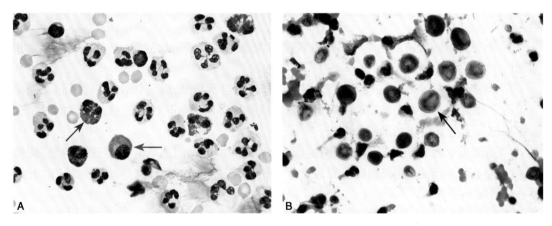

图 4-9　细胞学呈中性粒细胞反应型的隐球菌性脑膜炎

脑脊液外观微红微浑,蛋白 2+,有核细胞数752×10^6/L,细胞学表现呈中性粒细胞反应型,A.偶见嗜酸性粒细胞(红箭)及浆细胞(蓝箭);B.发现大量隐球菌(黑箭);脑脊液生化蛋白 1.45g/L,葡萄糖 2.3mmol/L,氯化物 114.3mmol/L,腺苷脱氨酶 1.5U/L,乳酸脱氢酶 60.5U/L,乳酸 3.62mmol/L

举例三：细胞学呈混合细胞反应型的隐球菌性脑膜炎（图4-10）

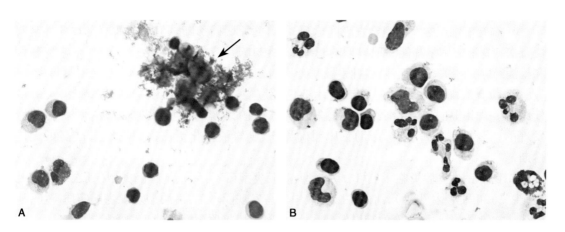

图4-10　细胞学呈混合细胞反应型的隐球菌性脑膜炎

脑脊液外观无色透明,蛋白1+,有核细胞112×10⁶/L,A、B.细胞学表现呈混合细胞反应型,发现隐球菌(箭);脑脊液生化蛋白1.08g/L,葡萄糖1.9mmol/L,氯化物116.6mmol/L,腺苷脱氨酶1.4U/L,乳酸脱氢酶58.6U/L,乳酸4.43mmol/L

举例四：细胞学未见白细胞的隐球菌性脑膜炎（图4-11）

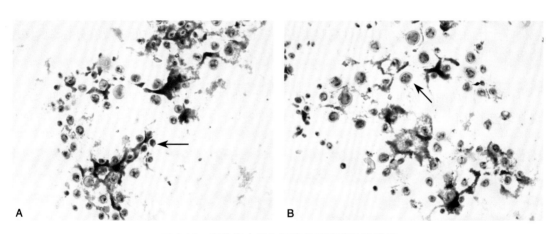

图4-11　细胞学未见白细胞的隐球菌性脑膜炎

脑脊液外观无色透明,蛋白±,有核细胞为0,A、B.镜下全为大小不一的隐球菌(箭);蛋白0.49g/L,葡萄糖3.4mmol/L,氯化物115.2mmol/L,腺苷脱氨酶0.9U/L,乳酸脱氢酶15.2U/L,乳酸2.02mmol/L

（三）诊断要点

1. 易感人群　多见于免疫力低下及免疫缺陷人群,如艾滋病患者、过度疲劳、放化疗、结核病、糖尿病、长期大量应用广谱抗生素及免疫抑制药的患者。当此类患者出现脑炎、脑膜炎症状或体征时,应警惕隐球菌感染的可能。

2. 临床上容易与结核性脑膜炎混淆,通过临床症状、体征及脑脊液变化(同样表现为蛋白高、糖低、氯化物低)无法鉴别,需依赖脑脊液病原检测结果以明确诊断。

3. 当患者以剧烈头痛、发热、恶心呕吐为首发症状,腰椎穿刺压力高(常大于300mmH₂O),脑脊液外观无色透明时,应想到隐球菌性脑膜炎的可能。

4. 脑脊液常规　外观多呈无色透明,球蛋白定性阳性(多为1+~2+),有核细胞计数多正常或轻、中度升高。

5. 脑脊液生化　蛋白升高、葡萄糖下降、氯化物正常或偏低、乳酸升高。

6. 脑脊液细胞学　细胞学发现隐球菌,即可病原明确诊断。但并非所有隐球菌性脑膜炎首次脑脊液细胞学都能发现典型的隐球菌,这与脑脊液中隐球菌数量、大小、形态完整性和检测经验等相关,这时需要多种手段联合检测,以提高阳性检出率。

7. 脑脊液细胞学+生化检查+墨汁染色+荚膜抗原检测是诊断隐球菌性脑膜炎的最佳组合。理由是:脑脊液细胞学不能发现隐球菌的,墨汁染色往往能发现,两者均不能发现的,荚膜抗原阳性也可帮助临床明确诊断,脑脊液生化蛋白高、糖低、乳酸高可支持诊断。

8. 隐球菌性脑膜炎临床上可分为 4 型:脑膜炎型(最常见)、脑膜脑炎型(其次)、肉芽肿型(少见)和囊肿型(少见),前两型脑脊液中较易发现隐球菌,后两型表现为脑实质损害,病原往往被包裹,因此脑脊液中难以发现病原,这时荚膜抗原阳性有助于明确诊断。

五、假丝酵母菌性脑膜炎

假丝酵母菌性脑膜炎是由假丝酵母菌感染脑膜和/或脑实质所致的中枢神经系统感染性疾病。假丝酵母菌为条件致病菌,少量存在于正常人口腔、上呼吸道、肠道及阴道,与机体处于共生状态,不引起疾病。当机体免疫功能或一般防御力下降或正常菌群相互制约作用失调时,假丝酵母菌可通过血行播散或邻近器官感染蔓延至颅内或开放性颅脑外伤或术后感染等途径而感染。假丝酵母菌性脑膜炎多见于有五官疾病、免疫力低下或有外伤、手术史的患者。

（一）细胞学表现

脑脊液有核细胞数明显升高,细胞学呈中性粒细胞反应型或混合细胞反应型,细胞学发现真菌孢子/菌丝即可明确诊断(图 4-12),孢子常被中性粒细胞或单核细胞吞噬(图 4-13)。

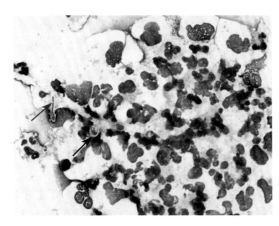
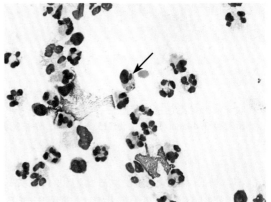

图 4-12　真菌菌丝(红箭)及孢子(黑箭)　　　图 4-13　中性粒细胞吞噬真菌孢子(箭)

（二）诊断要点

1. 脑脊液常规　外观多呈黄色微浑,球蛋白定性阳性,有核细胞计数多中度或明显升高。

2. 脑脊液生化　蛋白升高、葡萄糖正常或偏低、氯化物正常或偏低、乳酸升高。

3. 脑脊液细胞学　有核细胞明显增高,发现真菌孢子和/或菌丝,特别是可见中性粒细胞吞噬真菌孢子,排除污染的可能时,即可诊断为真菌性脑膜炎。

4. 排除污染的要点

（1）患者存在易感因素,如五官疾病、免疫力低下或有外伤手术史等。

（2）患者存在头痛、发热等感染症状。

（3）关注脑脊液留取方法,如为腰椎穿刺获得,可基本排除人为污染的可能;如为通过引流管或引流袋获得,需考虑管内或袋内污染的可能。

（4）脑脊液有核细胞数明显增高,且中性粒细胞比例明显增多,生化指标明显异常,则考虑人为污染的可能性不大。

5. 患者有颅内感染表现,但抗生素治疗无效时,应考虑排除真菌感染的可能,此时脑脊液细胞学诊断至关重要。

6. 引流管或引流袋污染时,镜下有时也可发现中性粒细胞或单核细胞吞噬真菌孢子现象。识别的要点是:患者颅内感染症状多不明显,有核细胞计数无明显升高,脑脊液生化一般未见明显异常,特别是葡萄糖多正常。

7. 无论是真感染还是污染,只要细胞学发现真菌孢子或菌丝,我们都要及时电话提示临床。如考虑引流管或引流袋污染,要及时拔管或更换引流袋,以防逆行感染。

六、脑寄生虫病

脑寄生虫病是由寄生虫虫体、幼虫或虫卵侵入人体脑组织,通过移行、寄居造成脑组织机械性损伤及免疫病理反应,引起过敏炎症、肉芽肿形成、脑血管或脑脊液循环阻塞的脑病。临床表现可为急性脑膜脑炎,或为继发性癫痫发作或伴有定位体征的颅内高压症,亦可有智能衰退或精神障碍。脑寄生虫病的临床表现主要取决于虫体的寄生位置、范围、数量,周围组织反应及血液循环及脑脊液循环障碍的程度。脑寄生虫病病种较多,临床表现复杂多样,易于误诊误治,必须注意与其他因素引起的脑部疾病相鉴别。

临床上常见的脑寄生虫病有:裂头蚴脑病、脑囊虫病、广州管圆线虫脑病、弓形体脑病、阿米巴脑膜脑炎等。阿米巴脑膜脑炎脑脊液外观多呈脓性或血性浑浊,有核细胞计数明显增高,脑脊液细胞学表现呈为中性粒细胞反应型,伴较多的红细胞出现,脑脊液生化蛋白明显升高,葡萄糖下降,乳酸升高。裂头蚴脑病、脑囊虫病、广州管圆线虫脑病及弓形体脑病等脑脊液外观多呈无色透明,当合并明显的梗阻性脑积水时,可发生黄变,有核细胞计数多正常或轻中度升高,细胞学多表现为嗜酸性粒细胞比例明显升高,浆细胞易见,脑脊液生化蛋白正常或升高,葡萄糖可正常或下降,乳酸水平升高,血和/或脑脊液寄生虫抗体检测阳性有助于协助诊断。

（一）广州管圆线虫病

广州管圆线虫病又名嗜酸性粒细胞增多性脑脊髓膜炎。人因生食或半生食含有广州管圆线虫幼虫的螺肉而感染。临床表现为剧烈头痛、颈项强直、躯体疼痛、低中度发热。

诊断要点:

1. 脑脊液常规　外观多呈无色透明,球蛋白定性阳性,有核细胞计数多中度或显著升高。

2. 脑脊液生化　蛋白升高、葡萄糖正常或偏低、氯化物正常或偏低、乳酸升高。

3. 脑脊液细胞学　可见嗜酸性粒细胞显著升高,可见浆细胞。

4. 寄生虫抗体　血和/或脑脊液中广州管圆线虫抗体阳性,有助于协助诊断。

5. 综合分析　患者有脑膜炎的症状及体征,影像检查提示脑膜炎改变,综合脑脊液细胞学表现和寄生虫抗体检测结果可明确诊断。

（二）裂头蚴脑病

由于生食或半生食蛙、蛇、禽、猪等动物的肉、生吞蛇胆、饮用生水或游泳时误吞湖水等原因,吞食到的裂头蚴穿过肠壁进入腹腔,最后移行到颅内而获得感染。临床可出现呕吐、抽搐、昏厥、癫痫等症状,常误诊为脑肿瘤、神经胶质细胞瘤等。

诊断要点:

1. 脑脊液常规　外观多呈无色透明,球蛋白定性阳性,有核细胞计数多正常或轻度升高。

2. 脑脊液生化　蛋白偏高、葡萄糖多正常、氯化物多正常、乳酸升高。

3. 脑脊液细胞学　可见嗜酸性粒细胞和浆细胞比例明显升高。

4. 寄生虫抗体　血和/或脑脊液中裂头蚴抗体阳性,有助于协助诊断。

5. 影像学检查　头颅 MRI 检查有一定的特征性:病灶占位和水肿效应较为明显,病灶存在移行性,病灶中可见"隧道症",强化后可见病灶呈条索样增强。

6. 手术找到虫体即可明确诊断(图 4-14)。

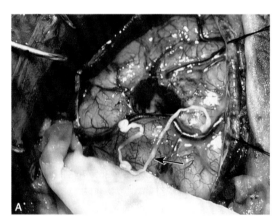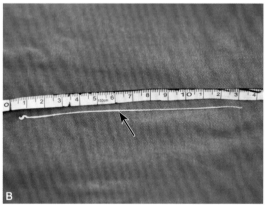

图 4-14　**手术中发现裂头蚴**
A. 术野中发现裂头蚴;B. 治疗盆中手术取出的裂头蚴

（三）脑囊虫病

由于进食了被猪肉绦虫虫卵污染的食物,猪肉绦虫虫卵在人体内发育成囊尾蚴,经消化道穿出肠壁进入肠系膜小静脉,再经体循环到达脑膜、脑实质以及脑室内而感染。临床表现为头痛、乏力、肢体运动障碍、癫痫,视物不清等。

诊断要点:

1. 脑脊液常规　外观多呈无色透明,球蛋白定性阳性,有核细胞计数多轻度升高。

2. 脑脊液生化　蛋白升高、葡萄糖多正常、氯化物多正常、乳酸升高。

3. 脑脊液细胞学　可见嗜酸性粒细胞和浆细胞比例显著升高(图 4-15)。

4. 寄生虫抗体　血和/或脑脊液中囊虫抗体阳性,有助于协助诊断。

5. 病史及临床表现　有便绦虫节片史和食米猪肉史,有癫痫发作或/和多灶、多样的中枢神经系统症状,应考虑本病的可能。

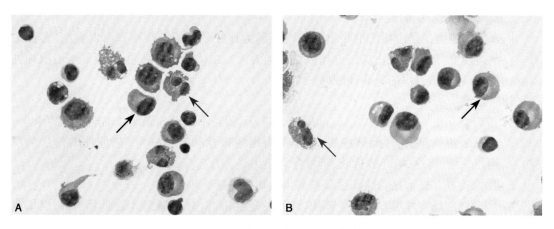

图 4-15　脑囊虫病脑脊液细胞学表现

A、B. 脑脊液细胞学表现呈嗜酸性粒细胞-浆细胞反应型,浆细胞(黑箭)比例较嗜酸性粒细胞(红箭)高,偶见淋巴细胞

6. 皮下结节经活检证实为囊虫,脑病变组织活检及病理证实为囊性结节或头颅 MRI 发现典型囊虫影像可作为本病重要诊断依据。

(四) 弓形体脑病

人因食入未煮熟的含有弓形虫的肉、蛋和未消毒的奶制品,或密切接触猫狗而感染(猫、狗、兔、猪等哺乳动物和鸟类对弓形虫普遍易感)。临床表现为头痛、发热、恶心呕吐、肌痛、乏力、淋巴结及肝脾肿大、偏瘫、失语等。

诊断要点:

1. 脑脊液常规　外观多呈无色透明,球蛋白定性阳性,有核细胞计数多显著升高。

2. 脑脊液生化　蛋白升高、葡萄糖多正常、氯化物多正常、乳酸升高。

3. 脑脊液细胞学　可见嗜酸性粒细胞比例明显升高,可见浆细胞。

4. 寄生虫抗体　血和/或脑脊液弓形体抗体阳性,有助于协助诊断。

5. 综合分析　脑脊液、脑活检中查到弓形体滋养体可明确诊断,但事实上,脑脊液中罕见弓形虫滋养体(图 4-16),最终诊断需综合脑脊液细胞学、抗体检测、临床表现、影像检查和抗弓形虫治疗效果等综合考虑。

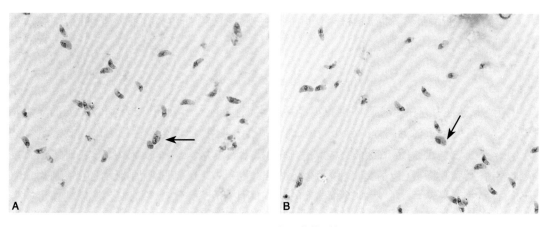

图 4-16　弓形虫滋养体(箭)

（五）阿米巴脑膜脑炎

阿米巴脑膜脑炎是由福氏纳格里阿米巴引起的神经系统感染性疾病。发病前,多数患者有疫水接触史(近期曾在污染的池塘或游泳池游泳),虫体侵入鼻黏膜后,经筛板沿嗅神经入脑,引起嗅球和脑组织的炎症和破坏。

诊断要点:

1. 流行病学史　多在夏季发病,起病前 5~7 天,曾在不流动的湖水或温热水中游泳。

2. 临床表现　起病急,病情进展快,早期会出现味觉和嗅觉异常(病原体入侵后的反应),有剧烈头痛、高热、呕吐等症状,腰椎穿刺压力显著升高。

3. 影像检查　提示化脓性脑膜脑炎和出血坏死性脑炎改变。

4. 脑脊液常规　外观多呈红色浑浊,球蛋白定性阳性,有核细胞计数显著升高,红细胞计数明显升高(排除腰椎穿刺损伤所致)。

5. 脑脊液生化　蛋白升高、葡萄糖多下降、氯化物正常或下降,乳酸明显升高。

6. 脑脊液细胞学　细胞学呈中性粒细胞反应型,背景可见较多的红细胞,可见坏死组织碎片,发现典形的阿米巴滋养体可确诊。滋养体特点:外形不规则,形态多变,胞质丰富,强嗜碱性,可见空泡和伪足样突起,可见吞噬红细胞现象(图 4-17、图 4-18)。

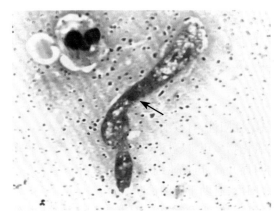

图 4-17　滋养体高度变形,核小、胞质强嗜碱性(箭)

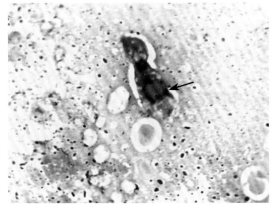

图 4-18　滋养体吞噬红细胞(箭)
（由浙江省人民医院吴茅教授提供）

7. 综合分析　最终诊断需综合病史、临床表现、影像检查和脑脊液检查考虑,细胞学检查发现阿米巴滋养体可确诊。

七、神 经 梅 毒

神经梅毒是由苍白密螺旋体侵犯神经系统出现脑膜、大脑、血管或脊髓等受损的一组临床综合征,可发生于梅毒病程的各个阶段,常为晚期(Ⅲ期)梅毒全身性损害的重要表现。约10%未经治疗的早期梅毒患者最终发展为神经梅毒。本病有多种临床类型,主要包括无症状神经梅毒、脑膜梅毒(包括梅毒性脑膜炎、梅毒性脊膜炎)、脑膜血管梅毒(包括脑膜血管梅毒、脊髓血管梅毒)、实质性神经梅毒(包括麻痹性痴呆、脊髓痨、视神经梅毒)、梅毒树胶肿、多发性神经根神经炎等。临床上,患者常因继发痴呆或脑梗死到医院就诊,而最终被诊断为神经梅毒。

（一）病理特点

梅毒早期病理改变是脑膜炎，表现为脑膜血管周围淋巴细胞，单核细胞浸润。在脑膜炎后，炎症细胞进一步向脑皮质及皮质小血管迁移，导致皮质神经元缺失和胶质细胞增生。

（二）脑脊液细胞学表现

急性期有核细胞数轻中度增高，细胞学表现为淋巴细胞反应型，可偶见浆细胞、单核细胞和中性粒细胞。慢性期有核细胞数可正常，细胞学表现为淋巴细胞反应型，偶见激活淋巴细胞。

举例：细胞学呈淋巴细胞反应型的神经梅毒（图 4-19）

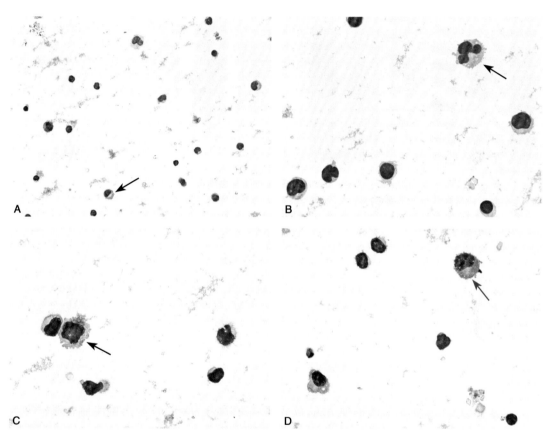

图 4-19　细胞学呈淋巴细胞反应型的神经梅毒

脑脊液外观无色透明，球蛋白定性 1+，有核细胞 $19 \times 10^6/L$，细胞学呈淋巴细胞反应型，A. 高倍镜下可见淋巴细胞为主，偶见浆细胞（箭）；B～D. 均为油镜下，可见激活淋巴细胞（黑箭）及浆细胞（红箭）；脑脊液生化蛋白 0.68g/L，葡萄糖 4.8mmol/L，氯化物 122.9mmol/L，腺苷脱氨酶 0.8U/L，乳酸脱氢酶 19.2U/L，乳酸 2.0mmol/L；血及脑脊液 TRUST 滴度分别为：1:64 和 1:16，寡克隆蛋白电泳阳性

（三）诊断要点

1. 脑脊液常规　外观多呈无色透明，球蛋白定性阳性（多不超过 1+），有核细胞计数多正常或轻度升高。

2. 脑脊液生化　蛋白正常或轻度升高，葡萄糖和氯化物多正常，乳酸正常或轻度升高。

3. 脑脊液细胞学　表现为淋巴细胞反应型，出现浆细胞及淋巴细胞激活现象，有一定的诊断价值。

4. 血清学检查　临床上常用的血清学检查有梅毒螺旋体颗粒凝集试验(treponema pallidum particle assay,TPPA)和甲苯胺红不加热血清学试验(toluidine red unheated serum test,TRUST)。血及脑脊液 TPPA、TRUST 同时阳性,对诊断神经梅毒有重要价值。

5. 脑脊液寡克隆蛋白电泳　电泳出现特征性条带为阳性结果(图4-20),提示存在鞘内合成免疫球蛋白。根据笔者的经验,神经梅毒患者脑脊液寡克隆蛋白电泳均为阳性,因此脑脊液寡克隆蛋白电泳阳性对神经梅毒的诊断有重要的参考价值。

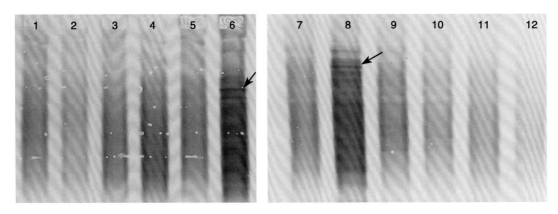

图 4-20　**脑脊液寡克隆蛋白电泳**

每个数字编码代表一个样品电泳结果,从左至右,每相邻 2 个数字为一组,如 1-2 为一组,3-4 为一组,如此类推,单数为患者自身血清对照,双数为患者脑脊液电泳结果。当自身血清无出现特征性条带,而脑脊液出现特征性条带时判为阳性(箭);均不出现特征性条带或出现相同电泳条带时判为阴性。结果:5-6 阳性;7-8 阳性;余为阴性

6. 综合分析　神经梅毒诊断主要根据梅毒感染史、症状体征、影像检查、脑脊液检查和血清学检查等综合考虑。脑脊液细胞学异常改变和寡克隆蛋白电泳阳性可作为神经梅毒的重要参考依据。

第二节　脑血管病脑脊液细胞学表现及诊断要点

脑血管病泛指脑部血管的各种疾病,按病理改变,可分为缺血性和出血性脑血管病两大类。前者包括脑栓塞、脑血栓形成及短暂性脑缺血发作等,后者包括脑实质出血、蛛网膜下腔出血等,其共同特点是引起脑组织的缺血、坏死或出血性意外,可导致患者的重度残疾甚至死亡。

一、缺血性脑血管病

(一) 脑脊液细胞学表现

细胞学多表现为正常或轻度异常,有核细胞数正常或轻度升高,可见少量淋巴细胞、单核细胞,以淋巴细胞为主,可见淋巴及单核细胞激活现象,无红细胞。如红细胞计数较多,多考虑穿刺损伤带入或脑梗死合并出血的可能,后者需结合影像检查以及细胞学检查是否发现红细胞吞噬细胞、含铁血黄素吞噬细胞、血红素晶体吞噬细胞等综合考虑。

举例:脑梗死合并少量出血的细胞学表现(图4-21)

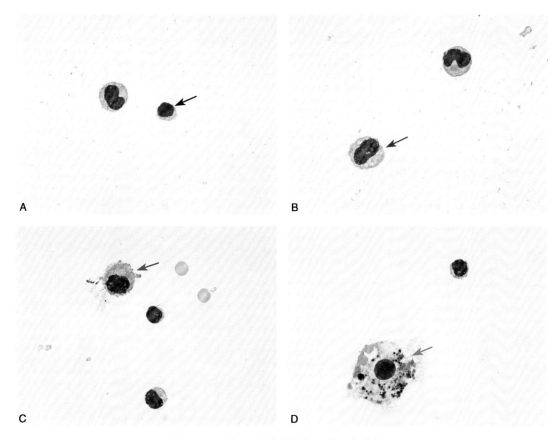

图 4-21　脑梗死合并少量出血的细胞学表现
A~D. 镜下细胞数不多,细胞学表现呈淋巴-单核细胞反应型,可见少量淋巴细胞(黑箭)及单核细胞(红箭),偶见浆细胞(蓝箭)和含铁血黄素及红细胞吞噬细胞(绿箭),后者为合并出血的确切依据

（二）诊断要点

1. 脑脊液常规　外观无色透明、球蛋白定性可正常或阳性,细胞数正常或轻度升高。

2. 脑脊液生化　蛋白、葡萄糖和氯化物多正常,乳酸可轻度升高。

3. 脑脊液细胞学　红细胞数量以及镜下是否发现红细胞吞噬细胞或含铁血黄素吞噬细胞或血红素晶体吞噬细胞可作为缺血性和出血性脑血管病的鉴别依据,对其他原因引起的脑梗死有助于病因诊断。

4. 综合分析　诊断和鉴别诊断需结合患者病史、症状、体征、影像学检查和脑脊液检查进行综合分析。

二、出血性脑血管病

（一）脑脊液细胞学表现

细胞学表现多样,视出血量和出血时间而呈现不同的细胞学表现(图 4-22)。

1. 早期　出血后 1~3 天,细胞学呈中性粒细胞反应型,中性粒细胞为主,可见少量淋巴细胞及单核细胞,背景可见大量的新鲜红细胞,可见红细胞吞噬细胞。

2. 中期　出血后 3~7 天,细胞学呈混合细胞反应型,中性粒细胞比例下降,激活单核细胞明显增多,新鲜红细胞与陈旧红细胞可并存,可见红细胞吞噬细胞和含铁血黄素吞噬细胞

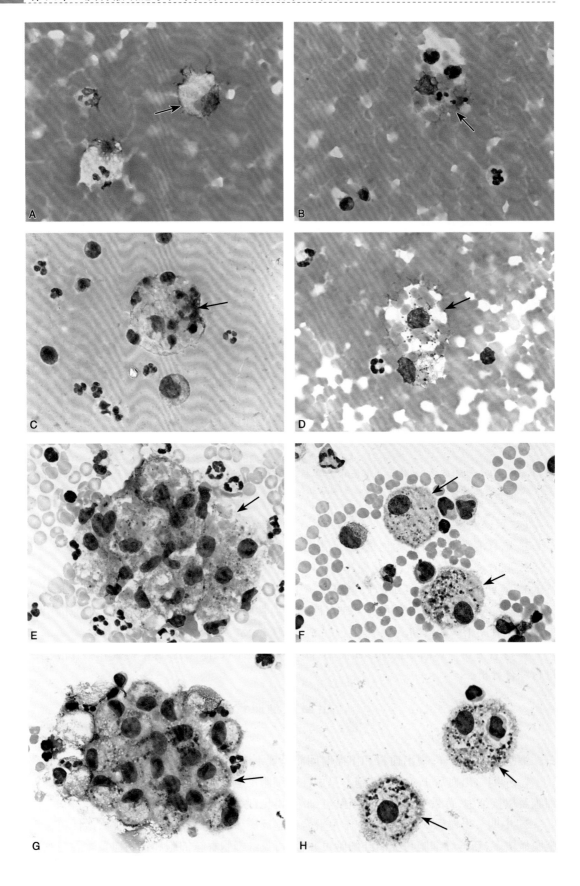

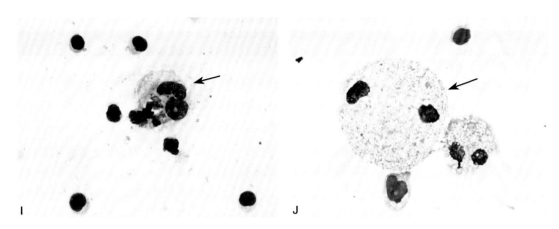

图 4-22　脑出血脑脊液细胞学表现

A～E. 背景可见大量新鲜红细胞,可见红细胞吞噬细胞及含铁血黄素吞噬细胞,见于出血的早期;E. 出现多个成团聚集的吞噬细胞,是清除活跃的表现;F. 可见两个含铁血黄素吞噬细胞,背景为新鲜细胞,提示出血未完全停止;G. 可见成团聚集的含铁血黄素吞噬细胞,背景红细胞不多,提示出血基本停止;H. 可见两个含铁血黄素吞噬细胞,背景无红细胞,提示出血停止,见于出血后期;I. 出现血红素晶体吞噬细胞,背景未见红细胞,以淋巴细胞为主,提示出血停止,见于出血晚期;J. 可见退化的吞噬细胞,胞体明显增大,胞质苍白、泡沫感,背景无红细胞,见于出血晚期,修复期

(出血后 5~7 天),新鲜红细胞和陈旧红细胞并存。

3. 晚期　出血后 7~10 天,如无活动性出血,呈修复期改变,清除现象明显加强,细胞学呈单核吞噬细胞反应型,含铁血黄素吞噬细胞和血红素晶体吞噬细胞易见,无新鲜红细胞,陈旧红细胞少见或偶见。

（二）诊断要点

1. 脑脊液常规　脑脊液外观多变,与出血量、出血时间及病变位置相关:当脑实质出血少未破入脑室或蛛网膜下腔出血量不多时,脑脊液外观可呈无色透明;当脑实质出血量较多,破入脑室或蛛网膜下腔出血较多时,可呈红色浑浊;当出血量较多、时间短时,可呈红色浑浊;出血量较多且时间长时,可呈黄褐色或暗红色浑浊。红细胞数明显增多,有核细胞数轻中度升高。

2. 脑脊液生化　蛋白轻度或明显升高(与出血量及时间相关,也与是否合并梗阻性脑积水相关),葡萄糖及氯化物多正常,乳酸、乳酸脱氢酶水平明显增高。

3. 脑脊液细胞学　根据细胞学红细胞的形态特点、细胞学反应类型和吞噬细胞的种类等,可对出血时间长短、出血是否停止及有无再出血等作出判断。

4. 综合分析　诊断主要依靠病史、症状、体征、影像学检查和脑脊液检查等综合分析。脑脊液细胞学对于出血量少,颅脑 CT 或 MRI 阴性的蛛网膜下腔出血有确诊意义。

三、新鲜出血和陈旧性出血鉴别要点

红细胞是否出现皱缩不仅与出血时间长短相关,还与渗透压改变相关。血性脑脊液离体后,脑脊液中红细胞可因渗透压的改变而出现皱缩,因此把脑脊液中是否存在皱缩红细胞作为腰椎穿刺损伤新鲜出血(新鲜出血,非病理性出血)与陈旧性出血(病理性出血)的主要鉴别依据存在一定的局限性。笔者结合临床实践经验,总结了新鲜出血与陈旧性出血的几个鉴别要点(表 4-1),可供参考。

表 4-1　新鲜与陈旧性出血的鉴别要点

鉴别要点	新鲜出血	陈旧性出血
操作者感知穿刺过程	过程不顺利	过程顺利
三管颜色变化	①红色逐渐变淡 ②红色逐渐加深 ③均一血性	颜色均一，鲜红或暗红色
离心后上清液颜色及隐血试验	①多呈无色透明 ②出血较多时，可呈淡黄色改变 ③隐血试验多(－)	①出血量少、时间短，上清液可呈无色透明 ②出血量多，时间长，上清可呈淡黄、黄色、黄褐色不等 ③隐血试验(＋)
红细胞吞噬细胞	无	多可见
含铁血黄素吞噬细胞	无	多可见
血红素晶体吞噬细胞	无	多可见
乳酸脱氢酶	正常或轻度升高	轻度或明显升高

四、血性脑脊液白细胞计数校正

理论上，所有血性脑脊液都应该进行白细胞计数校正，原因是只要有出血，血液中的白细胞就有可能随红细胞一起进入到脑脊液中，引起脑脊液白细胞计数的假性升高，对临床诊断造成干扰。但实际上，并非所有血性脑脊液白细胞都能够进行准确的校正。在临床实践过程中，我们会遇到经过规范操作和准确计数后，血性脑脊液白细胞校正后出现负值的情况，其主要原因是误用血性脑脊液白细胞校正公式导致的。以下就血性脑脊液白细胞校正公式应用条件和出现负值的原因进行探讨。

1. 血性脑脊液白细胞计数校正公式及应用条件　血性脑脊液白细胞计数校正公式：

$$\text{WBC}_{校正后} = \text{WBC}_{校正前} - \frac{\text{RBC}_{脑脊液} \times \text{WBC}_{外周血}}{\text{RBC}_{外周血}}$$

公式应用条件：

（1）正常脑脊液（cerebrospinal fluid，CSF）中不存在红细胞（red blood cell，RBC）是公式推导的基础。各种原因出血导致 RBC 进入脑脊液的同时，白细胞（white blood cell，WBC）也会以一定的比例进入脑脊液中，此时脑脊液中因出血带进来的红白细胞的比例关系可通过出血时外周血常规中红白细胞计数获得。

（2）公式仅适用于无脑出血或蛛网膜下腔出血患者首次出现腰椎穿刺损伤出血时血性脑脊液白细胞校正，不适用于脑出血或蛛网膜下腔出血或近期有明显腰椎穿刺损伤出血患者血性脑脊液白细胞的校正。原因是临床上出现血性脑脊液的原因复杂多样，可能是单纯陈旧性出血或陈旧性出血合并新鲜出血，出血的时间和出血次数都是无法准确获知的，不同时间点血常规中红细胞和白细胞比例也会有变化，因此不可随意采用腰椎穿刺同步血常规中红白细胞计数进行校正。

2. 出现负值的可能原因分析　如前所述，血性脑脊液白细胞校正公式有严格的应用条件,并非所有血性脑脊液白细胞都可以用上面的公式进行校正。出现负值的原因可能与患者存在非单纯性腰椎穿刺损伤出血的可能。

患者血常规中红白细胞比例并非恒定不变的。红细胞计数可因出血、补液、脱水等因素而下降或升高。白细胞计数可受生理因素影响而波动,如白细胞数下午较上午偏高,在安静和放松状态下较低,而剧烈运动和情绪激动状态下显著增高。白细胞计数还可受各种病理因素影响,如在细菌感染、组织损伤、外伤、手术后、急性失血等状态下,白细胞数显著升高。由于腰椎穿刺时血常规检查只能反映即时红白细胞比例,并不能反映既往出血时血常规红白细胞比例,因此用公式校正存在陈旧性出血患者的血性脑脊液白细胞数时,就会出现不可靠的结果,甚至出现负值。为便于理解,举例说明如下:

假设患者的血性脑脊液为混合性出血,即有陈旧性出血(RBC_{1csf})和新鲜的腰椎穿刺损伤出血(RBC_{2csf}),相应的出血带入的白细胞为($WBC_{1csf}+WBC_{2csf}$),同期外周血红白细胞分别为 RBC_1、WBC_1、RBC_2、WBC_2(外周血红细胞 RBC_1、RBC_2 可变化不大,但 WBC_1、WBC_2 波动可较大)。则 $WBC_{校正后}=WBC_{校正前}-RBC_{CSF}\times WBC_{外周血}/RBC_{外周血}$ 可转换为:

$$WBC_{校正后}=WBC_0+WBC_{1csf}-RBC_{1csf}\times WBC_1/(RBC_1\times1\,000)$$
$$+WBC_{2csf}-RBC_{2csf}\times WBC_2(RBC_2\times1\,000)$$

WBC_0 表示非出血带进的白细胞数,$WBC_{1csf}=RBC_{1csf}\times WBC_1/(RBC_1\times1\,000)$;$WBC_{2csf}=RBC_{2csf}\times WBC_2/(RBC_2\times1\,000)$,除以 1 000 是因为将红白细胞计数单位均转换成 10^6/L。

由于我们无法得知陈旧性出血时的血常规结果,因此 WBC_1、RBC_1 数值我们无从得知,于是我们会将 WBC_1/RBC_1 当作 WBC_2/RBC_2 来计数并最终按下面公式进行校正。

$$WBC_{校后}=(WBC_0+WBC_{1csf}+WBC_{2csf})-(RBC_{1csf}+RBC_{2csf})\times WBC_2/(RBC_2\times1\,000)$$

举例说明如下(为便于分析,假设 $WBC_0=0$):

模式	$WBC_{校后}$	$WBC_{校前}$			陈旧出血			腰椎穿刺新鲜出血		
		WBC_0	WBC_{1csf}	WBC_{2csf}	RBC_{1csf}	WBC_1	RBC_1	RBC_{2csf}	WBC_2	RBC_2
1	0	0	0	37.5	0	5	4	30 000	5	4
2	0	0	0	37.5	0	15	4	30 000	5	4
3	0	0	0	112.5	0	5	4	30 000	15	4
4	0	0	12.5	0	10 000	5	4	0	5	4
5	25	0	37.5	0	10 000	15	4	0	5	4
6	-25	0	12.5	0	10 000	5	4	0	15	4
7	0	0	25	1.25	20 000	5	4	1 000	5	4
8	50	0	75	1.25	20 000	15	4	1 000	5	4
9	-50	0	25	3.75	20 000	5	4	1 000	15	4
10	0	0	1.25	25	1 000	5	4	20 000	5	4
11	2.5	0	3.75	25	1 000	15	4	20 000	5	4
12	-2.5	0	1.25	75	1 000	5	4	20 000	15	4

通过对上表的数据进行分析,可得出以下结论:

1. 并非所有血性脑脊液均可用血性脑脊液白细胞校正公式进行白细胞校正,应严格掌握校正公式的适用范围。当患者存在2次或以上出血时,校正结果可出现负值的可能,换言之,校正结果为负值,则存在混合性出血的可能性大,校正结果不可靠。

2. WBC_0的大小和计数结果的准确性可影响校正结果的正负值,如白细胞计数(WBC_0)较低,则出现负值的概率增大。

3. 模式1~3,表示只存在新鲜出血,理论上可通过腰椎穿刺同步血常规结果进行校正。

4. 模式4~6,表示只存在陈旧性出血,腰椎穿刺时血常规不能反映发生陈旧性出血时的外周血红白细胞比例时,可出现正值或负值。即使校正结果为正值,也不能说明结果就是对的。

5. 模式7~12,表示同时存在新鲜和陈旧性出血时,腰椎穿刺时血常规红白细胞比例与发生陈旧性出血时外血红白细胞比例不一致时,可出现正值或负值。即使校正结果为正值,也不能说明结果就是对的。

第三节　原发性肿瘤细胞学表现及诊断要点

中枢神经系统原发性肿瘤有胶质瘤、脑膜瘤、听神经瘤、髓母细胞瘤、生殖细胞瘤、室管膜瘤、中枢神经系统淋巴瘤、垂体瘤、颅咽管瘤等,其中髓母细胞瘤、胶质瘤中的胶质母细胞瘤、生殖细胞瘤、中枢神经系统淋巴瘤等较易在脑脊液中发现肿瘤细胞,其他肿瘤较难在脑脊液中发现肿瘤细胞,且脑脊液细胞学和脑脊液生化等常无明显异常。

一、髓母细胞瘤

多见于14岁以下的儿童,恶性程度高,肿瘤绝大多数生长在第四脑室顶之上的小脑蚓部,临床主要表现为颅内压增高和共济失调等小脑症状。髓母细胞瘤有沿蛛网膜下腔弥漫和播散转移的倾向,肿瘤邻近的软脑膜常被浸润,出现脑膜刺激征及脑脊液有核细胞增多,易误诊为"脑膜炎",脑脊液细胞学容易发现肿瘤细胞,有助于鉴别诊断。

（一）脑脊液细胞学表现

脑脊液中髓母细胞瘤细胞常成团聚集,也可单个或三两个聚集,胞质量少、强嗜碱性,核质比例大,部分呈裸核样,核染色质较细致,可有凹陷或折叠感,可见核仁,部分胞膜可见瘤状突起,胞核和胞质内可见空泡(图4-23~图4-25)。

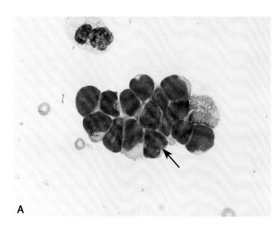

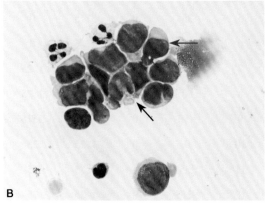

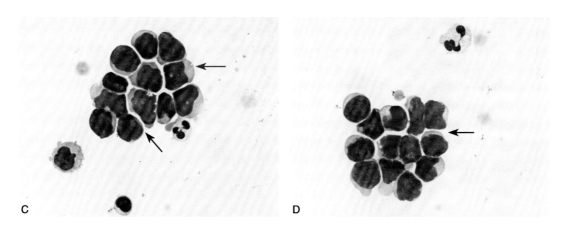

图 4-23　髓母细胞瘤病例 1 细胞学表现

A~D. 瘤细胞成团聚集(黑箭),排列较紧密,核染色质细致(与片中淋巴细胞对比),胞体明显增大;
B、C 可见个别细胞核可见小空泡(红箭);B~D 偶见中性粒细胞及淋巴细胞

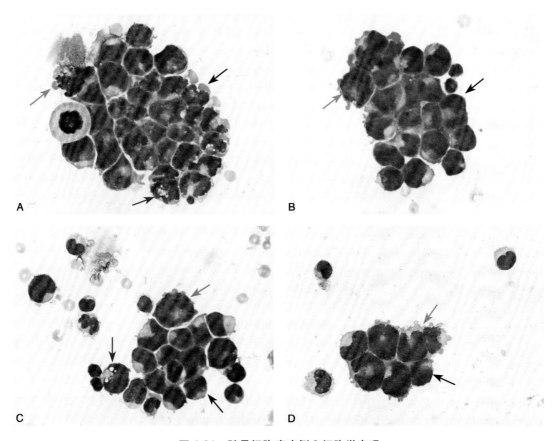

图 4-24　髓母细胞瘤病例 2 细胞学表现

A~D. 瘤细胞成团聚集(黑箭),排列较紧密,核染色质细致(与片中淋巴细胞对比),胞体明显增大,胞
质量少,强嗜碱性;A、C 中个别细胞核可见小空泡(红箭);A~D 中部分瘤细胞胞膜可见瘤状突起(绿箭)

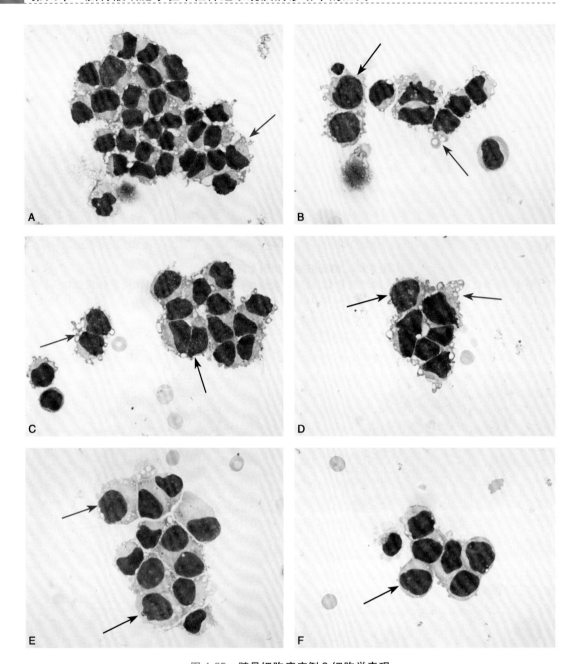

图 4-25 髓母细胞瘤病例 3 细胞学表现

A~F. 瘤细胞成团聚集,胞质量中等,排列较松散,核染色质细致,可见小核仁(黑箭),部分胞膜可见瘤状突起,胞质内多个空泡(红箭)

(二) 诊断要点

1. 肿瘤发病年龄及发生部位 髓母细胞瘤多见于儿童,好发于小脑蚓部,因此影像诊断或细胞学诊断需结合患者发病年龄、肿瘤发生位置综合考虑。

2. 脑脊液检出率较高 髓母细胞瘤恶性程度高,有沿蛛网膜下腔弥漫和播散转移的倾向,因此脑脊液细胞学较易发现肿瘤细胞。

3. 脑脊液常规 外观多呈无色透明,球蛋白定性可阴性或阳性,有核细胞计数轻、中度升高。

4. 脑脊液生化 蛋白可正常或升高、葡萄糖正常或偏低、氯化物正常或偏低、乳酸升高。

5. 脑脊液细胞学 肿瘤细胞具有一定的形态特点,但有时容易与单核细胞、淋巴瘤、神经内分泌肿瘤、小细胞肺癌及松果体母细胞瘤等相混淆。

6. 综合分析 根据形态学特点,结合发病年龄和肿瘤发生部位,可做出髓母细胞瘤可能性大的提示,但最终需要结合影像检查和组织病理进一步明确诊断。例如,髓母细胞瘤与松果体母细胞瘤形态学上难以鉴别,但两者在肿瘤发生部分上有明显的差异,前者好发于小脑蚓部,后者在松果体区。

二、胶质母细胞瘤

脑胶质瘤是源自神经上皮肿瘤的统称,占颅脑肿瘤的40%~50%,是最常见的颅内恶性肿瘤,其生长特点为浸润性生长,与正常脑组织无明显界限。按肿瘤细胞的恶性程度,将脑胶质瘤分为4级,低级别胶质瘤(WHO 1~2级)为分化良好的胶质瘤,预后良好;高级别胶质瘤(WHO 3~4级)为低分化胶质瘤,恶性程度高,预后差。胶质母细胞瘤为高级别胶质瘤,容易发生脑脊液播散,脑脊液细胞学检查时常可发现肿瘤细胞。

（一）脑脊液细胞学表现

细胞学多呈淋巴-单核细胞反应型,当合并出血时可出现较多的红细胞及中性粒细胞,瘤细胞形态多变,胞体明显增大,单个核或多个核,核仁大而明显,胞质较丰富、强嗜碱性,可见空泡,胞膜可见瘤状或伪足样突起(图4-26~图4-28)。

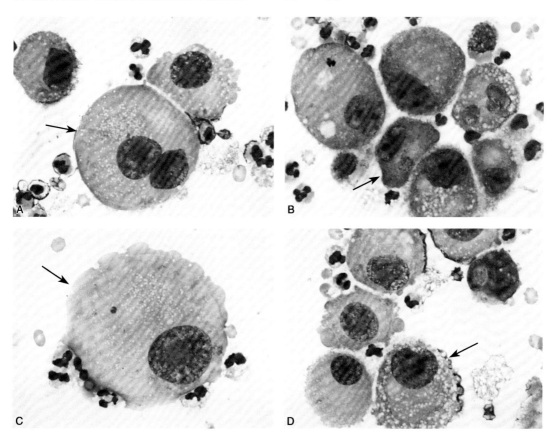

图4-26 胶质母细胞瘤病例1细胞学表现

A~D. 可见多个肿瘤细胞(箭),瘤细胞体积巨大,大小不一,细胞核1~2个,核仁大而明显,单个或多个,胞质丰富、强嗜碱性,胞内可见较多的小空泡,部分胞膜可见瘤状突起。背景可见少量红细胞及多个中性粒细胞

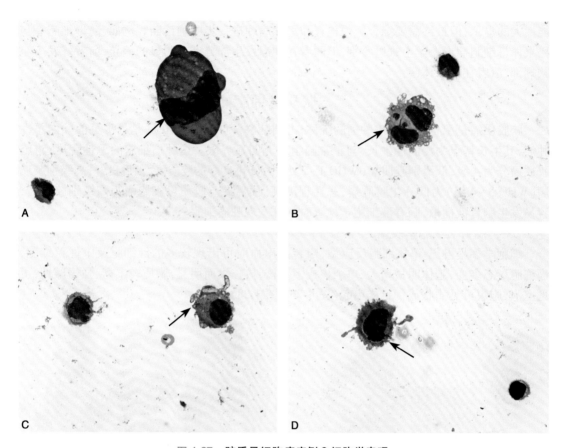

图 4-27 胶质母细胞瘤病例 2 细胞学表现

A~D.细胞数不多,可见多个肿瘤细胞,偶见单核细胞。A 中可见一胞体巨大、瘤状突起,外形及核形
奇特的肿瘤细胞(箭);B、C 图中细胞内可见多个空泡(箭);C、D 图中细胞膜可见伪足样突起(箭)

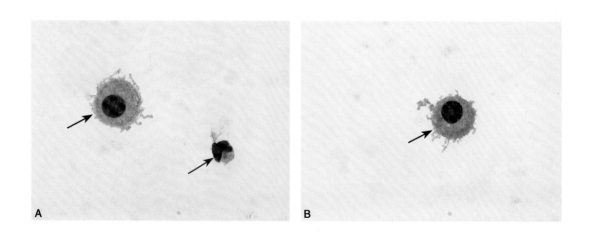

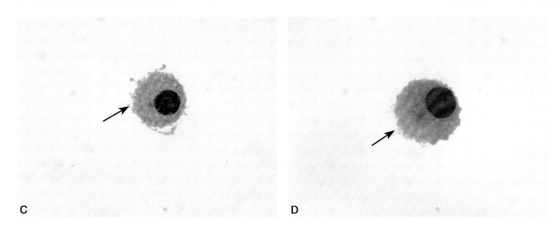

图 4-28　胶质母细胞瘤病例 3 细胞学表现

A~D.细胞数不多,可见 4 个肿瘤细胞(黑箭)和 1 个单核细胞(红箭)。肿瘤细胞较单核细胞显著增大,核偏一侧,核仁明显,胞膜伪足样突起,胞质丰富

（二）诊断要点

1. 肿瘤良恶性　低级别的胶质瘤细胞很少脱落到脑脊液中,而高级别胶质瘤则较易出现在脑脊液中,因此脑脊液中能否发现肿瘤细胞可作为肿瘤良恶性的参考指标。值得注意的是,部分胶质瘤术后患者脑脊液中也可发现胶质瘤细胞。

2. 脑脊液常规　外观多呈淡黄透明,球蛋白定性阳性,有核细胞计数轻、中度升高。

3. 脑脊液生化　蛋白升高、葡萄糖正常或偏低、氯化物正常或偏低、乳酸升高。

4. 脑脊液细胞学　胶质瘤细胞形态多变,胞体大、核大、胞质较丰富,胞膜伪足样突起多见。部分胶质母细胞瘤形态与腺癌细胞十分相似,应结合病史、影像检查和实验室相关检查综合考虑。

5. 综合分析　当细胞学发现疑似胶质瘤细胞时,可结合病史、影像检查、血及脑脊液肿瘤标志物等进行鉴别,手术组织病理检查可最终明确诊断。

（三）经验分享

我们曾发现手术治疗非常成功,肿瘤“全切除”的患者,头颅 MRI 检查未见明显复发征象,但脑脊液细胞学检查发现肿瘤细胞,报告提示存在复发或转移的可能。经提示,临床给患者加做全脊髓 MRI 检查后发现,确实存在肿瘤脊髓播散的现象。因此,脑脊液细胞学发现肿瘤细胞是胶质瘤术后复发或播散转移的重要参考指标。

三、生殖细胞瘤

颅内生殖细胞瘤临床上较少见,多见于青少年人群及儿童,老年人及幼儿罕见,好发于鞍区以及松果体区,极易随脑脊液散播种植。

（一）脑脊液细胞学表现

脑脊液细胞学多呈淋巴细胞反应型,可见激活淋巴细胞、浆细胞,有时可发现明显异形细胞,胞体呈圆形或不规则形,体积明显增大,核大且畸形,居中或偏一侧,核染色质呈粗沙砾感,核仁明显,胞质丰富,呈淡蓝色,着色不均,部分细胞可见明显空泡,核质交界处可见“半月形”深染区;异形性不明显时,容易与激活淋巴细胞混淆(图 4-29、图 4-30)。

（二）诊断要点

1. 影像检查　头颅 MRI 检查是诊断颅内生殖细胞瘤的重要检测手段,但不可作为确诊依

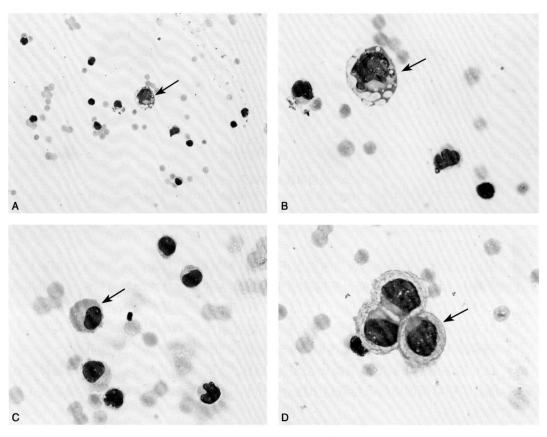

图 4-29　生殖细胞瘤病例 1 细胞学表现

A. 高倍镜下,细胞学呈淋巴细胞反应型,可见一明显异形细胞(箭),可见少量红细胞;B. 异形细胞核仁大而明显,胞质可见多个大空泡,部分融合(箭);C. 可见浆细胞(箭);D. 可见三个瘤细胞,核周可见深染区(箭)

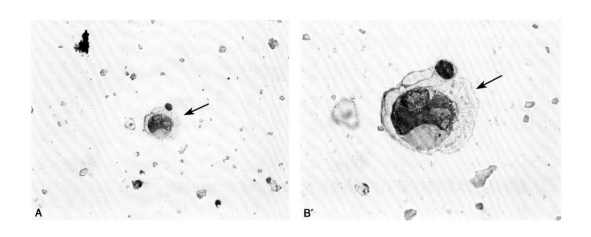

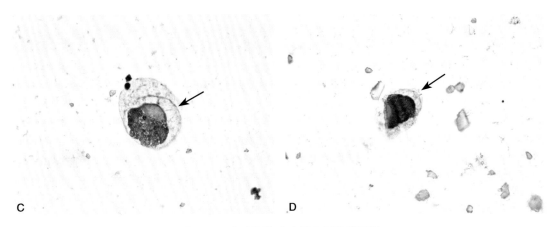

图 4-30　生殖细胞瘤病例 2 细胞学表现

A.高倍镜下,细胞数极少,可见一明显异形细胞(箭);B.异形细胞核仁大而明显,胞体巨大,可见核周深染区(箭);C、D.可见两个瘤细胞,核周也可见深染区(箭)

据,理由是部分松果体区肿瘤与生殖细胞瘤影像学表现极为相似,容易误诊为生殖细胞瘤。

2. 脑脊液常规　外观多呈无色透明,球蛋白定性阳性,有核细胞计数轻、中度升高。

3. 脑脊液生化　蛋白升高、葡萄糖正常或下降、氯化物正常、乳酸升高。

4. 脑脊液细胞学　颅内生殖细胞瘤脑脊液细胞学表现有一定的特征性,表现为淋巴细胞反应型,多可见浆细胞,瘤细胞胞质丰富,核质交界处可见"半月形"深染区,可作为诊断和鉴别诊断的重要参考依据。

5. 肿瘤标志物　并非所有颅内生殖细胞瘤脑脊液细胞学都能发现明显异形细胞。当临床和影像学检查高度怀疑颅内生殖细胞瘤时,血及脑脊液 AFP 和/或 HCG 升高有助于明确诊断。

6. 放射性治疗效果　颅内生殖细胞瘤对放射性治疗非常敏感,可通过患者对放射性治疗的敏感性,判断是否为生殖细胞瘤。

（三）经验分享

脑脊液细胞学及肿瘤标志物检查在生殖细胞瘤、髓母细胞瘤及松果体母细胞瘤的诊断和鉴别诊断方面有重要的参考价值(表 4-2)。

表 4-2　生殖细胞瘤、髓母细胞瘤及松果体母细胞瘤鉴别要点

鉴别要点	生殖细胞瘤	松果体母细胞瘤	髓母细胞瘤
好发部位	身体的中线,如松果体区、鞍上区、第三脑室、侧脑室、第四脑室、基底核等	松果体实质细胞	小脑蚓部
肿瘤标志物	AFP、HCG 可升高	AFP、HCG 不高	AFP、HCG 不高
细胞学表现	瘤细胞有明显特征性,有别于髓母细胞瘤和松果体母细胞瘤	两者极为相似,但与生殖细胞瘤不一样	

1. 三者均极易随脑脊液播散,由于生殖细胞瘤和松果体母细胞瘤均可起源于松果体区,因此影像检查难以对其进行准确鉴别,但两者细胞学表现和肿瘤标志物检测结果有明显的差异,可作为重要的鉴别指标。

2. 松果体母细胞瘤与髓母细胞瘤细胞学表现极为相似,但肿瘤起源部位有明显差别,

可通过影像检查进行鉴别。

3. 最终诊断需结合患者年龄、肿瘤发生部位、肿瘤标志物检查、影像学检查、病理检查等综合考虑。

四、中枢神经系统淋巴瘤

中枢神经系统淋巴瘤包括原发中枢神经系统淋巴瘤(primary central nervous system lymphoma, PCNSL)和全身淋巴瘤侵入中枢神经系统的继发性淋巴瘤(secondary central nervous system lymphoma, SCNSL)。中枢神经系统淋巴瘤可发生于任何年龄，但发病高峰在 40 ~ 60 岁，临床表现多样，早期表现为头痛、呕吐等高颅压症状，并可伴有精神方面的改变，如性格改变和嗜睡等。诊断主要依靠病史、中枢神经系统受累相关临床表现、影像检查、脑脊液细胞学找到淋巴瘤细胞及脑脊液流式细胞检查等。

（一）脑脊液细胞学表现

1. 当病变仅局限于脑实质时，细胞学表现可无明显异常或仅表现为淋巴细胞比例增高，偶见激活淋巴细胞。

2. 当脑脊膜(脊髓及软脑膜)受累时，细胞学呈淋巴细胞反应型，可见明显异形淋巴细胞，胞体较正常淋巴细胞明显增大，核大且畸形，核仁明显，可单个或多个，有时可见核分裂象，胞质强嗜碱性，常可见数量不等的空泡(图 4-31 ~ 图 4-33)。

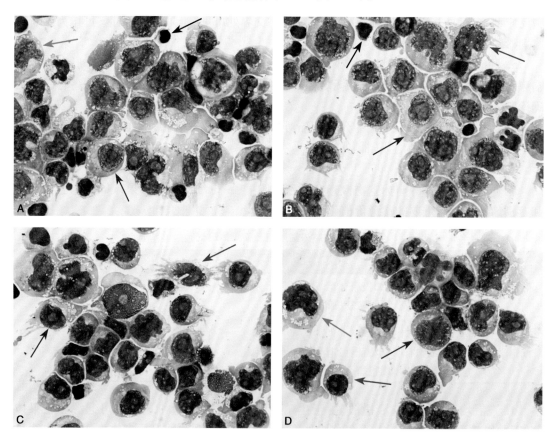

图 4-31　淋巴瘤病例 1 细胞学表现

A ~ D. 可见大量异形淋巴细胞，偶见正常淋巴细胞(黑箭)。异形淋巴细胞较正常淋巴细胞体积明显增大，核仁大而明显(红箭)，胞质内可见蜂窝状小空泡(绿箭)，在离心力作用下部分细胞膜变形(蓝箭)

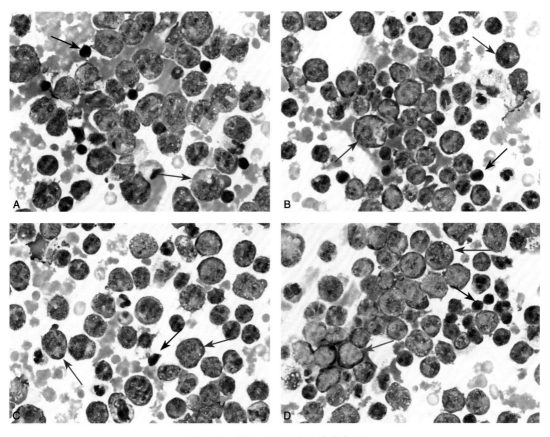

图 4-32 **淋巴瘤病例 2 细胞学表现**

A~D. 可见大量异形淋巴细胞,大小不一,偶见正常淋巴细胞(黑箭)。由于细胞数较多,部分异形淋巴细胞着色不良,胞核颜色偏淡(蓝箭),未能充分展开,但体积较片中正常淋巴细胞明显增大,核仁明显,胞质深染,可见数量不等的小空泡(红箭)

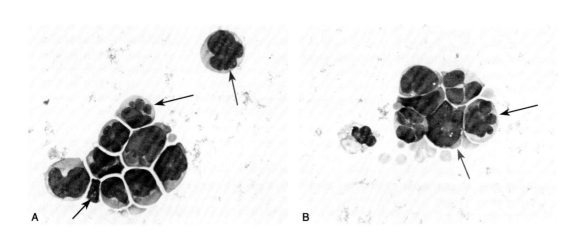

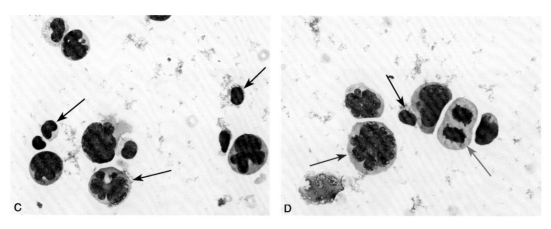

图 4-33　淋巴瘤病例 3 细胞学表现

A~D. 可见多个异形淋巴细胞,大小不一,偶见正常淋巴细胞(黑箭)。异形淋巴细胞胞体大、核大且畸形,核分叶多见(紫箭),少数细胞核可见空泡(蓝箭),胞质强嗜碱性,体积较片中正常淋巴细胞明显增大,部分可见多个核仁(红箭),偶见核分裂象(绿箭)

（二）诊断要点

1. 脑脊液常规、生化　脑脊液常规、生化表现视淋巴瘤的部位和范围而异。当病变局限于脑实质时,脑脊液检查变化可不明显,脑脊液外观可呈无色透明,球蛋白定性阴性,有核细胞不高或轻度升高,脑脊液生化基本正常;当脑脊膜广泛受累时,脑脊液可呈无色或淡黄,蛋白明显升高,葡萄糖和氯化物可正常或下降,乳酸和乳酸脱氢酶水平明显升高,乳酸升高。

2. 脑脊液细胞学　多呈淋巴细胞反应型,细胞成分较单一,发现典型的淋巴瘤细胞,结合临床表现、影像检查和流式细胞检查可明确诊断。

3. 瘤细胞特点　以片中正常淋巴细胞作为对照细胞,瘤细胞较正常淋巴细胞体积明显增大,胞质着色更深,空泡易见,核大畸形态、形态多变,核仁明显、单个或多个,可见核分裂象,细胞较易破碎,在离心力的作用下,胞膜容易发生变形。

4. 特别提醒　不能以脑脊液常规、生化未见明显异常或脑脊液细胞学未发现淋巴瘤细胞为依据排除淋巴瘤的可能,因为以上检查结果是否异常与病变的部位和累及的范围相关。当临床表现、影像学表现高度怀疑淋巴瘤,而脑脊液常规、生化、细胞学均未见明显异常时,可考虑手术或立体定向取病变组织进行病理活检。

第四节　脑膜癌病细胞学表现及诊断要点

脑膜癌病在临床上较常见,但由于疾病表现多样,临床表现、影像学改变和常规实验室检查缺乏特异性,本病常被误诊、漏诊。为提高对疾病的认识和诊断能力,本节首先对脑膜癌病进行简介,包括其概念、临床表现、影像学表现及临床诊断思路等,使读者对疾病的诊断有初步的认识,接着介绍了临床上常见的几个脑膜癌病,包括肺癌脑膜转移、乳腺癌脑膜转移、颅内黑色素瘤和中枢神经系统白血病等,并重点对相关疾病脑脊液细胞学表现和诊断要点进行阐述。

一、脑膜癌病简介

脑膜癌病指各种恶性肿瘤细胞播散至脑脊膜、脑脊液及蛛网膜下腔,呈多灶性或弥漫性生长,造成复杂多样神经系统功能障碍的一类疾病。一般脑和脊髓内并无瘤块,是癌症患者晚期严重的中枢神经系统并发症。

（一）脑膜癌病的原发灶

1. 中枢神经系统原发恶性肿瘤　如髓母细胞瘤、原始神经外胚层肿瘤等。

2. 中枢神经系统以外实体肿瘤　如肺癌、乳腺癌、胃癌、恶性黑色素瘤、结肠癌、卵巢癌等,其中以肺腺癌最常见。

3. 血液系统恶性肿瘤　如恶性淋巴瘤、白血病等。

（二）临床表现

脑膜癌病好发于中、老年,多呈亚急性起病,临床进展快,临床表现复杂多样,缺乏典型的症状体征,主要表现为脑、脑神经和脊髓受损的症状。头痛、恶心呕吐和脑膜刺激征是脑膜癌病最常见的首发症状,容易误诊为脑膜炎。

1. 脑受损症状　如头痛、呕吐、视盘水肿、脑膜刺激征、精神症状、癫痫发作、意识不清、抽搐、认知功能障碍等,以颅内高颅压临床表现最常见。

2. 脑神经受损症状　以第Ⅱ~Ⅷ对脑神经受损最为常见,如复视、视力减退(Ⅱ)、眼肌麻痹(Ⅲ)、面神经麻痹(Ⅶ)、听力改变(Ⅷ)等。

3. 脊髓受损症状　常见有颈背痛、腰骶部疼痛向双下肢放射、四肢无力伴感觉异常、瘫痪、二便失禁等。

（三）影像学表现

脑膜癌病可单独累及硬脑膜-蛛网膜或软脑膜-蛛网膜下腔,也可同时受累。脑膜癌病常无占位效应,病变信号与邻近脑脊液无明显对比,因此头颅 MRI 常规平扫对诊断帮助不大。头颅 MRI 增强平扫是目前脑膜癌病影像学检查的首选手段,对疑诊为脑膜癌病但头颅 MRI 常规扫描无异常的患者应行头颅 MRI 增强扫描。脑膜癌病 MRI 增强扫描常见表现为:软脑膜-蛛网膜下腔和/或室管膜的弥漫性线样或结节性强化,硬脑膜如小脑天幕呈现不规则增厚强化,其中有无结节样强化是区分脑膜癌病与其他疾病的一个重要标志。①脑膜结节型或上述混合型强化是脑膜癌病患者较具特征性的影像学表现。②结核性脑膜炎的脑膜强化主要显示为脑池、脑沟、脑裂内弥漫性线样强化影,尤以基底池及环池周围异常强化为著。虽然结核分枝杆菌有时可以在颅底形成结核肉芽肿而出现类似结节型强化,但这种结核肉芽肿一般出现在颅底而不常出现在脑凸面脑膜或室管膜下,结合实验室检查及有无发热病史则更利于鉴别。③其他疾病,如颅内感染(细菌、真菌等)、低颅压综合征、颅脑外伤及颅脑术后等,受累的脑膜也均可出现线样增厚型强化,但少见结节型强化出现。

（四）临床诊断思路

1. 凡中年以上,有恶性肿瘤病史,出现了脑症状、脑神经或/和脊神经损害症状,而脑 CT 或 MRI 又未见颅内占位性病变,应首先考虑该病。

2. 有恶性肿瘤病史,出现原因不明的脑积水或颅脑症状,诊断尚不明确且抗感染治疗无效时,应想到脑膜癌病的可能。

3. 中老年患者,无明显诱因出现头痛表现且一般止痛药不能缓解疼痛,体格检查脑膜刺激征阳性者,应高度怀疑虑脑膜癌病的可能。

4. 脑脊液细胞学检查是脑膜癌病诊断的"金标准",对早期诊断脑膜癌病有重要意义。

5. 当只发生脑实质转移而脑脊膜、蛛网膜下腔未受累时,脑脊液常规、生化、细胞学检查等变化可不明显;当脑脊膜受累时,上述指标可发生明显异常,脑脊液细胞学发现异形细胞概率明显升高,可帮助临床快速明确诊断。

二、肺癌脑膜转移

肺癌脑膜转移是临床上最常见的脑膜癌病。肺癌分为小细胞肺癌和非小细胞肺癌,前者约占肺癌的 20%,后者(包括腺癌、鳞癌、大细胞肺癌、细支气管肺泡癌和其他罕见肺癌在内的一大类肺癌)约占肺癌的 80%。研究表明,小细胞肺癌较非小细胞肺癌更多且更早地发生脑转移,临床工作中脑脊液细胞学检查以发现肺腺癌为主,小细胞肺癌罕见。小细胞肺癌和肺腺癌脑脊液细胞学表现有明显的差异,两者可通过形态学表现进行鉴别。

（一）肺腺癌脑膜转移脑脊液细胞学表现

细胞学呈淋巴-单核细胞反应型,激活单核细胞易见,可见明显异形细胞。瘤细胞大小不一,单个或成团聚集,有时可见典型的腺腔样排列(图 4-34),胞体大、核大且畸形,核常偏位,可见核仁,胞质丰富、强嗜碱性,可见空泡(图 4-35),空泡较大时可将核推向一侧,形成"印戒样"改变(图 4-36),部分胞膜可见红色绒毛样结构(图 4-37)。

（二）小细胞肺癌脑转移脑脊液细胞学表现

细胞学呈淋巴-单核细胞反应型,可见明显异形细胞,单个或成团聚集(排列紧密),细胞大小不一,胞体相对较小且胞质少,部分可呈裸核样(与淋巴细胞或单核细胞大小相仿,容易被误认为激活淋巴细胞)、核形多变,可见折叠感或凹陷感,胞质强嗜碱性,胞膜可见瘤状突起(图 4-38)。

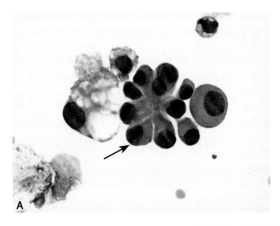
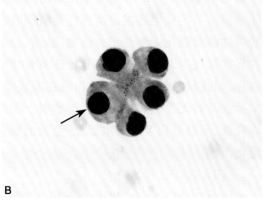

图 4-34　肺腺癌细胞腺腔样排列

A、B. 可见多个肿瘤细胞(箭),大小不一,同心圆状排列,核靠外偏一侧,胞质丰富,强嗜碱性

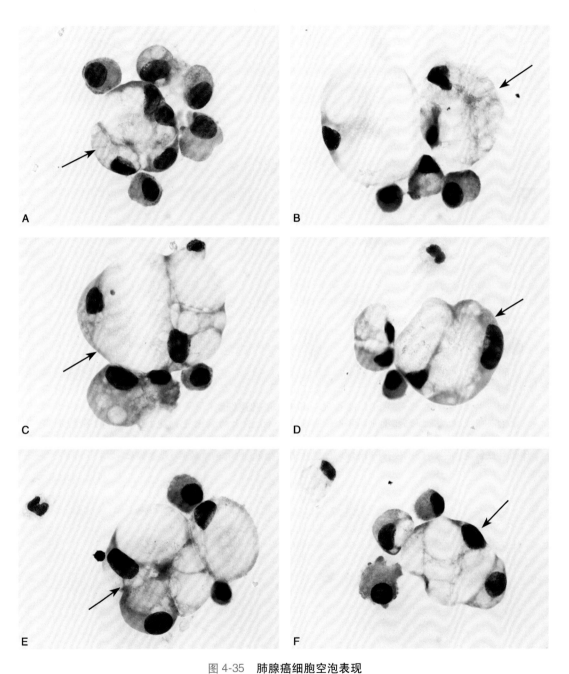

图 4-35　肺腺癌细胞空泡表现

A~F. 可见肿瘤细胞大小不等(箭),常成团聚集,细胞间可相互融合,边界不清,质呈云雾状,多个分泌泡,可形成巨大空泡,核偏一侧,胞质非空泡部分强嗜碱性,着色深蓝

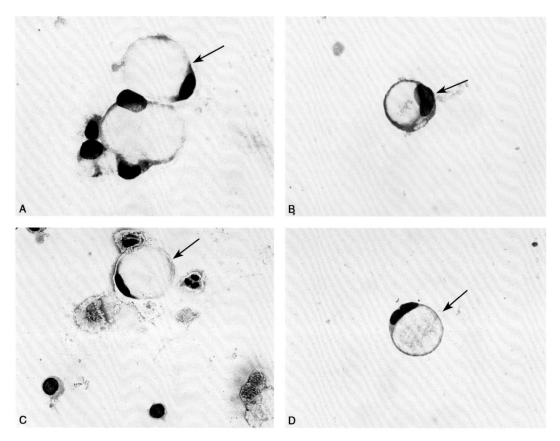

图 4-36 印戒样肺腺癌细胞

应注意与印戒样吞噬细胞相鉴别,两者形态基本一致,最大的区别是细胞核和胞质的着色效果。A~C.印戒样肺腺癌细胞(箭),核偏一侧,胞质近核周处强嗜碱性,着色偏蓝;D.印戒样吞噬细胞,可作为对照细胞,与 A~C 比较,外形相似,但胞核着色偏红,胞质偏嗜酸性,着色偏红

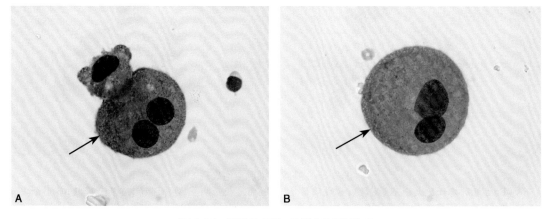

图 4-37 肺腺癌细胞,胞膜可见微绒毛

A、B.可见三个肿瘤细胞(箭),胞体巨大,单个核或双核,核仁大而明显,胞质丰富,强嗜碱性,胞膜可见红色微绒毛

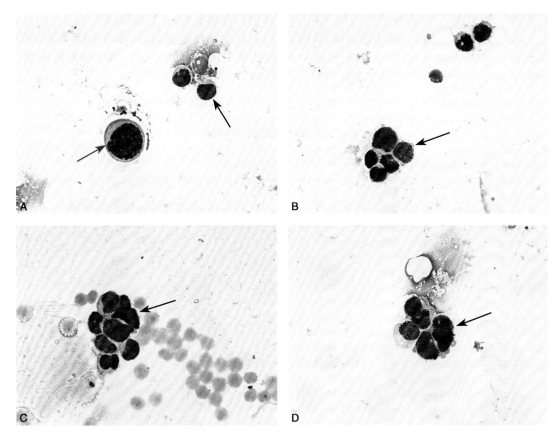

图 4-38　小细胞肺癌细胞学表现

A. 可见三个肿瘤细胞,其中一个胞体显著增大(红箭),核染色质粗糙,另两个细胞大小、形态与淋巴细胞相近(黑箭);B~D. 可见肿瘤细胞成团聚集(黑箭),胞质极少,强嗜碱性,部分呈裸核样,可见核仁和核切迹,胞膜瘤状突起

（三）诊断要点

1. 脑脊液常规　外观多呈无色透明,球蛋白定性可阴性或阳性,有核细胞计数正常或轻度升高。

2. 脑脊液生化　蛋白可正常或升高,葡萄糖、氯化物正常或下降,乳酸多明显升高。

3. 脑脊液细胞学表现

（1）肺腺癌脑膜转移脑脊液细胞学特点:细胞学呈淋巴-单核细胞反应型,激活单核细胞易见。瘤细胞大小不一,单个或成团聚集,有时可见典型的腺腔样排列,胞体大、核大畸形,核常偏位,可见核仁,胞质丰富、强嗜碱性,可见空泡,空泡较大时可将核推向一侧,形成"印戒样"改变,部分胞膜可见红色绒毛样结构。

（2）小细胞肺癌脑膜转移脑脊液细胞学特点:瘤细胞大小不一,单个或成团聚集(排列紧密),胞体相对较小且胞质少,部分可呈裸核样(与淋巴细胞或单核细胞大小相仿,容易被误认为激活淋巴细胞)、核形多变,可见折叠感或凹陷感,胞质强嗜碱性,胞膜可见瘤状突起。

4. 肿瘤标志物　血清和脑脊液 CEA 水平升高可协助诊断肺腺癌脑转移,但小细胞肺癌多正常;建议血清和脑脊液同时检测,因部分患者可出现血清 CEA 升高而脑脊液 CEA 不高或血清 CEA 不高而脑脊液 CEA 高的情况,同时检测可形成互补,提高阳性检出率。

5. 综合分析　患者多有明确的肺癌病史,出现相应的颅脑症状时,需考虑继发脑膜癌病的可能;结合病史,结合临床表现、影像学检查(头颅 MRI、胸部 CT 等)、肿瘤标志物检测、细胞学表现和组织病理(非必要条件)等可明确诊断;部分患者可无明确肺癌病史,因出现颅脑症状就诊,脑脊液检查发现肿瘤细胞,进一步检查时才发现肺癌。

三、乳腺癌脑膜转移

(一)脑脊液细胞学表现

细胞学呈淋巴-单核细胞反应型,激活单核细胞易见,可见明显异形细胞,单个散在或成团聚集,细胞大小不一,胞体大、核大且畸形,核居中或偏位,可见核仁,胞质强嗜碱性,胞质丰富,可见空泡,胞膜可见瘤状突起,部分可见绒毛样结构(图 4-39~图 4-41)。

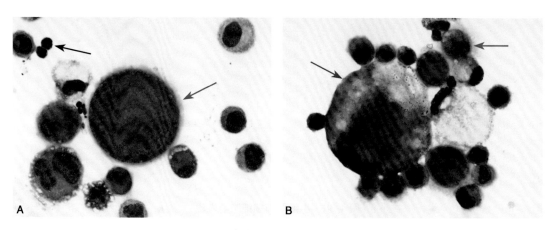

图 4-39　含微绒毛结构的乳腺癌细胞
A、B. 可见多个肿瘤细胞,核大且畸形,大小不等,与片中淋巴细胞(黑箭)相比,胞体明显增大,胞质强嗜碱性,可见空泡(红箭),部分胞膜可见红色绒毛样结构(蓝箭)

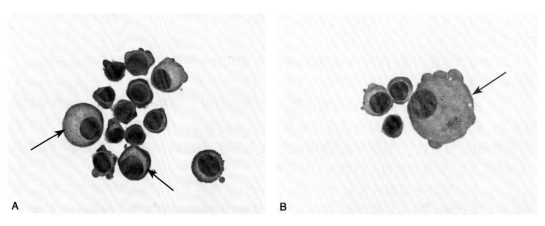

图 4-40　形似浆细胞瘤的乳腺癌细胞
A、B. 所见均为肿瘤细胞,胞体大小不一,胞质强嗜碱性,核周可见淡染区(黑箭),容易被误认为幼稚浆细胞;B 中可见一肿瘤细胞显著增大,核偏位,核仁明显,胞质丰富,内含中等量嗜酸性颗粒,胞膜瘤状突起(红箭)

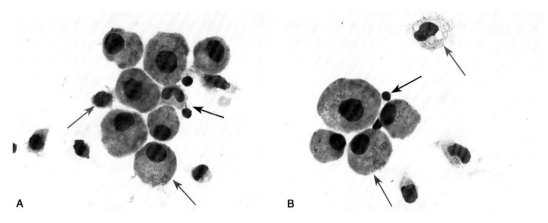

图 4-41 胞质丰富的乳腺癌细胞

A、B. 可见多个肿瘤细胞,大小不等,与片中淋巴细胞(黑箭)及单核细胞(蓝箭)相比,胞体明显增大,核居中或偏一侧,可见核仁,胞质丰富、强嗜碱性,胞质中等量嗜酸性颗粒(红箭)

（二）诊断要点

1. 脑脊液常规 外观多呈无色透明,球蛋白定性可正常或阳性,有核细胞计数正常或轻度升高。

2. 脑脊液生化 蛋白可正常或升高,葡萄糖、氯化物正常或下降,乳酸多明显升高。

3. 肿瘤标志物 血清和脑脊液 CA15-3、CEA 水平升高有助于明确诊断。

4. 脑脊液细胞学 肿瘤细胞形态多变,与肺腺癌及其他腺癌细胞镜下形态特点相似,难以单凭形态特点明确来源。

5. 综合分析 患者多有明确的乳癌病史,出现相应的颅脑症状时,需考虑继发脑膜癌病的可能;结合病史、临床表现、影像学检查(头颅 MRI、胸部 CT 等)、肿瘤标志物检测、细胞学表现和组织病理(非必要条件)等可明确诊断;部分患者可无明确乳腺癌病史,因出现颅脑症状就诊,脑脊液检查发现肿瘤细胞,进一步检查时才发现乳腺癌。

四、颅内黑色素瘤

颅内黑色素瘤分为原发和继发两种,原发性颅内黑色素瘤好发于青壮年以下人群,而继发性颅内黑色素瘤可发生于任何年龄。原发性颅内黑色素瘤少见,继发性颅内黑色素瘤多为皮肤、黏膜、视网膜等处的黑色素瘤向颅内转移而致。颅内黑色素瘤的血运丰富,易侵犯血管引起脑实质内出血或蛛网膜下腔出血,容易发生广泛血行播散转移。

（一）脑脊液细胞学表现

细胞学多呈淋巴-单核细胞反应型,可见黑色素颗粒吞噬细胞,发现典型的黑色素瘤细胞。瘤细胞特点是细胞大小不一,呈单个散在分布或三两个聚集,少见成片脱落,核大且畸形,核仁大而明显,胞质较丰富、强嗜碱性,可见空泡,胞质内可发现大量的黑色素颗粒,有时可覆盖于核上,胞膜伪足样或瘤状突起明显。当合并出血时,背景可见大量的红细胞,同时可见红细胞吞噬细胞和含铁血黄素吞噬细胞(图 4-42~图 4-44)。HMB-45 和 S-100 免疫组化呈阳性反应,胞内可见橘黄色颗粒(图 4-45)。

（二）诊断要点

1. 临床特点 颅内黑色素瘤生长快、病程短,常易误诊为蛛网膜炎、脑血管病、颅内胶

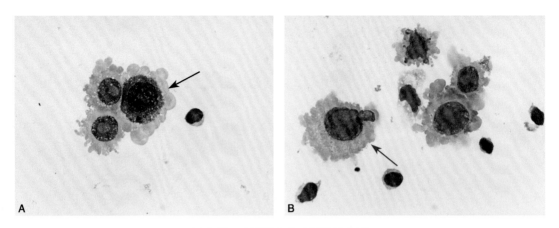

图 4-42 典型黑色素瘤细胞学表现

A、B. 可见多个黑色素瘤细胞,胞体大、核仁大而显、胞质强嗜碱性,胞膜瘤状突起,部分瘤细胞胞质内可见大量黑色素颗粒(黑箭),部分见少量或未见黑色素颗粒(红箭),背景可见少量淋巴细胞及单核细胞,未见红细胞

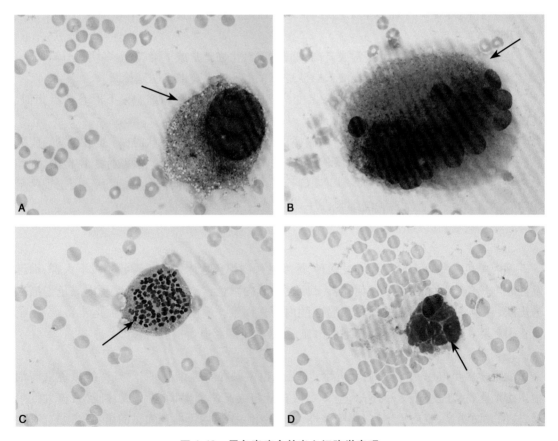

图 4-43 黑色素瘤合并出血细胞学表现

A. 可见一典型黑色素瘤细胞(箭),胞体巨大,胞核上和胞质内均可见大量黑色素颗粒,胞质可见多个小空泡;B. 可见瘤细胞片状脱落(箭),胞内可见大量黑色素颗粒;C. 可见一核分裂象细胞(箭);D. 可见黑色素吞噬细胞(箭),不要误认为黑色素瘤细胞;A~D 均可见大量红细胞,提示合并出血的可能

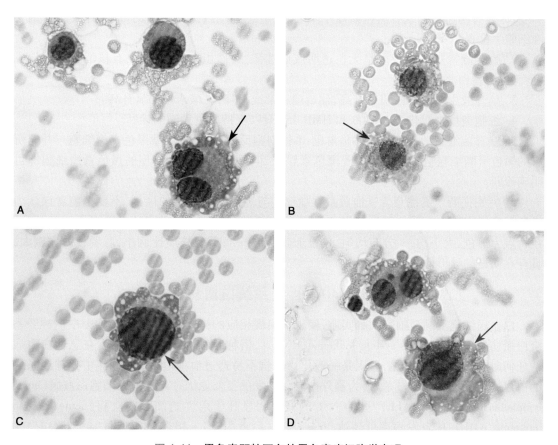

图 4-44　黑色素颗粒不多的黑色素瘤细胞学表现

A~D. 可见多个黑色素瘤细胞,胞体明显增大、单个核或双核(黑箭),可见核仁、胞质强嗜碱性,部分胞质内可见少量黑色素颗粒(红箭),胞膜瘤状突起明显并可见多个空泡(蓝箭),背景可见大量红细胞,提示合并出血的可能

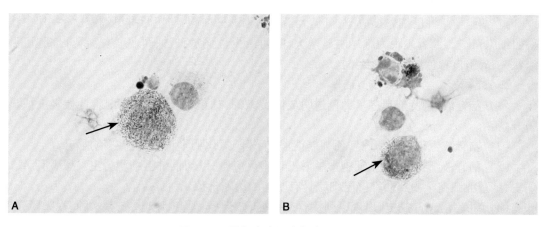

图 4-45　黑色素瘤细胞免疫组化结果

A. 肿瘤细胞 HMB-45 免疫组化阳性,胞内可见大量橘黄色颗粒(箭);B. 肿瘤细胞 S-100 免疫组化阳性,胞内可见大量橘黄色颗粒(箭)

质瘤及癫痫等。临床上凡病程短、症状发展快、颅内压明显增高、头颅 MRI 检查提示占位性病变、体表有明显黑痣或有黑色瘤手术史者，应想到颅内黑色素瘤的可能，并及时行脑脊液细胞学检查。

2. 脑脊液常规　外观可呈无色透明或血性浑浊，球蛋白定性阳性，有核细胞数正常或轻度升高，蛋白明显升高。

3. 脑脊液生化　蛋白明显升高，葡萄糖正常或下降，乳酸水平明显升高。

4. 细胞免疫组织化学　S100 和 HMB-45 阳性，支持黑色素瘤的诊断。

5. 脑脊液细胞学　细胞学多呈淋巴-单核细胞反应型，发现典型黑色素瘤细胞。并非所有的黑色素瘤细胞胞质中均能发现黑色素颗粒，但只要发现一个典型的黑色素瘤细胞即可明确诊断。

6. 特别提醒　需注意含铁血黄素吞噬细胞与黑色素瘤细胞的区别，不要把前者误认为黑色素瘤细胞。前者颗粒可为黄褐色或黑褐色，颗粒大小不一，普鲁士蓝染色(+)，后者颗粒特点为黑色、大小均一、分布均匀，普鲁士蓝染色(-)；前者核质比例小，后者核质比例大，且存在明显的异形性。

五、中枢神经系统白血病

白血病细胞浸润至脑膜或脑实质，使患者出现相应的神经和精神症状，称为中枢神经系统白血病(central nervous system leukemia, CNSL)，俗称"脑白"。脑白可发生在急性白血病的任何时期，以缓解期多见，原因是一般化疗药物不易透过血-脑屏障，隐藏在中枢神经系统的白血病细胞不能有效被杀灭，为髓外白血病复发的首要原因。急性淋巴细胞白血病(acute lymphoblastic leukemia, ALL)发生 CNSL 的概率明显高于急性髓细胞白血病(acute myeloid leukemia, AML)，前者发病率可高达 26%~80%，后者为 7%~38%。急性早幼粒细胞白血病(M_3)是 AML 的一种特殊类型，早幼粒细胞质内充满异常颗粒，常伴有出血倾向，出血发生率达 72%~94%，严重者出现弥散性血管内凝血。值得警惕的是部分 M_3 患者以脑出血为首发症状就诊，极易误诊、漏诊。

（一）急性淋巴细胞白血病脑转移

1. 脑脊液常规+细胞学　脑脊液外观多呈无色透明，球蛋白定性阳性，有核细胞数轻中度升高，细胞学呈淋巴细胞反应型，可见大量的幼稚淋巴细胞，与正常淋巴细胞(同一片中找对照细胞)比较，前者表现为胞体明显增大，胞质量少且强嗜碱性，可见核仁，部分细胞可见瘤状突起，胞核着色偏浅(图 4-46)。

2. 诊断要点

（1）脑脊液常规：外观多呈无色透明或微黄微浑，球蛋白阳性，有核细胞计数轻度或显著升高。

（2）脑脊液生化：蛋白升高，葡萄糖正常或下降、氯化物多正常，乳酸多明显升高。

（3）脑脊液细胞学：可见细胞学呈淋巴细胞反应型，以幼稚淋巴细胞为主。患者有 ALL 病史，脑脊液细胞学找到幼稚淋巴细胞具有明确的诊断价值。

（4）患者有 ALL 病史，出现下列症状或体征，如头痛、恶心、呕吐、视盘水肿、视力障碍、抽搐、昏迷、偏瘫及脑膜刺激症状等，应高度怀疑中枢神经系统白血病的可能。

（5）患者有 ALL 病史，腰椎穿刺压力增高，脑脊液常规、生化异常，表现为有核细胞数升高，蛋白高、糖低、乳酸高时，应高度怀疑中枢神经系统白血病的可能，应加做脑脊液细胞学和/或脑脊液流式细胞检查进一步确认。

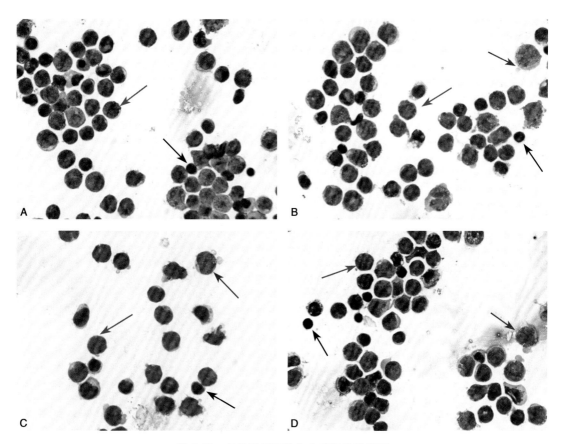

图 4-46　急性淋巴细胞白血病细胞学表现

A~D. 可见大量幼稚淋巴细胞(蓝箭),偶见正常淋巴细胞(黑箭),前者体积与正常淋巴细胞相比体积明显增大,核仁明显,胞膜偶见瘤样突起(红箭)

　　(6) 部分颅内感染的激活淋巴细胞形态与急性淋巴细胞白血病细胞形态相似,需结合临床和流式细胞检查结果进行鉴别,也可通过动态监测脑脊液细胞学变化进行鉴别。

　　(7) 急性淋巴细胞白血病细胞与淋巴瘤细胞在形态上有时难以区分,忽略病史综合分析,很容易将急性淋巴细胞白血病误认为淋巴瘤。

　　(二) 急性髓细胞白血病脑转移

　　1. 脑脊液常规+细胞学　脑脊液外观多呈无色透明(合并脑出血时,可呈红色浑浊),球蛋白定性阳性,有核细胞数轻、中度升高,细胞学可见大量的幼稚细胞(合并脑出血时,可见大量的红细胞),核形多变,不规则,染色质偏幼稚,可见核仁,胞质强嗜碱性,胞内可见大量紫红色异常颗粒,可见空泡或奥氏小体(图 4-47、图 4-48)。

　　2. 诊断要点

　　(1) 有 AML 病史,出现下列症状或体征,如头痛、恶心、呕吐、视盘水肿、视力障碍、抽搐、昏迷、偏瘫及脑膜刺激症状等,应高度怀疑脑白的可能。

　　(2) 有 AML 白血病史,腰椎穿刺压力增高,脑脊液有核细胞数升高,蛋白升高,排除其他原因造成的神经系统疾病时,应高度怀疑脑白的可能。

　　(3) 有 AML 病史,脑脊液细胞学找到典型的白血病细胞具有明确的诊断价值。

　　(4) 部分 M_3 白血病患者以脑出血为首发症状就诊,当脑脊液细胞学发现幼稚粒细胞时,应想到 M_3 白血症脑膜转移的可能,骨髓穿刺检查、流式细胞检查等有助于明确诊断。

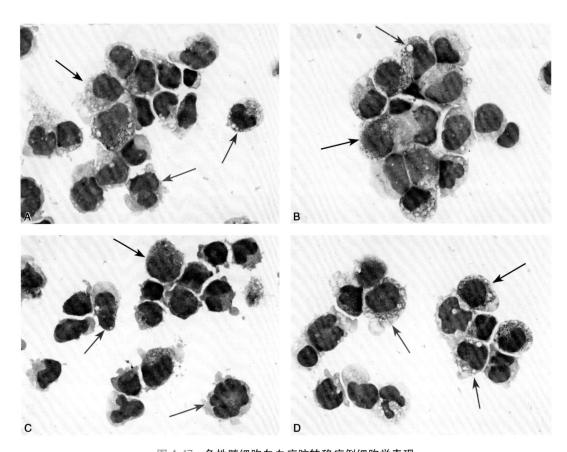

图 4-47　急性髓细胞白血病脑转移病例细胞学表现

A~D. 可见大量幼稚粒细胞(黑箭),单个或成团聚集,边界清楚,胞体明显增大,胞质强嗜碱性,可见核仁,胞质内可见紫红色颗粒,部分胞核或胞质可见小空泡(红箭),部分胞膜可见瘤样突起(蓝箭)

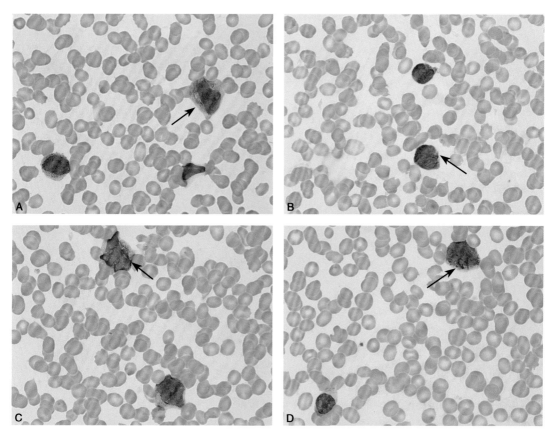

图 4-48　M₃ 白血病继发颅内出血细胞学表现

A~D. 背景可见大量新鲜红细胞,发现多个幼稚细胞,胞内奥氏小体清晰可见(箭)

（三）多发性骨髓瘤脑转移

1. 脑脊液常规+细胞学　脑脊液外观多呈无色透明，球蛋白定性阳性，有核细胞数轻中度升高，细胞学可见大量的幼稚细胞，细胞间界限清楚，核偏位，可见核周淡染区，核仁明显，单核或双核，胞质丰富、强嗜碱性，内充满红色颗粒，胞膜伪足样或瘤状突起显著（火焰浆），偶见中性粒细胞或正常淋巴细胞（图4-49）。

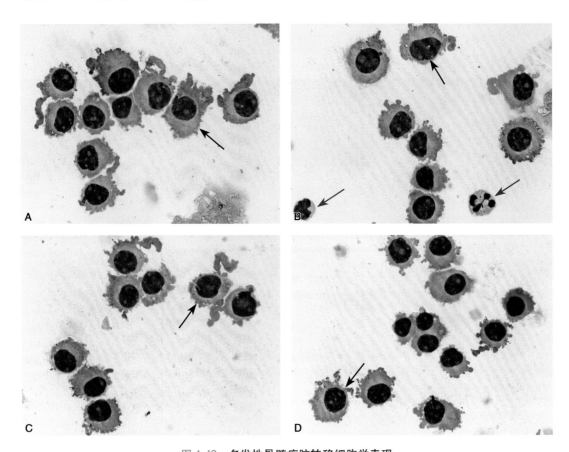

图 4-49   多发性骨髓瘤脑转移细胞学表现

A~D. 可见大量幼稚浆细胞，核仁明显，胞膜伪足样突起（黑箭）；B 图中偶见淋巴细胞及中性粒细胞（红箭）

2. 诊断要点

（1）患者通常有明确的多发性骨髓瘤病史，当出现相应的颅脑症状或体征时，应考虑脑膜转移的可能。

（2）脑脊液常规、生化异常，细胞学找到典型的幼稚浆细胞，结合病史即可明确诊断。

第五节　免疫性疾病脑脊液细胞学表现及诊断要点

中枢神经系统免疫性疾病的诊断主要依靠临床表现和影像检查，部分实验室检查项目对疾病的诊断和鉴别诊断也有重要的参考价值。本节主要介绍了多发性硬化、吉兰-巴雷综合征、视神经脊髓炎和自身免疫性脑炎等中枢神经系统免疫性疾病的脑脊液细胞学表现及诊断要点。

一、多发性硬化

多发性硬化(multiple sclerosis,MS)是中枢神经系统脱髓鞘疾病中最常见的疾病,人群发病率较高,以青壮年多见,慢性病程。其临床特征为发作性视神经、脊髓和脑部的局灶性神经障碍,可有不同程度的缓解和复发。其病理基础为中枢神经系统白质区局灶性、脱髓鞘性改变。

(一)脑脊液细胞学表现

细胞学呈淋巴细胞反应型,急性期细胞数轻度升高,以小淋巴细胞为主,尚可见激活淋巴细胞和浆细胞,浆细胞的出现提示体液免疫反应的存在。疾病处于缓解期时细胞数下降,处于发作间期时细胞数可正常,细胞学表现未见明显异常。

[典型病例]

患者,女,40岁。因反复发作性行走不稳5天入院。脑脊液无色透明,球蛋白定性阴性,有核细胞 $3×10^6/L$,细胞学呈淋巴细胞反应型(图4-50);脑脊液生化未见明显异常;脑脊液寡克隆蛋白电泳阳性。出院诊断:多发性硬化。

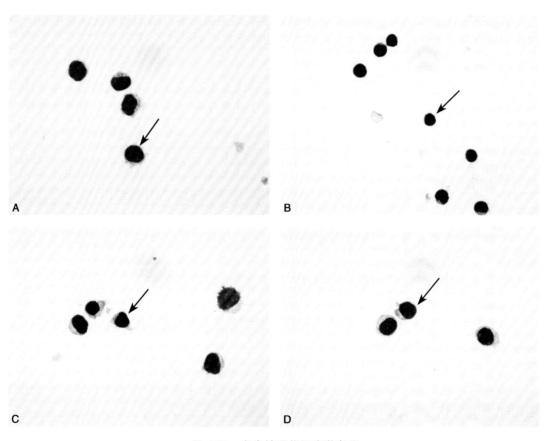

图4-50　多发性硬化细胞学表现

异常脑脊液细胞学,细胞学呈淋巴细胞反应型。A~D.可见多个淋巴细胞(箭),未见明显激活表现

（二）诊断要点

1. 脑脊液常规+细胞学 脑脊液无色透明,有核细胞细胞数大多正常或轻度增高,一般不超过 $50 \times 10^6/L$,细胞学表现为淋巴细胞反应型,对 MS 诊断和疗效的观察具有一定的参考价值。

2. 脑脊液生化 蛋白正常或轻度升高,葡萄糖、氯化物、乳酸正常。

3. 脑脊液寡克隆蛋白电泳 并非每一个患者寡克隆蛋白电泳都出现阳性,但阳性可协助诊断;阴性不能排除诊断,这可能与疾病处于缓解期相关。

4. 综合分析 MS 诊断主要依靠临床表现、影像学检查;脑脊液检查,包括常规、细胞学、生化和寡克隆蛋白泳等结果应符合前面所述特点,起到支持诊断、排除诊断、鉴别诊断和疗效观察等作用。

二、吉兰-巴雷综合征

吉兰-巴雷综合征又称急性感染性多发性神经根炎。以四肢对称性弛缓性瘫痪为主要临床表现,是继发感染后的一种自身免疫性疾病,以儿童、青壮年多见,其主要病理特征为周围神经系统的广泛性炎性脱髓鞘病变。

（一）脑脊液细胞学表现

有核细胞数正常或轻度升高,以淋巴细胞为主,可见激活淋巴细胞和激活单核细胞。个别病例细胞学可无明显异常,可能与离心收集到的细胞数太少相关。

[典型病例]

患者,男,51 岁。因双下肢乏力 7 天,加重伴双上肢乏力、言语欠清 1 天入院。脑脊液无色透明,球蛋白定性 1+,有核细胞 $1 \times 10^6/L$,细胞学轻度异常,偶见淋巴细胞及激活单核细胞(图 4-51);脑脊液生化:蛋白 1.0g/L,葡萄糖 3.9mmol/L,氯化物 127.7mmol/L,乳酸 1.99mmol/L。出院诊断:吉兰-巴雷综合征。

（二）诊断要点

1. 前驱感染 多数患者发病前有巨细胞病毒、EB 病毒或支原体等感染,但少数病例的病因不明。

2. 典型的临床表现 突然出现剧烈神经根疼痛,四肢迟缓性瘫痪,肢体感觉异常(麻木刺痛感、烧灼感等)。

3. 肌电图检查 显示有周围神经损伤、体感诱发电位异常改变。

4. 典型的脑脊液改变

（1）脑脊液蛋白-细胞分离现象:是诊断本病的重要参考依据,表现为蛋白明显增高而有核细胞计数正常或轻度升高。

（2）脑脊液生化:蛋白明显升高,糖及氯化物正常、乳酸正常或升高。

（3）脑脊液常规+细胞学表现:无色透明,有核细胞数正常或轻度升高,以淋巴细胞为主,淋巴细胞可见激活表现,可偶见浆细胞及单核细胞。

5. 综合分析 值得注意的是,临床上并非所有患者脑脊液检查都会出现典型的蛋白-细胞分离改变,需结合临床表现、影像检查和肌电检查等综合考虑。

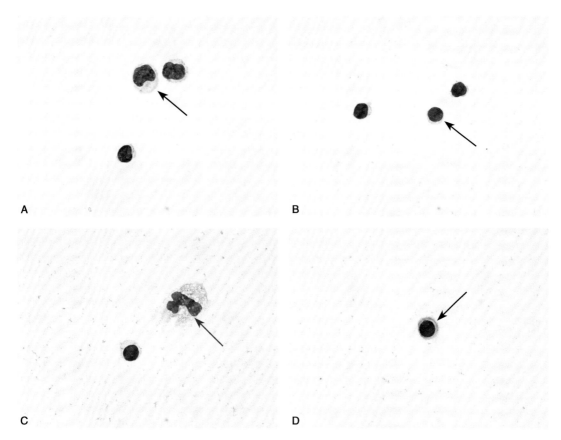

图 4-51　吉兰-巴雷综合征细胞学表现

异常脑脊液细胞学,A~D.可见少量淋巴细胞(黑箭),偶见激活单核细胞(红箭)

三、视神经脊髓炎

视神经脊髓炎(neuromyelitis optica,NMO)是视神经与脊髓同时或相继受累的急性或亚急性脱髓鞘病变。NMO 病变主要累及视神经、视交叉和脊髓(胸段与颈段),临床特征为急性或亚急性起病的单眼或双眼失明,在其前或其后数日或数周伴发横贯性或上升性脊髓炎。AQP4 是星形胶质细胞的足突上的水通道蛋白,是 NMO-IgG(AQP4 抗体)攻击的主要目标。星形胶质细胞足突被 NMO-IgG 和补体降解,继而活化的巨噬细胞、嗜酸性粒细胞及中性粒细胞一起产生细胞因子、氧自由基等造成血管和实质损伤,最终导致包括轴索和少突胶质细胞在内的白质和灰质的损伤。

(一) 脑脊液细胞学表现

有核细胞数正常或轻度升高,脑脊液细胞学多表现为淋巴-单核细胞反应型,可见激活淋巴细胞及激活单核细胞。

[典型病例]

患者,女,48 岁。因反复左侧肢体麻木 8 年余,再发 9 天入院。脑脊液无色透明,球蛋白定性弱阳性,有核细胞 4×10^{6}/L,细胞学呈淋巴-单核细胞反应,偶见激活淋巴细胞(图 4-52);脑脊液生化:蛋白 0.61g/L,葡萄糖 3.4mmol/L,氯化物 124.5mmol/L,乳酸 1.46mmol/L。

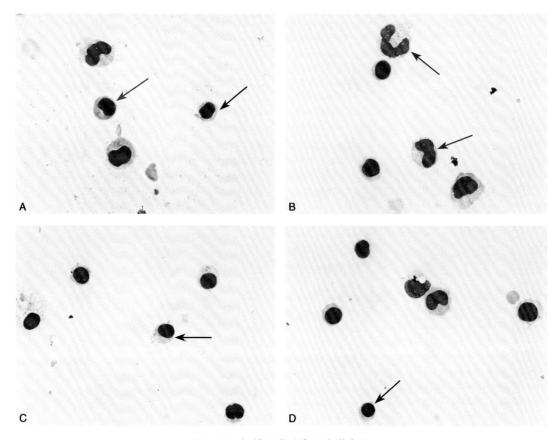

图 4-52　视神经脊髓炎细胞学表现

异常脑脊液细胞学,A~D.可见多个淋巴细胞(黑箭)及单核细胞(红箭),形态大致正常,偶见激活淋巴细胞(蓝箭)

血清及脑脊液 NMO-IgG 1∶10 阳性。出院诊断:视神经脊髓炎。

（二）诊断要点

1. 血清 NMO-IgG　血清 NMO-IgG 是 NMO 的免疫标志物,是鉴别 NMO 与 MS 的重要参考依据之一,其滴度可作为复发和疗效监测指标。

2. 自身免疫性疾病抗体　约半数 NMO 患者可伴有其他自身免疫性疾病抗体阳性,如抗核抗体、抗 SSA/SSB 抗体、抗心磷脂抗体、甲状腺相关抗体、乙酰胆碱受体抗体等。

3. 脑脊液常规+细胞学表现　外观无色透明,球蛋白定性阴性或阳性,有核细胞数正常或轻度升高,多呈淋巴-单核细胞反应型。

4. 脑脊液生化　蛋白正常或轻度升高,葡萄糖、氯化物、乳酸多正常。

5. 脑脊液寡克隆蛋白电泳　部分 NMO 患者(小于 30%)可阳性。

6. 综合分析　最终诊断需结合临床表现、影像检查、抗体检测及脑脊液检查等综合考虑。

四、自身免疫性脑炎

自身免疫性脑炎泛指一类由自身免疫机制介导的脑炎。临床表现多样,典型的临床表现为急性或亚急性起病的近期记忆力下降、精神行为异常、癫痫发作等。经典的副肿瘤性边缘性脑炎,其靶抗原位于神经元细胞内;而以抗 N-甲基-D-天门冬氨酸受体(NMDAR)脑炎为代表的新型自身免疫性脑炎,其致病抗体主要针对神经元细胞表面蛋白与受体。病理表现主要为以淋巴细胞为主的炎症细胞浸润脑实质,并在血管周围形成套袖样结构。

（一）脑脊液细胞学表现

脑脊液有核细胞数正常或轻度升高,脑脊液细胞学多呈淋巴细胞反应型,可偶见中性粒细胞、浆细胞。

[典型病例]

患者,女,36 岁,因发作性意识丧失伴四肢抽搐 4 天入院。脑脊液无色透明,球蛋白定性阴性,有核细胞 $16×10^6/L$,细胞学呈淋巴细胞反应型,偶见单核细胞、浆细胞、嗜酸性粒细胞及中性粒细胞（图 4-53）;脑脊液生化:蛋白 0.19g/L,葡萄糖 4.4mmol/L,氯化物 124.4mmol/L,乳酸 2.75mmol/L。脑脊液寡克隆蛋白电泳阳性,血及脑脊液抗 NMDA 受体抗体 1:32 阳性。出院诊断:抗 NMDA 受体脑炎;症状性癫痫;症状性精神障碍;右侧卵巢畸胎瘤。

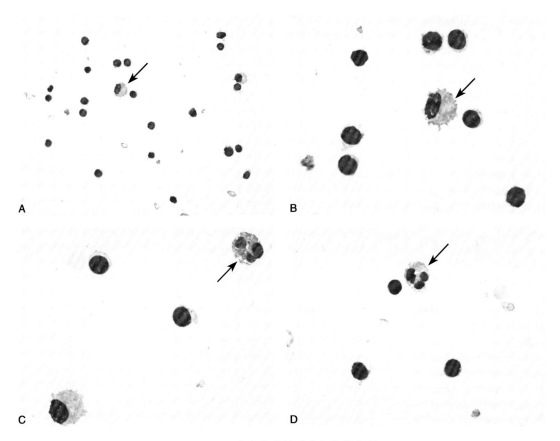

图 4-53　**自身免疫性脑炎细胞学表现**

异常脑脊液细胞学,A. 高倍镜下以淋巴细胞为主,可见浆细胞（箭）;B. 可见一浆细胞（箭）和多个淋巴细胞,淋巴细胞未见明显激活表现;C. 可见一嗜酸性粒细胞（箭）;D. 可见一中性粒细胞（箭）

（二）诊断要点

1. 脑脊液常规　外观多呈无色透明,球蛋白定性阴性或弱阳性,有核细胞多正常或轻度升高,分类以单个核为主。

2. 脑脊液生化　蛋白正常或轻度升高、葡萄糖、氯化物正常,乳酸多正常或轻度升高。

3. 脑脊液细胞学　多表现为淋巴细胞反应型,可偶见单核细胞、浆细胞及中性粒细胞;部分病例细胞学可无明显异常。

4. 脑脊液寡克隆蛋白电泳　可阳性。

5. 综合分析　边缘性脑炎常合并小细胞肺癌,而抗 NMDAR 脑炎多合并畸胎瘤。自身免疫性脑炎最终诊断依据临床表现、影像检查和脑脊液检查等进行综合判断,血及脑脊液自身免疫性脑炎相关抗体检测阳性有重要的参考价值。

第五章

脑脊液细胞学临床诊断思路

本章为脑脊液细胞学的临床实践部分,是体现理论与实践相结合的重要内容,分为临床案例分析和细胞学图文报告范例两节内容。第一节分享 21 个有代表性的临床案例的诊断过程,案例内容包含病例基本信息、脑脊液检查、诊断思路及案例分析与讨论等,其中诊断思路和案例分析与讨论是核心内容,它将有助于启发读者建立临床和实验室诊断思维。第二节展示 41 份细胞学图文报告,内容包括患者基本信息、脑脊液常规细胞计数、细胞分类、细胞学图像、实验室提示及简要的临床诊断思路等,它将有助于读者加深对脑脊液细胞学图文报告方式的感观认识。

第一节　临床案例分析

本节分享的病例具有一定的代表性:有术中脓液的快速识别,有脑积水查因,有常见颅内感染的鉴别,有中枢神经系统原发肿瘤,也有脑膜癌病;有误诊病、漏诊病例,有成功的经验分享,也有失败的教训提示。通过这部分学习,可进一步提升理论与实践相结合的能力,可发现脑脊液细胞学的魅力所在,也可发现脑脊液细胞学对从业人员职业素养提出了很高的要求。

一、术中"脓液"快速定性

（一）病例基本信息

患者,女,53 岁。主诉头痛 1 个月余,耳鸣 20 天,加重伴恶心呕吐 2 天入院。入院后影像学检查示:右侧顶叶病灶示不规则团块状病灶,T_2WI 呈高信号为主异常信号,周围示水肿信号,T_1WI 增强后不均匀类环形强化。同时增强后轴位右侧小脑半球及矢状位所示额叶及枕叶多发大小不等类圆形相同异常强化灶。幕上脑室系统扩大,侧脑室周围示间质性水肿。颅内软脑膜异常线样强化（图 5-1）。

初步诊断:①右侧小脑及右侧顶叶占位性病变:转移瘤或胶质瘤病变可能;②梗阻性脑积水。

术中可见占位呈液性坏死,注射器抽取"脓液"送检,要求明确"脓液"的性质,指导手术处理方案。

（二）标本处理过程

第一步,对"脓液"（图 5-2）**快速定性。**取少量"脓液"用生理盐水进行稀释涂片,低倍镜下镜检。

如镜下发现大量脓细胞——真性脓液——考虑感染可能性大。

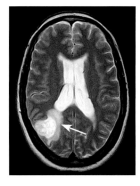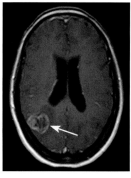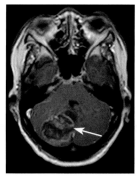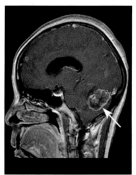

图 5-1 头颅 MRI 检查部分图像(箭)

如镜下未见脓细胞——非真性脓液——组织液性坏死可能性大。

结果:生理盐水涂片后,低倍镜下浏览全片,未见脓细胞,见少量胆固醇结晶(图 5-3),基本排除脓液的可能,偶见小细胞团,高倍镜下细胞团形态异常(图 5-4)。

第二步,对异常细胞团进行快速定性。采用甩片法和拉片法两种方法进行制片,进行瑞-吉染色和抗酸染色(图 5-5)。

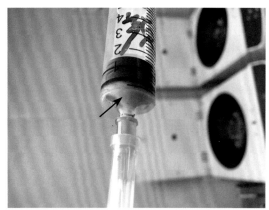

图 5-2 术中送检"脓液"外观(箭)

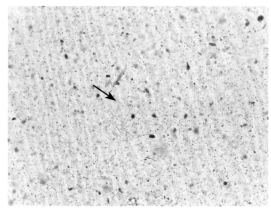

图 5-3 低倍镜下细胞极少,可见胆固醇结晶(箭)

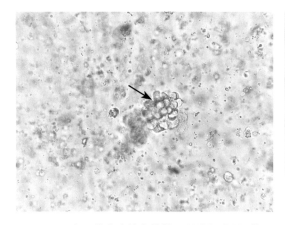

图 5-4 生理盐水涂片高倍镜下异常细胞团(箭)

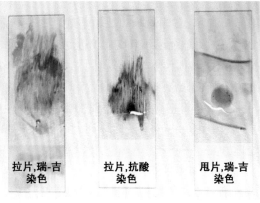

图 5-5 甩片、拉片后作瑞-吉及抗酸染色

如染色后异常细胞团具备肿瘤细胞特点,如胞体大、胞核大、核仁大、胞质强嗜碱性、成团聚集等,则考虑"脓液"为肿瘤液性坏死的可能性大。

结果:两种制片和染色方法,镜下均发现异常细胞团,形似腺癌(图5-6~图5-11)。

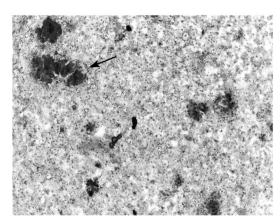

图 5-6　甩片法,瑞-吉染色,高倍镜下异常细胞团(箭)

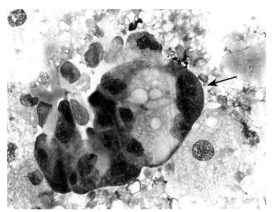

图 5-7　油镜下典型腺癌细胞(箭)

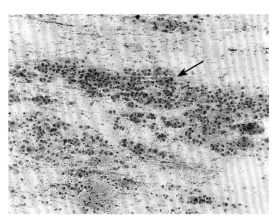

图 5-8　拉片法,瑞-吉染色,高倍镜下异常细胞团(箭)

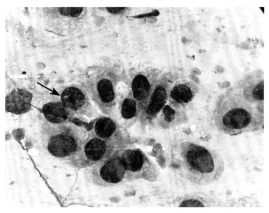

图 5-9　异常细胞团"腺腔样"排列(箭)

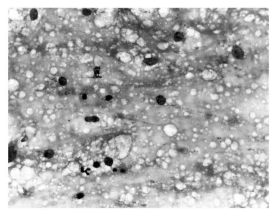

图 5-10　拉片后抗酸染色油镜下未见抗酸菌

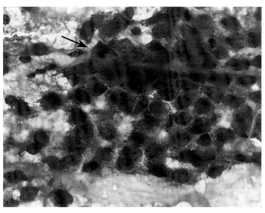

图 5-11　抗酸染色后的异常细胞团(箭)

第三步,马上电话回复手术室检查结果。"送检物非真性脓液,镜下发现肿瘤细胞,形似腺癌,考虑肿瘤液性坏死可能性大,请结合手术病理考虑"。

（三）最终诊断

颅内多发占位性病变:转移性肺腺癌。

（四）诊断依据

1. 术中"脓液"为非真性脓液,湿片镜检未见脓细胞,细胞学发现明显异形细胞,可见典型的"腺腔样"排列,胞质呈云雾状,符合腺癌细胞的特点。

2. 患者血清肿瘤标志物 CA15-3 89.0U/ml↑、CA19-9:107.35U/ml↑,提示存在肿瘤性病变。

3. 头颅 MRI　颅内多发占位性病变,考虑转移瘤并卒中;胸部 CT 提示:左肺下叶前内基底段病变,建议必要时活检排除肺癌可能,纵隔、双肺门、胸骨上窝多发肿大淋巴结,均考虑为转移。

4. 术后病理检查　符合转移性肺腺癌。

（五）分析与讨论

1. "脓液"性质决定手术处理和后续治疗方案,实验室应具备快速识别真伪的能力。

2. 颅脑术中"脓液"从外观上有时难以区别,需镜下进一步识别。

3. 生理盐水涂片镜下可快速识别脓性与非脓性,前者镜下可见大量的脓细胞,应进一步革兰氏染色找细菌;后者仅见少量有核细胞,如为肿瘤性质,常可见成团聚集的异常细胞团,体积较白细胞明显增大,这时应警惕肿瘤细胞的可能。

4. 非真性脓液,应常规进行瑞-吉染色细胞学检查。

5. 甩片法和拉片法均可获得良好的细胞收集效果。

（六）延伸病例(真性脓性镜下所见)

患者,男性,45 岁,进行性意识不清 2 周入院。入院体温 38℃,既往有糖尿病病史。入院诊断:左额颞脑脓肿。术中送检"脓液"(图 5-12),低倍镜下可见大量脓细胞(图 5-13),革兰氏染色后发现大量革兰氏阳性细菌(图 5-14、图 5-15)。需氧培养阴性,厌氧培养出"微小小单胞菌"。

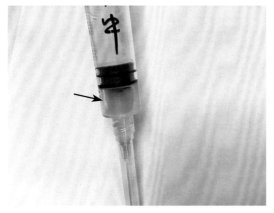

图 5-12　术中送检"脓液"(箭)

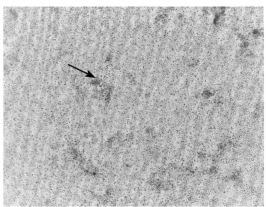

图 5-13　生理盐水涂片低倍镜下大量脓细胞(箭)

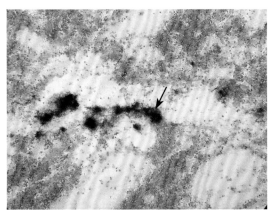

图 5-14　革兰氏染色低倍镜下(箭)

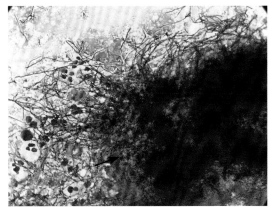

图 5-15　革兰氏染色油镜下大量细菌(箭)

可见,真性脓液用生理盐水涂片后,低倍镜下可见大量脓细胞,革兰氏染色后油镜下较容易发现病原菌,有别于非真性脓液。

二、患儿脑积水查因

(一) 病例基本信息

患者,女,10 岁。主诉头痛头晕 10 余天入院。患儿 10 天前无明显诱因出现头痛头晕,并呕吐一次,查脑脊液未见明显异常,外院头颅 MRI 提示:①双侧视神经明显增粗及脑干、小脑多发异常信号影,双侧额颞顶叶、小脑弥漫性柔脑膜增厚、强化,性质待定,中枢神经系统结节病可能;②脑室系统轻度扩张积水(图 5-16)。眼底镜检查示视盘水肿。入院后加做全脊髓 MRI 检查:全脊髓及脊膜形态、大小及信号未见异常,增强后胸髓及脊髓圆锥背侧示轻度线样强化(图 5-17)。

入院诊断:①脑积水查因;②视神经疾病(视神经增粗)。

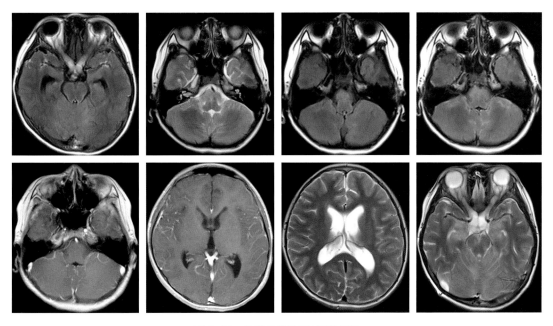

图 5-16　外院头颅 MRI 部分图片

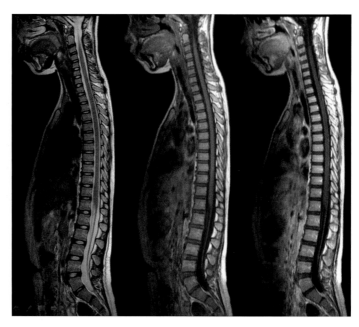

图 5-17 入院后全脊髓 MRI 检查

（二）脑脊液检查情况

患者先后两次送检脑脊液，第一为外院送检，第二次为入住我院手术后复查。

送检时间	脑脊液常规+细胞学	脑脊液生化
术前	无色透明，球蛋白定性 1+，有核细胞数 44×10^6/L，红细胞 14×10^6/L，混合细胞反应型，未发现异形细胞。提示炎症性改变（图 5-18）	蛋白 0.86g/L，葡萄糖 4.2mmol/L，氯化物 123.5mmol/L，腺苷脱氨酶 1.0U/L，乳酸脱氢酶 23.4U/L，乳酸 2.1mmol/L
术后	无色透明，球蛋白定性±，有核细胞数 110×10^6/L，红细胞 80×10^6/L，混合细胞反应型，未发现异形细胞。提示炎症性改变（图 5-19）	蛋白 0.59g/L，葡萄糖 2.9mmol/L，氯化物 117.5mmol/L，腺苷脱氨酶 1.1U/L，乳酸脱氢酶 29.5U/L，乳酸 2.05mmol/L

（三）最终诊断

考虑中枢神经系统肿瘤所致脑积水。

（四）诊断思路

1. 10 岁患儿，无明显诱因出现头痛头晕、呕吐、视盘水肿等高颅压表现，影像检查提示有脑积水表现，外院考虑中枢神经系统结节病的可能。

2. 两次腰椎穿刺压力均显著升高，但脑脊液常规、生化检查仅轻度异常，表现为蛋白轻度升高。整体印象：患儿症状重而检查结果轻，脑脊液常规、生化结果不能解释患儿高颅压表现。

3. 第一次细胞学检查，初审时报告并未发现明显异常，报告复核时全片发现 1 个异常细胞团（图 5-18），形态上很像淋巴细胞团。由于正常情况下淋巴细胞是不会出现成团聚集的，仔细对比可发现细胞团结构与同片中淋巴细胞是有明显的差别，核染色质较淋巴细胞显细致，着色较浅，因此我们认为这团细胞是有问题的，建议复查。

4. 第二次送检，有核细胞数虽少，但仍能收集到少量明显异形的细胞，表现为胞体大、

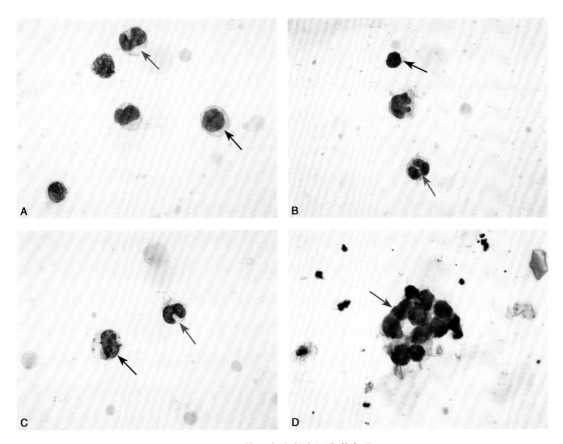

图 5-18　第一次脑脊液细胞学表现

A～C. 可见少量淋巴细胞(黑箭)及单核细胞(蓝箭);D. 可见一异常细胞团(红箭),细胞大小与淋巴细胞相近,胞质量极少,呈裸核样

胞核大、可见核仁,核质比例明显增大,胞核畸形(双核、扭曲、不规则),核染色质偏幼稚,胞膜瘤状突起等(图 5-19)。

5. 细胞学诊断:发现明显异形细胞,结合病史,考虑肿瘤的可能性大(从形态特征看,考虑胶质瘤可能性大)。

6. 全脊髓 MRI 检查示增强后胸髓及脊髓圆锥背侧轻度线样强化,考虑播散的可能。

7. 患儿无发热表现,两次送检脑脊液常规生化未见明显异常,基本排除感染性疾病的可能,两次送检均发现明显异形细胞,可解释患儿临床症状及影像学表现。

8. 院内多学科诊疗最终诊断为考虑中枢神经系统肿瘤早期可能性大。

（五）分析与讨论

1. 应建立"事出必有因"的辩证思维,脑积水不会无缘无故出现的,应积极查因,而不仅仅是对症处理——"头痛医头,脚痛医脚",脑室腹腔分流术,只是缓解高颅压症状,而不是病根治疗。

2. 脑积水原因多样,常见于先天畸形、感染、肿瘤、出血、术后并发症等,排除了先天畸形(少见,要发病早发病了)、感染、出血、出后并发症等,应想到肿瘤的可能。

3. 肿瘤性病变致脑积水,影像检查有明显的诊断优势,但部分病例无法通过影像检查发现或误诊为感染性病变。此时,脑脊液细胞学可能发现肿瘤细胞,突显其优势。

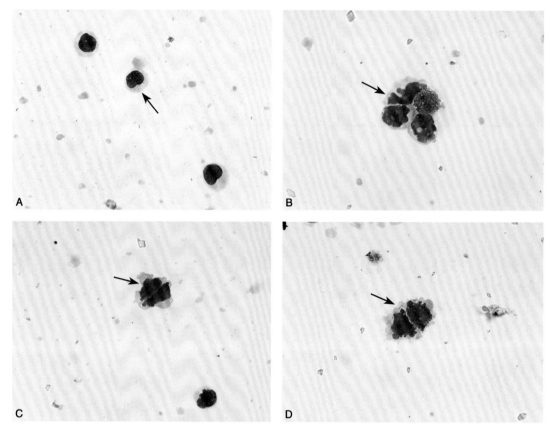

图 5-19 第二次脑脊液细胞学表现

A~D. 可见少量有核细胞,A 可见三个淋巴细胞;B 可见三个异形细胞,胞体明显增大,核染色质细致,胞核形态不规则,核仁隐约可见,胞质量极少;C 可见一淋巴细胞及双核异形细胞(箭);D 可见二个异形细胞,核质比例较大,胞核形态不规则,胞膜瘤状突起,极容易误认为单核细胞

4. 非感染性脑积水患者脑脊液常规、生化检测,除蛋白偏高外,其他指标往往未见明显异常,很容易造成误诊、漏诊。

5. 脑脊液细胞学检查有助于脑积水的病因分析,建议常规送检。

三、肢体乏力、抽搐查因

(一) 病例基本信息

外院送检,患者,男,9 岁,主诉双侧肢体乏力伴间断抽搐 10 余天入院。患儿 10 余天前无明显诱因出现双侧肢体乏力伴间断抽搐,无伴呕吐、头痛、头晕,无视物模糊,无发热。外院 2 次脑脊液检查表现为蛋白高(2.94g/L、4.22g/L)、葡萄糖高(5.25mmol/L、6.25mmol/L)、氯化物低(114mmol/L、117.2mmol/L),有核细胞数轻度升高(24×10⁶/L、31×10⁶/L)、分类以单个核细胞为主(约 90%),脑脊液培养、寡克隆抗体均阴性,病原学未见异常(脑脊液高通量测序:样本未检测出原核微生物、病毒、真核微生物),血培养未见异常。术前影像提示自身免疫性相关性脑病及脊膜炎的可能(图 5-20)。行右侧颞顶叶病变显微切除术,术中见脑组织水肿较严重。活检手术病理报告:(右颞顶叶脑组织)病变考虑为脑膜炎改变,请结合临床。术后影像提示:脑膜增厚较前明显,考虑为脑膜脑炎,未除外结核感染(图 5-21)。

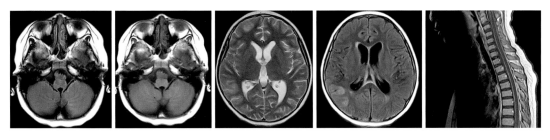

图 5-20　术前部分影像图片

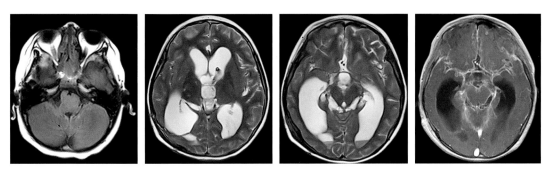

图 5-21　术后部分影像图片

外院诊断:①脑膜脑炎(病因待查);②神经根脊髓炎(病因待查);③桥延沟占位性病变(肿瘤? 结核?);④脑积水(交通性? 感染性?)。

(二) 我院脑脊液检查

外院送检脑脊液二代测序没发现任何致病菌,行诊断性抗结核治疗后无效,先后三次送检脑脊液到我院检查,结果如下:

	脑脊液常规+细胞学	脑脊液生化	病原检测
第一次	无色透明,球蛋白定性 2+,有核细胞数 13×10⁶/L,红细胞 209×10⁶/L,淋巴-单核细胞反应型,未发现异形细胞	未做	未做
第二次	淡黄透明,球蛋白定性 4+,有核细胞数 59×10⁶/L,红细胞 1 061×10⁶/L,混合细胞反应型,未发现异形细胞	蛋白 25.2g/L,葡萄糖 3.4mmol/L,氯化物 116.2mmol/L,腺苷脱氨酶 3.2U/L,乳酸脱氢酶 160.1U/L,乳酸 5.66mmol/L	未发现抗酸杆菌、细菌及隐球菌
第三次	微透明,球蛋白定性 4+,有核细胞数 12×10⁶/L,红细胞 54×10⁶/L,淋巴-单核细胞反应型,发现异形细胞	蛋白 6.1g/L,葡萄糖 4.6mmol/L,氯化物 117.3mmol/L,腺苷脱氨酶 3.8U/L,乳酸脱氢酶 209.6U/L,乳酸 3.01mmol/L	未发现抗酸杆菌、细菌及隐球菌

检测过程说明:前两次送检,脑脊液细胞学均未发现明显异形细胞,且第一次送检未做脑脊液生化及病原检测;第三次送检制片效果欠佳,收集到的细胞数不多,全片仅发现一个异形细胞(图 5-22),异形细胞胞体较淋巴细胞显著增大,胞质量极少,呈裸核样,结合患者前两次的脑脊液检测结果和外院提供的患者病史简介,高度怀疑肿瘤细胞的可能。出于对患者的高度负责,我们将剩余的脑脊液重制了 2 张片,结果发现多个成团聚集的明显异形细胞,大小不一,部分细胞胞膜可见瘤状突起(图 5-23～图 5-25)。

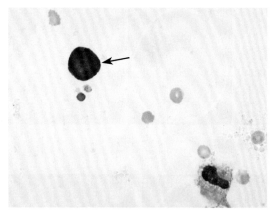

图 5-22 第一次制片发现一个异形细胞(箭)

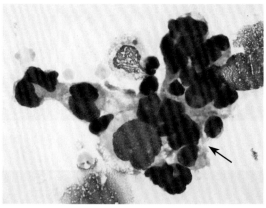

图 5-23 重新制片后发现的异形细胞团 1(箭)

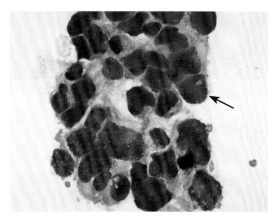

图 5-24 重新制片后发现的异形细胞团 2(箭)

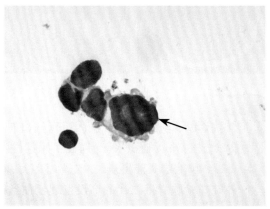

图 5-25 重新制片后发现的异形细胞团 3(箭)

（三）诊断思路

1. 患儿无明显诱因出现肢体乏力、抽搐,需考虑常见病因:感染或肿瘤,但患儿无发热表现,病原学检测包括脑脊液高通量测序均阴性,感染可能性不大,需考虑肿瘤的可能。

2. 脑脊液常规结果分析:外观异常,球蛋白定性 2+~4+,但有核细胞数仅轻度升高,感染证据不足。

3. 脑脊液生化结果分析:蛋白高、糖不低,乳酸脱氢酶及乳酸明显升高,可见于感染或肿瘤,但常规结果不太支持感染,而肿瘤性病变不能排除。

4. 脑脊液细胞学结果分析:发现单个及成团聚集的异形细胞,与同片中淋巴细胞相比,体积显著增大,大小不一,核染色质疏松,胞质量少,部分呈裸核样,肿瘤细胞特征明显。

5. 结合患者年龄特点,综合临床表现、常规、生化及细胞学检查结果考虑中枢神经系统原发肿瘤可能性大。

（四）分析与讨论

1. 本病例患儿以肢体乏力、抽搐为主要表现就诊,影像学表现为脑膜炎改变,脑脊液蛋白明显升高,在无法明确病原体的情况下,往往被误诊为"结核性脑膜炎",但抗结核治疗效果不佳。

2. 修正观念:手术病理被认为是疾病诊断的"金标准",但前提是送检组织必须有代表性。本病例手术病理并没有提示肿瘤性病变,这可能与取材相关,因此我们不能盲目相信病理结果而排除诊断。

3. 脑脊液细胞学发现肿瘤细胞,是诊断脑膜癌病的"金标准",但前提是有效收集到肿瘤细胞。本病例前 2 次送检未能及时发现肿瘤细胞,主要原因与脑脊液标本蛋白水平显著升高,制片效果不佳,未能收集到更多有核细胞数相关。因此,熟练掌握制片操作,熟悉相关因素对细胞收集效果的影响并正确处理标本非常关键。

4. 本病例得以确诊,归功于检验人员高度的责任心和专业的诊断能力。一个病例的最终能否得到明确诊断,很大程度上取决于医师的专业能力,但在同样的专业能力的情况下,专业态度、严谨的工作作风和负责任的态度可能是决定因素。

四、误诊为恶性肿瘤的结核性脑膜炎

（一）病例基本信息

患者,男,41 岁,主诉头痛、头晕 3 个月,加重伴言语不清 6 天入院。外院头颅 MRI 检查及 PET-CT 均提示左侧额叶占位性病变,考虑肿瘤可能。外院诊治期间(9 月 5 日),曾送脑脊液到我院检查,结果示:无色透明,有核细胞数轻度升高,蛋白轻度升高,糖、氯化物正常,细胞学未发现明显异形细胞,中性粒细胞比例较高,呈炎性改变。为进一步明确诊断,转入我院神经外科。入院后复查头颅 MRI 提示:左侧额叶占位性病变,考虑低级别胶质瘤可能性(图 5-26)。遂行手术治疗。手术及病理所见:9 月 14 日,术中见病变组织位于额叶,质地柔软,界限不清,无包膜,血供较丰富。病理提示:符合肉芽肿性炎,结核可能性大;发现抗酸杆菌(图 5-27)。

（二）脑脊液检查

患者先后 2 次脑脊液检查,第一次为术前外院送检,第二次为我院术后复查。

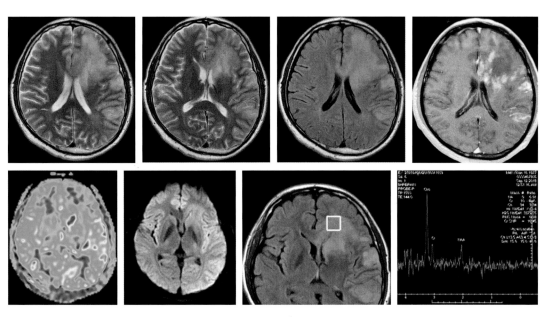

图 5-26　入院后复查头颅 MRI

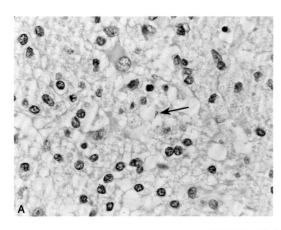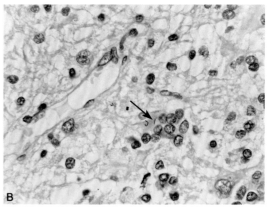

图 5-27　手术病理抗酸染色

A、B. 均发现典型的抗酸菌(箭)

送检时间	脑脊液常规+细胞学	脑脊液生化
术前	无色透明,球蛋白定性 1+,有核细胞数 44× 10^6/L,红细胞 14× 10^6/L,混合细胞反应型,未发现异形细胞。提示炎症性改变(图 5-28)	蛋白 0.86g/L,葡萄糖 4.2mmol/L,氯化物 123.5mmol/L,腺苷脱氨酶 1.0U/L,乳酸脱氢酶 23.4U/L,乳酸 2.1mmol/L
术后	无色透明,球蛋白定性±,有核细胞数 110× 10^6/L,红细胞 80× 10^6/L,混合细胞反应型,未发现异形细胞。提示炎症性改变(图 5-29)	蛋白 0.59g/L,葡萄糖 2.9mmol/L,氯化物 117.5mmol/L,腺苷脱氨酶 1.1U/L,乳酸脱氢酶 29.5U/L,乳酸 2.05mmol/L

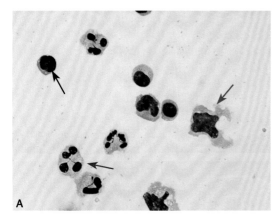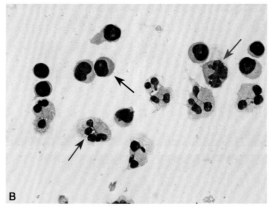

图 5-28　术前细胞学表现

细胞学呈混合细胞反应型,A、B. 可见中性粒细胞(红箭)比例明显增多,并伴有一定数量的淋巴细胞(黑箭)及单核细胞(蓝箭)

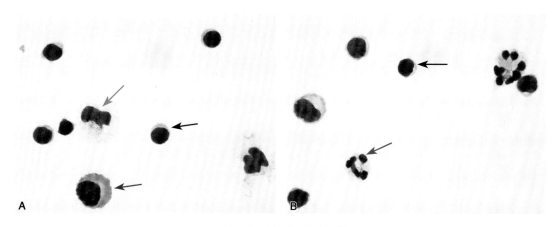

图 5-29 术后细胞学表现

细胞学呈混合细胞反应型,A、B.可见淋巴细胞(黑箭)为主,中性粒细胞(蓝箭)比例较前明显下降,偶见浆细胞(红箭)及单核细胞(绿箭)

（三）最终诊断

病理明确诊断为颅内多发结核性肉芽肿(累及左侧额颞顶岛叶、胼胝体、基底节区)。

（四）经验教训

虽然术前术后诊断不一致,但从临床角度看,患者是获益的。因为结核性肉芽肿抗结核治疗效果欠佳,手术切除是有效的治疗方法。经随访,患者术后恢复良好,无头痛、发热、恶心及肢体抽搐等不适,精神状态良好。术前误诊的可能原因如下:

1. 临床症状不典型　患者感染症状不明显,病程未出现发热、盗汗、等结核感染常见的中毒性改变,不支持感染。

2. 影像检查不支持感染　头颅 MRI 改变和 PET-CT 均提示肿瘤性病变。

3. 术前脑脊液常规、生化改变均不典型　脑脊液外观无色透明,细胞数轻度升高,蛋白轻度升高,葡萄糖、氯化物、腺苷脱氨酶等均正常,乳酸仅轻度升高,不符合结核性脑膜炎的脑脊液改变。

4. 影像检查有明显的指向性　尽管术前脑脊液细胞学检查中性粒细胞比例明显升高,呈炎症反应,我们曾主动与临床及影像科进行沟通,告知细胞学提示炎症反应,不支持肿瘤,因后者细胞学一般表现为淋巴为主的淋巴-单核细胞反应。但由于本病例影像检查和 PET-CT 肿瘤诊断的指向性太明显,我们也不能完全排除肿瘤个案可出现混合细胞反应的可能性,因此临床最终还是倾向肿瘤的可能性大而选择行手术切除病灶。

（五）分析与讨论

尽管这是一个误诊误治的病例,但它给我们带来意外的收获,提高了我们对颅内结核感染疾病的认识水平和诊断能力。

1. 认识上的改变　疾病的发生、发展是一个动态的过程。临床病例千变万化,原因是它可能受到各种因素的影响而变得不典型,疾病的表现可能超出自身的专业认知范围。因此,凡事无绝对,我们不能太相信自己的“专业判断”,要建立动态观察的诊断思维,不能轻易下结论;每一种检测手段都有其优点和局限性,多学科联系诊疗(multimodality therapy,MDT)有助于疑难病例的最终明确诊断,让患者最大程度的获益。

2. 培养综合分析能力　颅内多发结核性肉芽肿临床表现、影像学表现可不典型,容易误诊为肿瘤,应结合脑脊液常规、生化、细胞学等综合分析。

3. 脑脊液细胞学在本病例感染性与肿瘤性病变的鉴别方面突显优势 颅内结核性肉芽肿,因病灶与脑脊液距离较远,脑脊液改变可不明显,脑脊液常规、生化不会出现有核细胞显著升高、蛋白高、糖低、氯化物低、乳酸明显升高等典型改变,但此时脑脊液细胞学可表现为中性粒细胞升高的炎症性改变,有助于与肿瘤性病变相鉴别,颅内肿瘤性病变不会出现中性粒细胞比例明显增多的炎性改变。

五、初诊为结核性脑膜炎的猪链球菌感染

(一) 病例基本信息

患者,男,34 岁,主诉头痛、发热 19 天入院。患者 19 天前无明显诱因出现头痛、发热,头痛为左侧颞顶部胀痛,每日均有疼痛,体温高时疼痛明显,最高体温达 39.5℃,多为夜间发热,伴头晕、行走不稳。当地医院感染科住院治疗,查头颅 MRI 未见明显异常,腰椎穿刺压力 190mmH$_2$O,脑脊液有核细胞 225×10^6/L,中性粒细胞 32.4%,葡萄糖、氯化物低,诊断不详,给予"拉氧头孢"抗感染治疗 5 天后转至神经内科进一步治疗,给予"头孢曲松"抗感染治疗,复查"腰椎穿刺压力 110mmH$_2$O,脑脊液有核细胞 506×10^6/L 个,淋巴细胞 91.9%",继续给予"头孢曲松"抗感染,并用"阿昔洛韦"抗病毒治疗,治疗过程中患者头痛、发热稍有好转,近 2 天症状反复。为求进一步诊治来我院,门诊以"颅内感染"收入神经内科。入院后颅脑 MRI 平扫+增强提示:颅脑软脑膜异常强化灶,待排感染性病变(图 5-30),治疗后强化部分消失或减弱(图 5-31)。

入院诊断:颅内感染(结核性脑膜炎?)

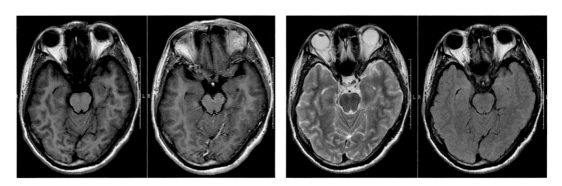

图 5-30 增强后全脑沟内示散在线状强化影(治疗前)

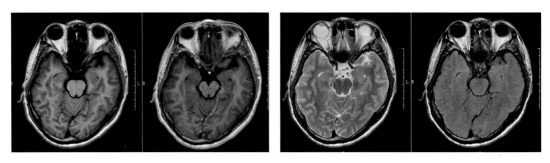

图 5-31 强化部分消失,部分减弱(治疗后)

（二）我院脑脊液检查

脑脊液常规+细胞学		脑脊液生化	病原检测
治疗前	无色透明,球蛋白定性1+,有核细胞数680×10⁶/L,红细胞40×10⁶/L,淋巴-中性粒细胞反应型,可见中性粒细胞吞噬细菌,呈链状排列,形似球菌,未发现异形细胞(图5-32)	蛋白1.18g/L,葡萄糖2.6mmol/L,氯化物123.2mmol/L,腺苷脱氨酶4.2U/L,乳酸脱氢酶52U/L,乳酸4.65mmol/L	未发现抗酸杆菌及隐球菌,培养出猪链球菌Ⅱ型
治疗后	无色透明,球蛋白定性±,有核细胞数12×10⁶/L,红细胞32×10⁶/L,淋巴细胞反应型,未发现细菌及异形细胞(图5-33)	蛋白0.43g/L,葡萄糖4.5mmol/L,氯化物125.9mmol/L,腺苷脱氨酶0.3U/L,乳酸脱氢酶19.6U/L,乳酸1.71mmol/L	未发现抗酸杆菌及隐球菌,培养阴性

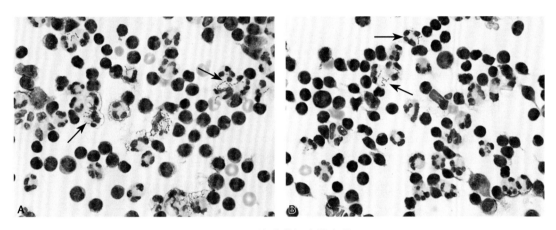

图 5-32　治疗前细胞学表现
异常脑脊液细胞学,A、B.可见淋巴细胞为主,发现多个中性粒细胞吞噬细菌现象,细菌呈链状排列,形似球菌(箭)

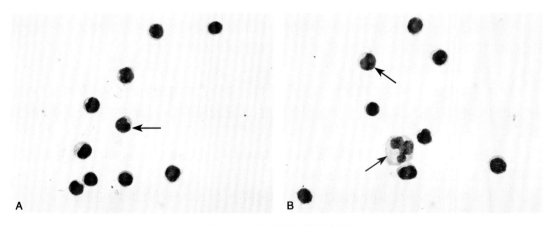

图 5-33　治疗后细胞学表现
异常脑脊液细胞学,A、B.可见淋巴细胞(黑箭)为主,偶见单核细胞(红箭),中性粒细胞消失,未见细菌

（三）最终诊断

颅内感染（人感染猪链球菌）。

（四）诊断思路

1. 中年患者，以头痛、发热为主要症状就诊，软脑膜异常强化灶，应首先考虑颅内感染的可能。

2. 外院腰椎穿刺压力高，脑脊液检查有核细胞数明显升高，分类以淋巴细胞为主，中性粒细胞仅占32.4%，葡萄糖、氯化物低，支持颅内感染；抗生素治疗效果欠佳，症状反复，极易误诊为结核性脑膜炎。

3. 从脑脊液细胞学发现的细菌排列特点和最终细菌培养鉴定结果看，颅内猪链球菌感染诊断明确。后经进一步与患者了解得知，患者从事猪肉买卖，存在感染风险。

（五）分析与讨论

1. 从院外及院内脑脊液动态监测结果看，猪链球菌感染脑脊液细胞学表现为淋巴细胞为主的淋巴-中性粒细胞反应型，这可能有别于一般的细菌感染，后者呈中性粒细胞反应为主。

2. 当细胞学表现为淋巴为主的淋巴-中性粒细胞反应型，并可见吞噬链状排列细菌时，应想到猪链球菌感染的可能，应进一步培养鉴定，指导临床用药。

3. 化脓性脑膜炎抗生素治疗后，细胞学表现会变得不典型，病原也会消失，因此脑脊液细胞学的早期、连续监测非常重要。

4. 本病例打破了化脓性脑膜炎细胞学表现一定是中性粒细胞反应型的"传统"认识，事实上淋巴细胞为主的淋巴-中性粒细胞反应型，不能排除化脓性细菌感染。

六、初诊为结核性脑膜炎的病毒性脑膜炎

（一）病例基本信息

外院送检，患者，男，42岁。突发头痛、发热5天入院。外院头颅MRI及脑电图均未见明显异常，脑脊液检查有核细胞数明显升高（具体数值不详），外院考虑结核性脑膜炎可能性大。为进一步明确诊断，送脑脊液到我院检测。我院脑脊液细胞学报告提示："异常脑脊液细胞学，细胞学呈淋巴细胞反应型，提示病毒感染的可能性大，请结合临床考虑，建议动态观察。"经随访，外院根据我院脑脊液细胞学提示，修正临床诊断为"病毒性脑膜炎"并行抗病毒治疗。经治疗，患者头痛、发热症状消失，复查脑脊液未见明显异常。

（二）我院脑脊液检查

1. 脑脊液常规+细胞学　微黄轻微浑浊，球蛋白定性±，有核细胞数114×10⁶/L，红细胞443×10⁶/L，淋巴细胞反应型，可见少量单核细胞，未发现异形细胞，背景红细胞较多（图5-34）。

2. 脑脊液生化　蛋白0.54g/L，葡萄糖3.1mmol/L，氯化物119.6mmol/L，腺苷脱氨酶1.0U/L，乳酸脱氢酶24.3U/L，乳酸1.6mmol/L。

3. 病原检测　未发现细菌、抗酸杆菌，隐球菌两项、结核分枝杆菌培养均阴性。

（三）最终诊断

病毒性脑膜炎。

（四）诊断思路

1. 中年患者，急性起病，以头痛、发热为主要表现，外院头颅MRI及脑电图均未见明显

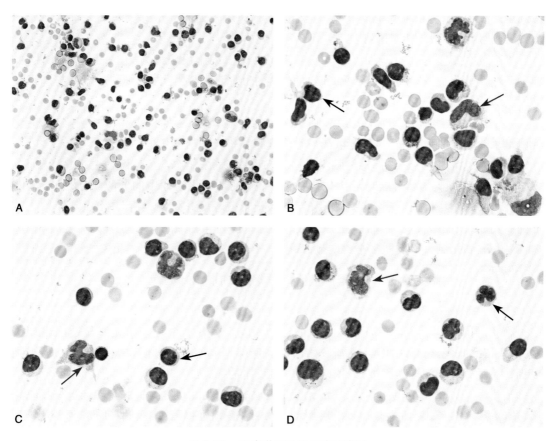

图 5-34　细胞学呈淋巴细胞反应型

异常脑脊液细胞学,A.高倍镜下可见大量淋巴细胞,背景可见较多红细胞;B~D.油镜下可见淋巴细胞(黑箭)为主,偶见单核细胞(红箭)

异常,但脑脊液检查有核细胞数明显升高,首先考虑颅内感染。

2. 我院脑脊液检查有核细胞数中度升高,支持颅内感染的诊断。

3. 颅内感染常见类型逐一排除:

(1) 化脓性脑膜炎:有核细胞数中度升高,生化轻度异常,细胞学呈淋巴细胞反应型,涂片阴性——排除。

(2) 结核性脑膜炎:有核细胞数中度升高,生化轻度异常,细胞学呈淋巴细胞反应型,涂片及培养阴性——基本排除。

(3) 隐球菌性脑膜炎:有核细胞数中度升高,生化轻度异常,细胞学未发现隐球菌,隐球菌两项阴性(含墨汁染色及荚膜抗原检测)——排除。

(4) 寄生虫脑病:有核细胞数中度升高,生化轻度异常,细胞学呈淋巴细胞反应型,未见嗜酸性粒细胞及浆细胞升高——基本排除。

(5) 病毒性脑膜炎:有核细胞数中度升高,生化轻度异常,细胞学呈淋巴细胞反应型,病原体检测阴性——支持病毒性脑膜炎。

4. 患者抗病毒治疗后,临床症状消失,脑脊液检查基本正常,支持病毒性脑膜炎诊断。

(五) 分析与讨论

1. 临床上病毒性脑膜炎较为常见,尽管脑脊液病毒核酸检测阳性可作为病毒性脑膜炎诊断的"金标准",但目前除单纯疱疹病毒核酸检测应用较为成熟外,其他病毒核酸检测尚不成熟,因此病原诊断仍相对困难。

2. 病毒性脑膜炎脑脊液细胞学改变多表现为淋巴细胞反应型,具有一定的特征性,可作为病毒性脑膜炎诊断的重要参考依据。但不能把脑脊液细胞学淋巴细胞反应型与病毒性脑膜炎诊断等同起来。

3. 目前病毒性脑炎诊断主要依靠临床医生的经验判断、影像检查和脑脊液常规、生化检测结果的综合分析判断,同时应重视脑脊液细胞学检查的检测价值。

4. 抗病毒治疗有效,是病毒性脑膜炎诊断的重要诊断依据。

5. 脑脊液细胞学结合脑脊液生化指标分析,特别是生化指标中的乳酸,对感染类型的鉴别有重要的参考价值。病毒性脑膜炎时,乳酸正常或轻度升高(少数合并出血除外);化脓性脑膜炎、结核性脑膜炎、隐球菌性脑膜炎、寄生虫脑病等乳酸水平明显升高。此外,脑出血、脑膜癌病时,脑脊液乳酸水平也明显升高。

七、隐球菌性脑膜炎的细胞学诊断

(一) 病例基本信息

患者,男,51 岁。主诉头痛伴呕吐 1 个月余入院。患者 1 个月余前无明显诱因出现头痛,呈头顶部胀痛,持续不缓解,逐渐开始出现头痛伴恶心明显,呕吐胃内容物多次,无视物模糊,无视物重影,无吞咽困难,无饮水呛咳,无肢体抽搐,无意识不清等。患者在当地医院就诊治疗,考虑"脑炎",具体不详,病情无明显好转,病程无发热。为进一步诊治送至我院急诊,急诊拟"颅内感染"收入院。入院后颅脑 MRI 平扫+增强提示:①双侧基底节区多发异常信号,待排缺血梗死灶或脑炎所致;②颅内软脑膜及小脑幕异常强化,考虑脑膜炎,请结合临床实验室检查(图 5-35)。

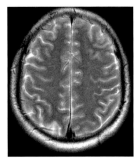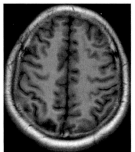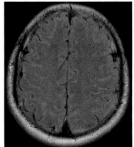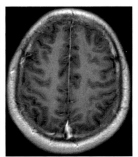

图 5-35 颅脑 MRI 平扫+增强

T_2WI 及 T_1WI 平扫未见明显异常;T_2FLAIR 序列增强(压水增强)示双侧额顶叶脑沟、脑裂内多发线样异常高信号

入院诊断:颅内感染(结核性脑膜炎? 隐球菌性脑膜炎?)

(二) 脑脊液检查

腰椎穿刺压力大于 $330mmH_2O$。

1. 脑脊液常规+细胞学 无色透明,球蛋白定性阴性,有核细胞数 $46×10^6/L$,红细胞 $38×10^6/L$,淋巴细胞反应型,可见少量单核细胞,偶见中性粒细胞,发现大量隐球菌,未发现异形细胞(图 5-36)。

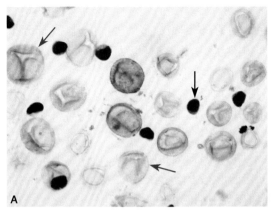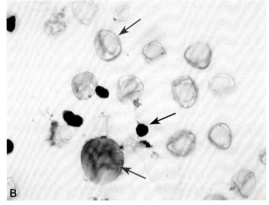

图 5-36 **细胞学呈淋巴细胞反应型,可见大量隐球菌**

异常脑脊液细胞学,A、B.可见少量淋巴细胞(黑箭),可见大量隐球菌(红箭),菌体较淋巴细胞明显增大,大小不一,形如压瘪的乒乓球,荚膜显示不明显

2. 脑脊液生化 蛋白 0.39g/L,葡萄糖 3.1mmol/L,氯化物 116.3mmol/L,腺苷脱氨酶 0.8U/L,乳酸脱氢酶 19.1U/L,乳酸 3.28mmol/L。

3. 病原检测 墨汁染色发现隐球菌(图 5-37),隐球菌荚膜抗原阳性,未发现细菌、抗酸杆菌。

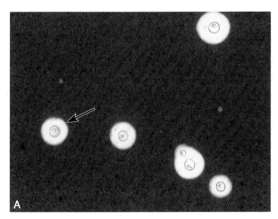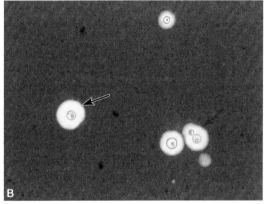

图 5-37 **墨汁染色发现隐球菌**

A、B.可见多个隐球菌,荚膜宽厚,菌体内均可见内容物(黑箭),部分可见出芽,呈"葫芦"状(红箭)

(三) 最终诊断

隐球菌性脑膜炎。

(四) 诊断思路

1. 中年男性,头痛伴呕吐 1 个月余,病程无明显发热,有高颅压表现,需考虑颅内感染或占位性病变相鉴别。

2. 腰椎穿刺压力大于 330mmH$_2$O(显著升高),脑脊液外观无色透明,影像检查提示有脑膜强化表现,应警惕隐球菌和脑膜癌病的可能,进一步鉴别需要依靠实验室检查。

3. 脑脊液细胞学、墨汁染色均发现大量隐球菌,隐球菌荚膜抗原阳性,隐球菌性脑膜炎诊断明确。

（五）分析与讨论

1. 隐球菌性脑膜炎脑脊液外观多表现为无色透明，有核细胞数多为轻中度升高（部分患者甚至可正常），当患者以头痛为主要表现，腰椎穿刺压力显著升高时（常大于 330mmH$_2$O），应想到隐球菌性脑膜炎的可能，特别是伴有发热表现时。

2. 隐球菌性脑膜炎脑脊液生化多表现为蛋白高、糖低、氯化物正常或偏低，乳酸高，但本病例脑脊液生化仅表现为氯化物偏低、乳酸明显升高外，其他指示未见明显异常，这种改变常见于抗感治疗后患者，会给诊断带来较大的迷惑性。

3. 细胞学或墨汁染色发现隐球菌均可明确诊断为隐球菌性脑膜炎。前者镜下形态多样，有时不好判断，特别是量少、体积小时，需要一定的形态学诊断经验。后者是经典的诊断方法，可见菌体和宽厚的荚膜，有时可见出芽，犹如夜空中的明星，过目难忘。

4. 隐球菌性脑膜炎与结核性脑膜炎和脑膜癌病的临床表现、影像学表现、脑脊液常规和生化检查均极为相似，细胞形态学检查必不可少。

八、误诊为中枢神经系统血管炎的颅内黑色素瘤

（一）病例基本信息

患者，男，32 岁。主诉反复头痛、头晕伴呕吐 2 个月余，再发并加重 1 天，第 3 次入院。2 个月前无明显诱因反复出现头痛，阵发性反复发作，程度重时伴呕吐，感头晕，无天旋地转感，无发热及肢体抽搐，当地医院行头颅 CT 及 MRI 提示右侧顶叶占位性病变，考虑血管畸形。为进一步诊治，先后三次入住我院。第一次于 2014-5-21 门诊拟"右侧顶叶血管畸形"收入神经外科，行头颅 CTA、MRI 示：①右侧中央旁小叶异常信号，考虑海绵状血管瘤（合并出血）可能性大；②蛛网膜下腔少量出血（图 5-38）。因患者及家属拒绝手术治疗，自动出院。出院后症状加重，于 2014-6-8 二次入院，明确诊断后于 6 月 27 日行"脑室腹腔分流术"，术后行 MRI 示脑膜增厚（图 5-39），经会诊后考虑"中枢神经系统血管炎"转神经内科治疗，经积极治疗后病情较前好转，于 7 月 24 日好转出院。出院后 3 天患者再次出现头痛、头痛症状较前明显加重，伴恶心、呕吐，呕吐胃内容物数次，同时伴有意识障碍，患者再次拟"中枢神经系统血管炎"收治住院（图 5-40）。患者自发病以来，精神差，体重明显减轻，无发热。

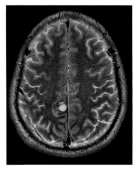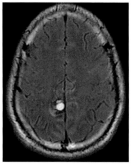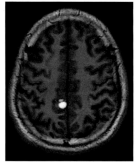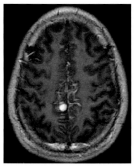

图 5-38　第一次住院 MRI 检查结果

右侧中央旁小叶示团块状短 T$_1$ 长 T$_2$ 异常信号，直径约 1.0cm，磁共振成像液体衰减反转恢复序列（fluid attenuated inversion recovery，FLAIR）呈高信号，T$_2$WI 示线样极低信号。双侧额颞顶叶多发线样 FLAIR 序列高信号。增强后软脑膜及软脊膜异常强化，其中大脑镰旁软脑膜明显

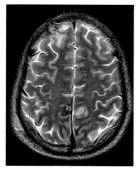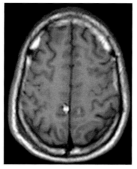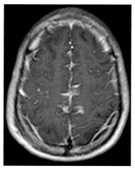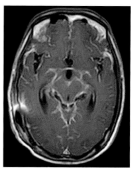

图 5-39　第二次住院 MRI 检查结果

脑室分流术后复查,现右侧中央旁小叶病灶范围较前次检查大致同前,信号较前有变化,T_2WI 序列信号较前略有减低,周缘仍示少许 T_2WI 序列极低信号影。左侧顶叶新增斑片状短 T_1 长 T_2 异常信号,考虑新发出血。增强后半球脑沟脑裂内多发异常线样强化,较前范围明显增大,强化程度较前加重

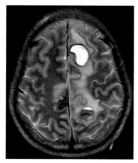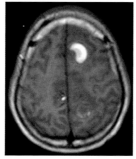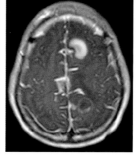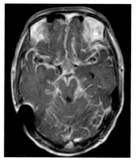

图 5-40　第三次住院 MRI 检查结果

与前次检查对比,原双侧顶叶病灶范围增大,左侧额叶新增团片状异常信号影,各序列信号混杂,左侧额叶病变内可见液液平面,表现为含出血病灶,病变范围约为 34.9mm×28.3mm×42.7mm;病变周围示片状脑组织水肿影,增强后顶叶病变周围呈不均匀轻度强化,颅内软脑膜弥漫性增厚、强化,程度较前进一步加重

入院诊断:中枢神经系统血管炎;双侧顶叶脑出血;蛛网膜下腔出血;梗阻性脑积水;脑室腹腔分流术后。

（二）脑脊液检查

时间	脑脊液常规	细胞学	脑脊液生化	其他
2014-6-10	淡红浑浊,球蛋白定性 1+,有核细胞数 $11×10^6/L$,红细胞 $5\,269×10^6/L$	中性粒细胞反应型,可见少量淋巴及单核细胞,发现异形细胞	蛋白 1.0g/L,葡萄糖 5.47mmol/L,氯化物 113.8mmol/L,腺苷脱氨酶 0.62U/L,乳酸脱氢酶 33.0U/L,乳酸 5.99mmol/L	病毒及寄生虫抗体阴性,肿瘤标志物阴性
2014-6-13	血性浑浊,球蛋白定性 4+,有核细胞数 $31×10^6/L$,红细胞 $310\,000×10^6/L$,单个核33%,多个核67%	未做	蛋白 10.41g/L,葡萄糖 2.1mmol/L,氯化物 105.9mmol/L,腺苷脱氨酶 3.47U/L,乳酸脱氢酶 108.2U/L,乳酸 5.31mmol/L	未做

续表

时间	脑脊液常规	细胞学	脑脊液生化	其他
2014-6-21	血性浑浊,球蛋白定性 4+,有核细胞数 480×10⁶/L,红细胞 299 520×10⁶/L,单个核 17%,多个核 83%	未做	蛋白 4.94g/L,葡萄糖 2.3mmol/L,氯化物 106.6mmol/L,腺苷脱氨酶 1.97U/L,乳酸脱氢酶 43.1U/L,乳酸 5.13mmol/L	未做
2014-6-27	血性浑浊,球蛋白定性 1+,有核细胞数 10×10⁶/L,红细胞 24 440×10⁶/L,单个核 17%,多个核 83%	未做	蛋白 1.49g/L,葡萄糖 5.03mmol/L,氯化物 115.6mmol/L,腺苷脱氨酶 0.73U/L,乳酸脱氢酶 17.0U/L,乳酸 3.67mmol/L	病毒及寄生虫抗体阴性,肿瘤标志物阴性
2014-7-9	红色浑浊,球蛋白定性 4+,有核细胞数 150×10⁶/L,红细胞 54 850×10⁶/L	可见吞噬细胞,单核细胞比例明显升高,发现异形细胞	蛋白 24.8g/L,葡萄糖 5.22mmol/L,氯化物 108.2mmol/L,腺苷脱氨酶 3.73U/L,乳酸脱氢酶 90.2U/L,乳酸 2.81mmol/L	未做
2014-7-27	淡红微浊,球蛋白定性 4+,有核细胞数 11×10⁶/L,红细胞 2 269×10⁶/L	混合细胞反应型,吞噬细胞比例明显升高,发现异形细胞	蛋白 6.4g/L,葡萄糖 8.53mmol/L,氯化物 114.9mmol/L,腺苷脱氨酶 1.09U/L,乳酸脱氢酶 33.5U/L,乳酸 3.17mmol/L	未做

图 5-41 为部分细胞学图片。

（三）最终诊断

中枢神经系统恶性黑色素瘤。

（四）诊断思路

1. 患者,青年男性,因反复头痛、头晕伴呕吐 2 个月余,再发并加重 1 天入院,先后三次入院,自发病以来,精神差,体重明显减轻,病程无发热。

2. 从影像检查看,初期提示血管畸形或海绵状血管瘤合并出血,但患者病情进展快,脑脊液蛋白高、糖低(有高有低),脑膜强化(呈进展性)——不支持影像诊断。

3. 从临床角度看,第二次入院考虑中枢神经系统血管炎,但患者病情进展快,脑脊液蛋白高、糖低(有高有低),脑膜强化(呈进展性)——也不支持血管炎的诊断。

4. 从脑脊液常规、生化看,多次送检均为血性脑脊液——提示有病理性出血,用血管炎无法解释;患者病程无明显发热,影像检查未提示感染,血性脑脊液,有核细胞数也未见明显升高——颅内感染可能性不大;有核细胞数轻度升高,蛋白高,糖时高时低,乳酸高,病情进展快,有脑积水,颅内软脑膜弥漫性增厚、强化,程度较前进一步加重——肿瘤不能排除。

5. 从脑脊液细胞学看,三次送检均发现明显异形细胞,胞体明显增大,胞膜瘤状突起,核仁明显,胞质内可见大量黑色颗粒,背景可见大量红细胞,可见黑色素吞噬细胞。

综上所述,结合病史、影像学检查和脑脊液检查结果综合分析,中枢神经系统恶性黑色

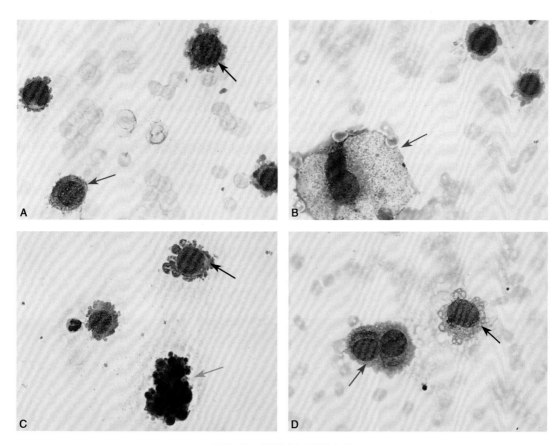

图 5-41 脑脊液细胞学表现

异常脑脊液细胞学,A~D.发现多个黑色素瘤细胞,体积大小不一,部分胞膜瘤状突起明显(黑箭),部分胞内可见大量黑色素颗粒(红箭),背景可见大量红细胞,偶见黑色素吞噬细胞(绿箭)

素瘤诊断明确。

（五）分析与讨论

1. 原发性颅内黑色素瘤一般较年幼,以青壮年以下为主;继发性颅内黑色素瘤可发生于任何年龄,30~50 岁多见,本病例患者年龄只有 32 岁。

2. 颅内黑色素瘤患者病程进展迅速,头痛呈进行性加重,可出现突发性意识障碍、呕吐,甚至发生脑疝。

3. 血性脑脊液较常见,原因是颅内黑色素瘤的血运丰富,易侵犯血管引起颅内出血和广泛血行播散转移,当肿瘤侵及血管时,可发生肿瘤内脑实质内或蛛网膜下腔出血。

4. 脑积水较常见,原因是肿瘤细胞在蛛网膜下腔扩散、聚集可引起脑积水,因此脑室腹腔分流术只能减轻症状,治标不治本。

5. 颅内恶性黑色素瘤临床表现、影像检查、脑脊液常规、及生化表现缺乏特异性,容易误诊、漏诊,脑脊液细胞学检查是诊断黑色素瘤的重要检测手段。

6. 手术病理和免疫组化难以获得时,脑脊液细胞学发现典型的黑色素瘤细胞即可明确诊断。

7. 应正确识别黑色素瘤细胞和含铁血黄素吞噬细胞,避免把后者当成黑色素瘤细胞而误诊。

九、颅内生殖细胞瘤的细胞学诊断

（一）病例基本信息

患者,男,24 岁。主诉反复头痛、精神行为异常 3 个月余入院。患者于 3 个月前无明显诱因反复出现头痛,以头顶部疼痛明显,伴感觉自己右上肢时长时短、烦躁易怒,偶有幻觉及谵妄,无恶心呕吐及畏光怕声,无肢体抽搐及意识丧失,无发热、盗汗及咳嗽咳痰,到当地医院行头颅 CT 示脑垂体体积稍增大、密度增高,双侧侧脑室及第三、四脑室脉络丛区见高密度影,右枕叶斑片状低密度影。进一步完善头颅 MRI+增强示:双侧胼胝体、侧脑室旁白质、下丘脑、鞍内异常信号,以慢性炎症性病变可能性大(胼胝体压部部分软化)。拟诊为"中枢神经系统慢性炎症感染?"给予激素抗炎,奥氮平抗精神病等治疗效果差。近 1 周来,患者夜间感口渴,反复起床喝水,为进一步诊治门诊以"头痛查因"收入我院神经内科住院治疗。

初步诊断:①头痛查因(病毒性脑膜脑炎?);②器质性精神障碍?

入院后复查头颅 MRI 检查示:双侧侧脑室周围、胼胝体多发病变及垂体柄异常改变,考虑生殖细胞类肿瘤可能性较大,待排朗格汉斯细胞增生症可能(图 5-42)。

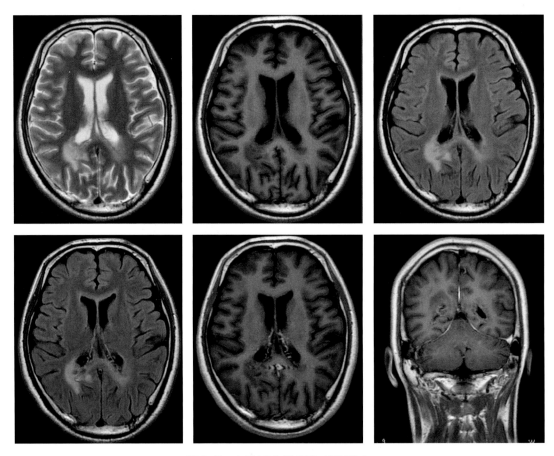

图 5-42　入院后头颅 MRI+增强检查

（二）脑脊液检查

1. 脑脊液常规+细胞学　无色透明,球蛋白定性±,有核细胞数 $32×10^6/L$,红细胞 $188×10^6/L$,淋巴-单核细胞反应型,偶见浆细胞及单核细胞,发现少量异形细胞(图 5-43)。

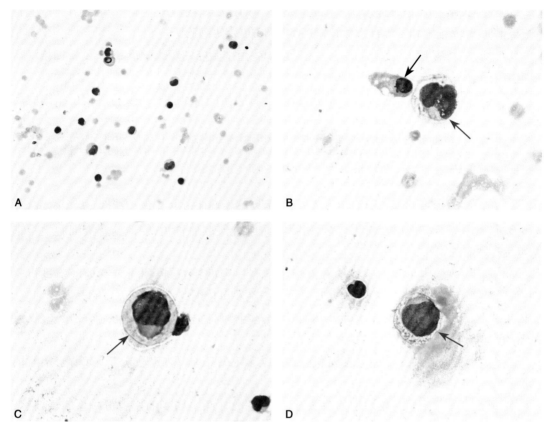

图 5-43　脑脊液细胞学表现

异常脑脊液细胞学，A. 高倍镜下可见淋巴细胞为主，背景可见红细胞；B~D. 可见一浆细胞(黑箭)，在离心力作用下发生变形；三个异形细胞(红箭)，胞体较淋巴细胞明显增大，胞质较丰富，核形不规则，核仁明显，胞质淡蓝，着色不均，核周均可见一半月形深染区域

2. 脑脊液生化　蛋白 0.54g/L，葡萄糖 3.8mmol/L，氯化物 122.2mmol/L，腺苷脱氨酶 0.7U/L，乳酸脱氢酶 24.4U/L，乳酸 2.4mmol/L。

3. 病原检测　细菌涂片、隐球菌两项、病毒及寄生虫抗体阴性。

（三）其他检查

血肿瘤六项：HCG 203.6IU/L，AFP、CEA、SCC、CA19-9、PSA 均在正常范围；脑脊液肿瘤三项：HCG 2 169.9IU/L、AFP 0.02μg/L、CEA<0.5μg/L。血及脑脊液 HCG 明显升高。

（四）最终诊断

颅内生殖细胞肿瘤。

（五）诊断思路

1. 患者，青年男性，无明显诱因反复出现头痛、精神行为异常 3 个月余，临床初诊考虑病毒性脑膜脑炎合并精神症状的可能。我院脑脊液检查有核细胞计数轻度升高，蛋白轻度升高，葡萄糖及氯化物正常，病原检测阴性，一定程度上支持临床病毒性脑炎初步诊断。

2. 患者病程无明显发热表现，外院影像检查提示是颅内炎症性病变，但激素抗炎效果差，不太支持感染。

3. 我院头颅 MRI 检查提示生殖细胞类肿瘤与朗格汉斯细胞增生症相鉴别,可通过脑脊液细胞学找肿瘤细胞和肿瘤标志物检测(AFP 和 HCG)协助诊断。

4. 血及脑脊液 HCG 明显升高——支持颅内生殖细胞瘤的影像学诊断,不支持朗格汉斯细胞增生症。

5. 脑脊液细胞学发现明显异形细胞,形态学有明显的特征性——支持颅内生殖细胞瘤诊断。

综上所述,根据脑脊液细胞学表现,结合临床、影像和肿瘤标志物检测结果考虑,颅内生殖细胞瘤诊断明确。

（六）分析与讨论

1. 颅内生殖细胞瘤是临床上较少见,多见于青少年群体以及儿童,有时容易误诊、漏诊。

2. 肿瘤好发于鞍区以及松果体区,极易导致脑脊液散播种植,因此脑脊液细胞学检查常可发现肿瘤细胞。

3. 我们发现颅内生殖细胞瘤脑脊液细胞学有一定的特点,可用于与其他肿瘤进行鉴别:脑脊液细胞学多呈淋巴细胞反应型,偶见浆细胞及单核细胞;有时可发现明显异形细胞,胞体呈圆形,体积明显增大,核大畸形,核染色质呈粗沙砾感,核仁大而明显,胞质淡蓝色,着色不均,有时可见核周半月形深染区。

4. 综合临床、影像、细胞学表现和肿瘤标志物(AFP、HCG)进行分析,有助于疾病的诊断。

5. 颅内生殖细胞瘤对放射性治疗敏感,对于部分诊断不明确的患者可行诊断性放疗,如放疗后肿瘤明显缩小甚至消失,则支持诊断。本病例患者行放射治疗后肿瘤消失。

十、性格改变抽搐意识障碍查因

（一）病例基本信息

外院送检,患儿,男,6 岁,因性格改变 8 个月余,抽搐后意识障碍 3 个月余入院。患儿 2017 年 10 月无明显诱因出现性格改变,脾气变暴躁,注意力、记忆力下降,成绩较前明显下降,反应能力减退,无发热、抽搐,无自主动作增多,无意识障碍。家属未予注意。2018 年 2 月出现右眼不自主眨眼,到眼科医院就诊,未予处理。2018 年 3 月出现呕吐 1~2 次/d,与进食无关。无发热、抽搐,无头晕、头痛,无视物模糊。2018 年 4 月 5 日摔伤前额,意识清醒,1 小时后出现呕吐,渐出现意识障碍,大小便失禁,口角歪斜,继而出现抽搐。入院后患儿出现反复发热,中低热为主。2018 年 4 月 13 日胸部 CT:双肺感染性病变,注意双侧继发性脑结核可能,其中右上肺及下叶背段实变并空洞形成,右侧胸腔积液,肝脾增大。2018 年 4 月 17 日转胸科医院抗结核治疗,胸部病灶基本吸收,但颅内病变加重,抗结核治疗效果欠佳,考虑中枢神经系统自身免疫性脑炎的可能,但自身免疫性脑炎抗体全阴。送华大基因感染高通量检测出丙酸杆菌、燕麦食酸菌及产黄青霉菌。影像检查:2018 年 4 月 5 日头颅 CT 示轻度脑积水;MRI 示双侧大脑半球、脑干及双侧小脑半球弥漫柔脑膜增厚并强化,颈髓表面变明显增厚及强化,考虑脑膜炎及脊髓炎改变,伴轻度脑积水和间质性脑水肿。软脊膜活检术(2018-6-15):未发现明显异常。由于抗结核治疗效果欠佳,为进一步明确诊断,遂送脑脊液到我院检查。

临床诊断:结核性脑膜炎;肺结核? 继发性癫痫;脑积水。

（二）脑脊液检查

	脑脊液常规	细胞学检查	脑脊液生化
2018-4-6 外院检测结果	淡黄微浑,球蛋白定性4+,有核细胞数17×10⁶/L,红细胞2 389×10⁶/L	未检测	蛋白29.9g/L,葡萄糖10.35mmol/L,氯化物113.4mmol/L
2018-7-3 我院检测结果	茶色浑浊,球蛋白定性4+,有核细胞数54×10⁶/L,红细胞7 360×10⁶/L	细胞学呈淋巴细胞反应型,偶见单核细胞,可见多个异形细胞,背景可见大量的红细胞(图5-44)	蛋白43.02g/L,葡萄糖6.1mmol/L,氯化物109.8mmol/L,腺苷脱氨酶1.0U/L,乳酸脱氢酶337.9U/L,乳酸2.18mmol/L

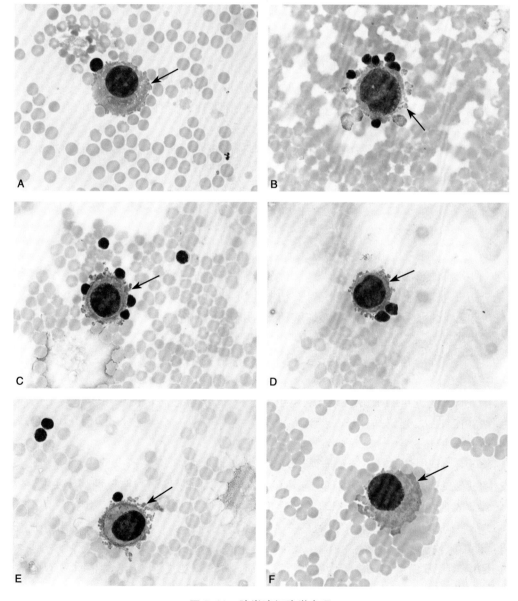

图5-44 脑脊液细胞学表现

异常脑脊液细胞学,A~F.可见多个明显异形细胞(箭),胞体较淋巴细胞显著增大,核仁大而明显,胞质强嗜碱性,个别细胞胞质内可见多个小空泡,伪足样突起,核质比例大,背景可见大量红细胞

（三）最终诊断

中枢神经系统肿瘤。

（四）诊断思路

1. 6 岁患儿，以性格改变 8 个月余，抽搐后意识障碍 3 个月余入院，病程较长，发病后近半年时间无明显发热表现，后出现中低热和肺部感染、胸腔积液，抗结核治疗有效，但颅内病变加重；头颅 MRI 检查显示颅内病变广泛；软脊膜活检未发现明显异常。临床初步诊断结核性脑膜炎可能性大，但抗结核治疗效果欠佳。总体印象，病变性质未明。

2. 结核性脑膜炎，支持点如下：

（1）头颅 CT 及 MRI 示：脑积水、脑膜炎及脊髓炎改变。

（2）患儿后期出现反复中低热表现，胸部 CT 提示肺结核的可能性大，抗结核治疗，胸部病灶基本吸收。

（3）脑脊液蛋白高、氯低。

3. 结核性脑膜炎，不支持点如下：

（1）患儿早期以性格改变为主要表现，早期中毒表现不明显。

（2）患儿病情呈进展表现：性格改变、无抽搐、无发热、无意识障碍→呕吐、抽搐、意识障碍、脑积水、反复发热。

（3）两次脑脊液均表现为明显的蛋白-细胞分离现象，蛋白显著升高，而有核细胞轻度升高，与结核性脑膜炎常见表现不符。

（4）患儿无糖尿病或高血糖表现，脑脊液葡萄糖不低反高，与结核性脑膜炎糖低的一般规律不一致。

（5）抗结核治疗效果欠佳。

（6）二代测序未检出结核分枝杆菌。

4. 两次脑脊液常规、生化检查均呈血性改变，有核细胞数轻度升高，蛋白高、葡萄糖不低，结合病史、影像检查及治疗效果考虑，结核性脑膜炎可能性不大，不排除肿瘤的可能。

5. 脑脊液细胞学发现明显异形细胞：胞体明显增大，胞核大、核仁明显，胞膜伪足样突起，胞质强嗜碱性，部分可见空泡——可明确诊断为肿瘤性病变。

6. 软脊膜活检术未发现明显异常，但不能排除肿瘤的可能，可能与未取到有代表性的病变组织相关。

综上所述，患儿可明确诊断为中枢神经系统肿瘤，结合形态特征和患者年龄考虑，胶质细胞肿瘤可能性大，建议病理进一步确认。

（五）分析与讨论

1. 临床上把中枢神经系统肿瘤误诊为结核性脑膜炎的病例并不少见，特别是肿瘤病变仅发生在脑脊膜而影像检查未发现明显占位性病变时。脑膜癌病与结核性脑膜炎的临床表现、影像学表现和脑脊液检查结果有时极为相似，不好鉴别。

2. 脑膜病变，脑脊液细胞学检测有明显的检测优势，当脑脊液细胞学发现肿瘤细胞时，即可帮助临床快速明确诊断。

3. 事实上，本病例临床诊断为结核性脑膜炎，脑脊液常规、生化结果是明显不支持的，特别是葡萄糖不低反高的情况，未能引起临床的高度重视和正确解读。

4. 病理检查是诊断的"金标准"，但前提是取材要有代表性，否则"金标准"也无从谈起。本病例软脊膜病理活检术并未发现明显异常，而脑脊液细胞学能发现肿瘤细胞，最终明确诊断,就是很好的说明。

5. 当疾病诊断不明确,治疗效果不佳或实验室检查结果与临床不符时,临床应考虑送检脑脊液细胞学进行鉴别。

十一、容易漏诊的肺癌脑转移细胞学诊断

(一)病例基本信息

患者,男,38 岁,主诉肺腺癌综合治疗近 4 年,双耳失聪 2 年,到我院肿瘤门诊就诊。患者 4 年前外院明确诊断肺腺癌,曾行化疗及 ALK 阳性抑制剂靶向治疗(克唑替尼),后逐渐出现双耳听力进行性下降,直至失聪,后出现口唇肌活动障碍,双侧眼睑不能闭合,逐渐发展至行走活动困难,后停用克唑替尼,改用 AP26113,行走困难缓解,双耳听力及口唇活动无缓解。因反复间断性头痛,去年在某医院行腰椎穿刺脑脊液检查,但未发现肿瘤细胞。为进一步治疗,来我院门诊就诊。肿瘤科主任结合患者病史及相关症状和体征综合分析,高度怀疑肺癌脑膜转移的可能,电话要求关注患者细胞学的情况。

(二)脑脊液检查

1. 脑脊液常规+细胞学 无色透明,球蛋白定性 1+,细胞总数 $13×10^6/L$,有核细胞 $7×10^6/L$,红细胞 $6×10^6/L$,细胞分类:淋巴细胞 39%,激活淋巴细胞 1%,单核细胞 33%,激活单核细胞 27%,异形细胞未发现(已经过两次制片镜检,但未发现肿瘤细胞)。

2. 脑脊液生化 蛋白 0.74g/L,葡萄糖 3.3mmol/L,氯化物 129.1mmol/L,腺苷脱氨酶 0.4U/L,乳酸脱氢酶 14.6U/L,乳酸 1.94mmol/L。

(三)结果分析

患者脑脊液有核细胞数轻度升高,细胞分类激活单核细胞明显升高,但报告未发现异形细胞,脑脊液生化蛋白偏高,乳酸偏高一点,结果如何解释?——患者有肺癌病史,现出现颅脑症状,虽然外院检查未发现肿瘤细胞,但从细胞学表现和生化结果看,球蛋白定性阳性,有核细胞计数轻度升高,单核细胞激活明显,应高度考虑脑膜癌病的可能。

为进一步明确诊断,我们将完成脑脊液常规、生化检测后剩余的脑脊液收集起来,进行了第三次细胞学涂片的制作和镜检。细胞学结果显示:细胞学呈淋巴-单核细胞反应型,激活单核细胞明显增多,全片发现一明显异形细胞,胞体明显增大,胞质丰富,大空泡,强嗜碱性,呈印戒样改变,形似腺癌细胞,结合病史,考虑肺癌脑转移的可能(图 5-45~图 5-47)。

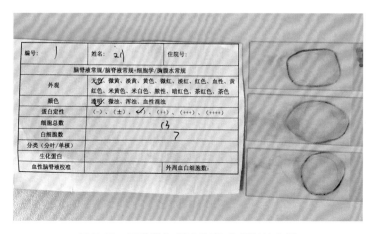

图 5-45 细胞数仅轻度升高,先后制片 3 张

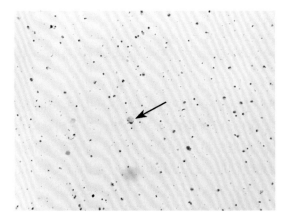

图 5-46 低倍镜下发现一异形细胞(箭)

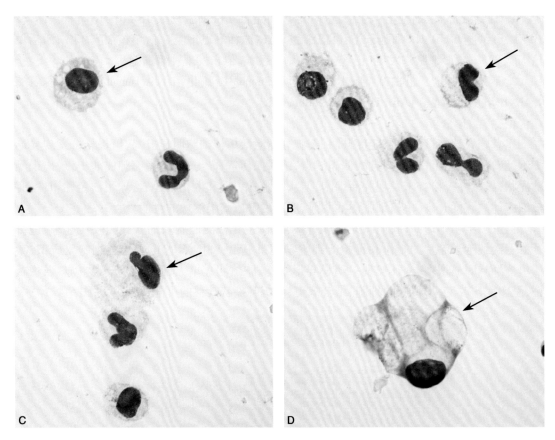

图 5-47 脑脊液细胞学表现

异常脑脊液细胞学,A~C.可见多个激活单核细胞(箭),单核细胞比例相对较多,发现可疑异形细胞(箭);D.油镜下见 A 中发现的异形细胞异型性明显(箭),胞体大、胞质云雾状,空泡将胞核"推"向一侧,呈印戒样,可见线形强嗜碱性区域,符合典型的腺癌细胞特点

（四）最终诊断

肺癌脑膜转移。

（五）诊断思路

1. 患者有肺癌病史，无明显诱因出现反复头痛等颅脑症状且脑脊液常规、生化等出现异常时，应高度警惕脑膜转移的可能。

2. 本病例常规、生化轻度异常，细胞学发现大量激活单核细胞，高度怀疑脑膜癌病的可能。前面两次制片，检测者已有意识地主动制片反复查找肿瘤细胞，虽均未发现明显异形细胞，但从工作态度看，检测者是高度负责任的。

3. 审核报告时，结合病史和细胞学发现大量激活单核细胞考虑，我们认定了应该能找到问题细胞，于是决定第三次制片，结果终于有所发现，最终帮助临床明确诊断。

4. 脑脊液细胞学找到肿瘤细胞是确诊脑膜癌病的"金标准"。患者出现相应的颅脑症状和脑脊液改变时，单次检测未发现肿瘤细胞，并不能排除脑膜转移的可能。细胞学阴性，可能与肿瘤细胞脱落的数量少和细胞收集量不高相关，应注意动态观察，加强复查。

（六）感悟

临床上相当部分疑难病例得到明确确诊，靠的是我们主动多做一点，专业执着、认真负责，是检验人员应有的职业态度。

十二、老年患者反复头晕头痛查因

（一）病例基本信息

患者，女，73岁，主诉头晕、头痛1个月余入院。患者1个月余前无明显诱因出现头晕、头痛，伴视物旋转、恶心呕吐，头痛主要局限在前额，为持续性"胀痛"，无意识障碍、肢体抽搐，无偏瘫、失语，无发热、咳嗽、咳痰等。曾到当地县人民医院就诊，行头颅MRI检查提示"腔隙性脑梗死"，给予对症治疗（具体不详）后症状有所好转出院。出院后仍有反复头晕、头痛发作，程度逐渐加重，体位改变时头晕明显，伴恶心呕吐、行走不稳、全身乏力，偶有小便失禁。转上级人民医院就诊，行头颅MRA检查提示：脑动脉硬化，右侧大脑中动脉管腔狭窄。复查头颅MRI提示：①左侧基底节区陈旧性腔梗灶；②双侧脑室、三脑室扩大，考虑脑积水。腰椎穿刺测颅内压约460mmH$_2$O，脑脊液生化：蛋白1.5g/L，脑脊液常规正常。甘露醇脱水后头痛可缓解，但仍反复。患者起病来精神萎靡，食欲不振，睡眠较差，便秘，偶有小便失禁，体重减轻10余千克。为进一步诊治来我院，以"头晕、头痛查因？"收入我院神经内科。入院后复查颅脑MRI+增强：①颅内软脑膜异常强化，首先考虑感染性病变可能，请结合脑脊液相关检查，排除癌性脑膜炎；②左侧基底节区异常信号影，考虑增宽的血管周围间隙可能；③脑白质少许变性灶；④脑室系统扩张并间质性水肿，考虑存在交通性脑积水。

初步诊断：头晕、头痛查因。

（二）脑脊液检查

1. 脑脊液常规+细胞学　无色透明，球蛋白定性1+，有核细胞数7×10^6/L，淋巴细胞反应型，偶见单核细胞，发现少量异形细胞（图5-48）。

2. 脑脊液生化　蛋白0.70g/L，葡萄糖4.1mmol/L，氯化物117.9mmol/L，腺苷脱氨酶

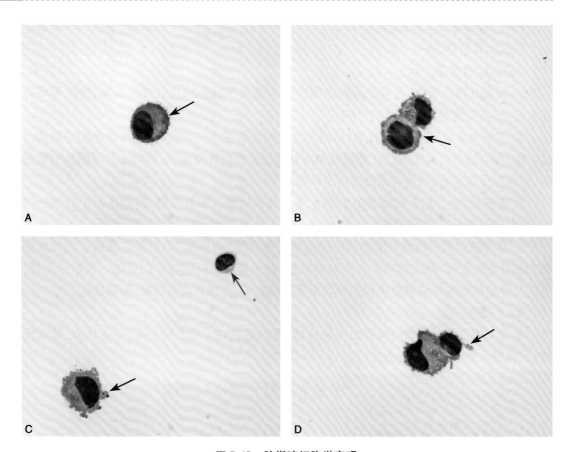

图 5-48　脑脊液细胞学表现

异常脑脊液细胞学,A~D.可见少量明显异形细胞(黑箭),与片中淋巴细胞(红箭)相比,胞体明显增大,胞质较丰富,强嗜碱性,胞膜可见伪足样突起或隐约可见红色微绒毛

0.4U/L,乳酸脱氢酶 26.2U/L,乳酸 5.54mmol/L。

3. 病原检测　细菌涂片及隐球菌两项阴性,培养阴性。

（三）其他检查结果

血肿瘤标志物八项(NSE、AFP、CEA、HCG、SCC、CA125、CA15-3、CA19-9)未见明显异常,加做脑脊液 CEA 9.4g/L。胸部 CT 检查发现肺部占位性病变。

（四）最终诊断

肺癌脑膜转移。

（五）诊断思路

1. 老年女性患者,主诉头晕、头痛 1 个月,症状反复,呈进行性加重。头颅影像检查示"腔隙性脑梗死""脑动脉硬化"均不能解释临床症状。

2. 颅内感染?——患者病程无明显的发热表现,颅内感染的可能性不大。

3. 脑或蛛网膜下腔出血?——头颅影像检查检无提示,可排除。

4. 肿瘤性病变?——老年患者是高危因素之一,有脑室扩大,脑积水表现,颅内压高(460mmH$_2$O),症状进行性加重,体重减轻,外院脑脊液检查"蛋白 1.5g/L,脑脊液常规正常",均支持肿瘤性病变的可能。

5. 我院头颅脑 MRI 复查提示:软脑膜异常强化、交通性脑积水——提示感染性病变与脑膜癌病相鉴别。

6. 胸部 CT 检查发现肺部占位性病变。

7. 我院脑脊液检查综合分析

（1）常规细胞数轻度升高、蛋白轻度升高、糖及氯化物正常——排除化脓性脑膜炎。

（2）细胞数轻度升高,乳酸明显升高——结合临床表现,基本排除病毒性脑膜炎的可能。

（3）隐球菌两项检测阴性——可排除隐球菌性脑膜炎。

（4）细胞数轻度升高,蛋白轻度升高、糖及氯化物正常——结合临床表现,结核性脑膜炎可能性不大。

（5）腰椎穿刺压力高达 $460mmH_2O$,脑脊液细胞学发现明显异形细胞,脑脊液 CEA 升高（9.4g/L）——提示脑膜癌病的可能。

综上所述,脑脊液细胞学找到明显异形细胞,脑脊液 CEA 异常升高,胸部 CT 检查发现肺部占位性病变。脑膜癌病诊断明确:可解释头晕头痛的原因,可解释脑积水、高颅压、脑脊液蛋白高、乳酸高及短时间内体重减轻 10 余千克的原因。

（六）分析与讨论

1. 头晕、头痛是脑膜癌病常见的临床症状,老年患者无明显诱因反复出现头晕头痛表现时,应警惕脑膜癌病的可能。

2. 脑膜癌病影像学表现缺乏特异性,容易误诊断颅内感染,应结合患者病史、症状、体征、实验室检查等综合考虑。

3. 脑脊液细胞学在脑膜癌病诊断和鉴别诊断方面有独特的优势,建议常规开展。

4. 当脑脊液细胞学发现明显异形细胞时,可同时加做血及脑脊液肿瘤标志物检测,血和/或脑脊液肿瘤标志物异常升高,有助于肿瘤性质和原发灶的识别。例如,血或脑脊液 CEA 升高,提示中枢神经系统以外肿瘤继发脑转移,应重点检查是肺或是胃肠道肿瘤来源。

5. 并非所有患者血及脑脊液肿瘤标志物同时升高,建议两者同时检测,有助于提高阳性检出率。

十三、容易漏诊的黑色素瘤细胞学诊断

（一）病例基本信息

外院送检,患者,男,67 岁,主诉双下肢乏力 5 年,加重 1 个月余入院。查体全身皮肤脂溢性角化,身上未发现黑痣,临床初步考虑中枢神经系统黑色素瘤与结核性脑膜炎相鉴别。为进一步明确诊断,于 2018 年 4 月 4 日送脑脊液到我院检查,但细胞学检查回报未发现明显异形细胞。4 月 9 日,由于患者准备放弃治疗、要求出院,外院送检医生打来电话要求再复核找黑色素瘤细胞。但已放置 5 天的标本,细胞有可能已溶解破坏了。本着对患者负责任的态度,我们还是将 5 天前的标本尝试重新制片复核,镜下大部分细胞已经溶解,发现少量高度疑似的黑色素瘤细胞,于是马上电复主管医生,建议重新送脑脊液复查。主管医生与患者及家属进行了充分沟通,于 4 月 11 日送来脑脊液复查。在镜下发现了典型的黑色素瘤细胞,最终明确诊断。

（二）脑脊液检查

时间	脑脊液常规+细胞学	脑脊液生化	病原检测
第一次送检	血性浑浊,球蛋白定性 2+,有核细胞计数 160×10⁶/L,红细胞计数 6 240×10⁶/L,混合细胞反应型,未发现异形细胞	蛋白 1.49g/L,葡萄糖 3.3mmol/L,氯化物 124.2mmol/L,腺苷脱氨酶 1.1U/L,乳酸脱氢酶 82.4U/L,乳酸 2.61mmol/L	未检
第二次送检	微红微浑,球蛋白定性 2+,有核细胞计数 101×10⁶/L,红细胞 1 339×10⁶/L,淋巴-单核细胞反应型,发现明显异形细胞	蛋白 1.57g/L,葡萄糖 3.2mmol/L,氯化物 123.5mmol/L,腺苷脱氨酶 1.3U/L,乳酸脱氢酶 107.0U/L,乳酸 4.06mmol/L	涂片未发现抗酸杆菌

第一次送检脑脊液细胞学表现见图 5-49：

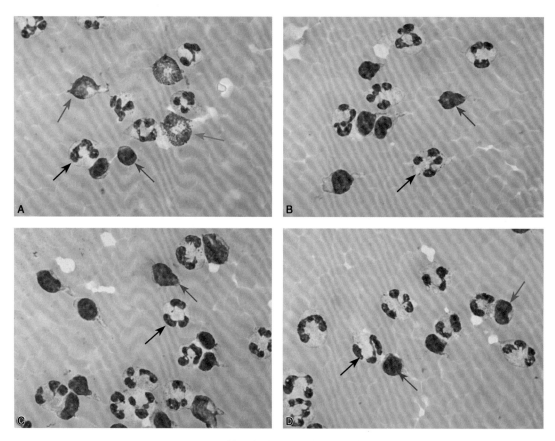

图 5-49　第一次送检脑脊液细胞学表现

异常脑脊液细胞学,A~D. 可见有核细胞以中性粒细胞(黑箭)及淋巴细胞(红箭)为主,偶见单核细胞(蓝箭)及嗜酸性粒细胞(绿箭),未发现明显异形细胞,背景可见大量红细胞

　　第一次送检标本放置 5 天后,取出重制片,镜下可见大部分有核细胞溶解,偶见可疑溶解的黑色素瘤细胞,背景为大量红细胞(图 5-50~图 5-55)。

　　第二次送检脑脊液细胞学表现见图 5-56：

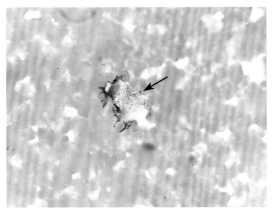

图 5-50　溶解的可疑黑色素瘤细胞 1(箭)

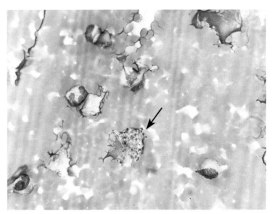

图 5-51　溶解的可疑黑色素瘤细胞 2(箭)

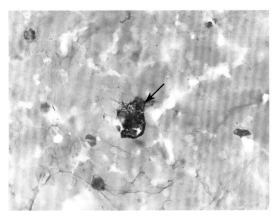

图 5-52　溶解的可疑黑色素瘤细胞 3(箭)

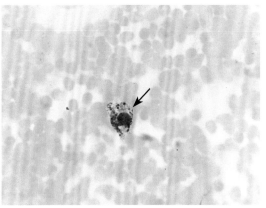

图 5-53　吞噬黑色颗粒的吞噬细胞(箭)

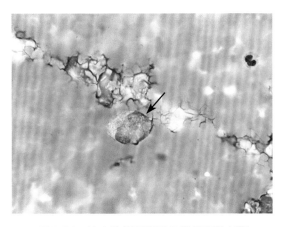

图 5-54　较完整的可疑黑色素瘤细胞(箭)

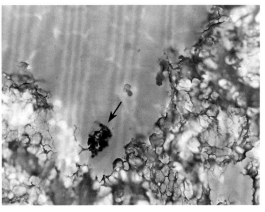

图 5-55　吞噬黑色颗粒的吞噬细胞(箭)

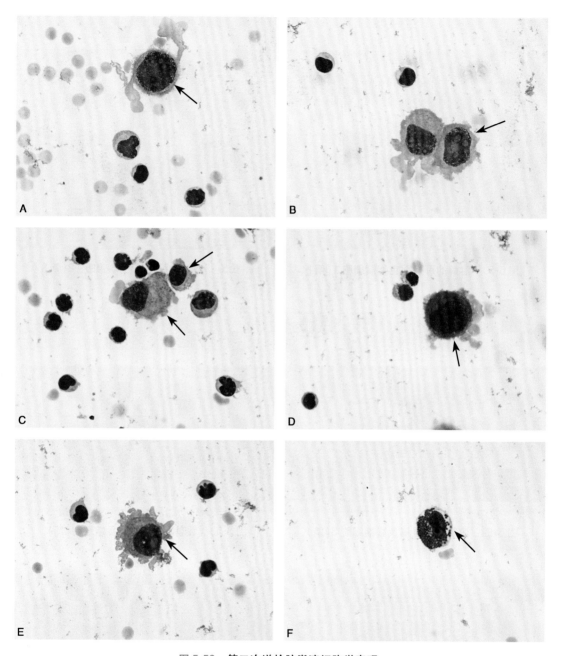

图 5-56　第二次送检脑脊液细胞学表现

异常脑脊液细胞学,A～E.可见多个明显异形细胞(箭),胞体、胞核明显增大,胞膜可见伪足样突起,核仁明显,单个或多个,胞质强嗜碱性,胞内可见少量至大量黑色颗粒;F.可见一黑色颗粒吞噬细胞(箭),颗粒粗大,圆形,分布均匀

（三）最终诊断

中枢神经系统黑色素瘤。

（四）分析与讨论

1. 颅内黑色素瘤脑脊液细胞学诊断并不难,只要发现一个典型的黑色素瘤细胞即可明确诊断。

2. 本病例给我们最大的启示是临床和实验室及时沟通的重要性和医者仁心仁术,坚守信念,不轻言放弃的工作态度。

(1) 没有临床主动与实验室的沟通,就没有可能找出搁置多天标本重新制片的可能。

(2) 没有检验人员认真负责的态度,就不可能重制片,就没有找到可疑细胞的可能。

(3) 没有找到可疑细胞,就没有医患的进一步沟通。

(4) 没有医患的真诚沟通,就没有第二次的送检。

(5) 没有第二次的送检,就没有最终的确诊。

十四、颅内"满天星"查因

(一) 病例基本信息

外院送检,女,17 岁,主诉头痛、头晕、肢体乏力伴恶心呕吐 10 天入院。患者于 10 天前无明显诱因突发头晕,伴全身乏力及恶心、呕吐,未经系统诊疗,症状持续出现并逐渐加重。入院后查体:无发热(起病以来),嗜睡,双瞳等大同圆,直径约 2.5mm,光反射灵敏,双侧视盘水肿,充血,边界稍模糊,余脑神经(-),颈项强直(-),四肢肌力Ⅳ级,肌张力正常,双侧病理征(-)。头颅 MRI 检查提示:脑内多发病变,考虑感染性病变可能(图 5-57)。临床认为颅内病灶多发,呈"满天星"改变,不能排除脑囊虫感染的可能。为进一步明确病变性质,行脑组织活检术,术后病理报告:(左额占位)镜下见脑组织神经元有空泡变,胶质细胞增生有异型,请结合其他相关检查以协助进一步判别。考虑到颅内病变性质未明,为进一步明确诊断,先后两次行腰椎穿刺取脑脊液到我院检查。同期寄生虫检查全套阴性,血沉、血常规正

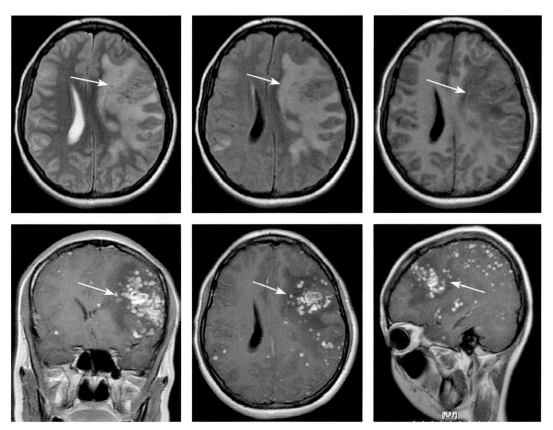

图 5-57　MRI 示颅内呈"满天星"改变

常,治疗过程中患者双下肢无力加重,视力下降,并出现中度热。

入院诊断:颅内占位性病变。

（二）脑脊液检查

先后 2 次送检,送检项目有脑脊液常规、生化、细胞学、寄生虫抗体及病原检测等,间隔时间为 10 天。

时间	脑脊液常规+细胞学	脑脊液生化	病原检测
第一次送检	无色透明,球蛋白定性 1+,有核细胞数 39×10⁶/L,红细胞 5×10⁶/L,淋巴细胞反应为主的混合细胞反应型,可见少量单核细胞及中性粒细胞,未发现异形细胞(图 5-58)	蛋白 0.89g/L,葡萄糖 2.55mmol/L,氯化物 117.3mmol/L,腺苷脱氨酶 2.5U/L,乳酸脱氢酶 31.7U/L,乳酸 4.3mmol/L	未发现细菌、隐球菌及抗酸杆菌,寄生虫抗体全阴,结核分枝杆菌培养阳性
第二次送检	淡黄微浊,球蛋白定性 4+,有核细胞数 540×10⁶/L,红细胞 310×10⁶/L,中性粒细胞反应为主的混合细胞反应型,可见少量单核细胞,未发现异形细胞(图 5-59)	蛋白 3.98g/L,葡萄糖 0.45mmol/L,氯化物 103.4mmol/L,腺苷脱氨酶 14.5U/L,乳酸脱氢酶 1 422U/L,乳酸 12.2mmol/L	未发现细菌、隐球菌,寄生虫抗体全阴,发现抗酸杆菌(图 5-60)

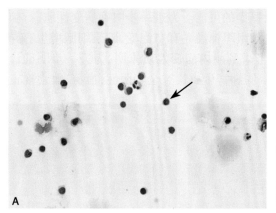
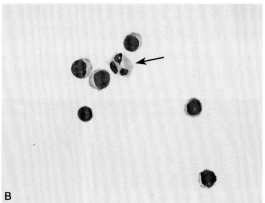

图 5-58　第一次送检细胞学表现

异常脑脊液细胞学,A. 高倍镜下可见淋巴细胞(箭)为主,偶见中性粒细胞;B. 油镜下,淋巴细胞为主,可见一中性粒细胞(箭)

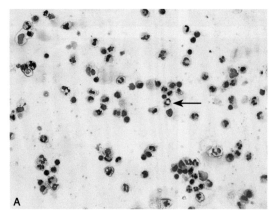
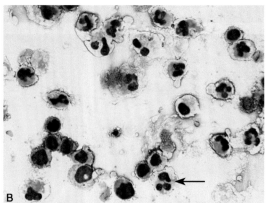

图 5-59　第二次送检细胞学表现

异常脑脊液细胞学,A. 高倍镜下可见中性粒细胞(箭)及淋巴细胞为主;B. 油镜下,可见中性粒细胞比例较淋巴细胞高,中性粒细胞胞膜不完整(箭)

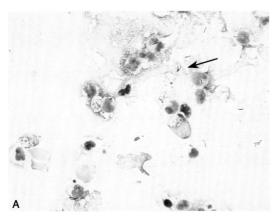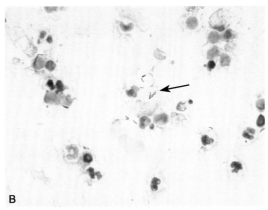

图 5-60 第二次送检发现大量抗酸杆菌(箭)

（三）最终诊断

1. 粟粒性脑结核、结核性脑膜脊膜炎。

2. 双肺结核并右肺上叶空洞形成。

（四）诊断思路

1. 青年女性,头痛、头晕、肢体乏力伴恶心呕吐 10 天入院,入院查体神志不清,嗜睡,双侧视盘水肿,头颅 MRI 检查提示脑内多发占位性病变。

2. 颅内占位,需排除感染或肿瘤的可能

（1）颅内肿瘤:影像学检查提示感染可能性大、脑组织活检未发现肿瘤细胞、两次细胞学未发现肿瘤细胞,呈炎性改变,治疗过程出现发热表现——可排除。

（2）脑囊虫感染:脑组织活检不支持、两次细胞学均未发现嗜酸性粒细胞及浆细胞增多,寄生虫抗体全套阴性——可排除。

（3）病毒性脑膜炎:影像检查不支持,脑脊液有核细胞数治疗后不低反上升,蛋白明显升高,葡萄糖明显下降,乳酸明显升高,细胞学中性粒细胞比例明显升高,不支持病毒感染——可排除。

（4）隐球菌性脑膜炎:影像检查不支持,脑脊液常规、细胞学改变不支持,隐球菌墨汁染色及荚膜抗原均阴性——可排除。

（5）化脓性脑膜炎:临床表现、影像检查不支持,脑脊液有核细胞数治疗后不低反上升,不支持化脓性脑膜炎——可排除。

（6）结核性脑膜炎

不支持点:脑组织活检未提示,血沉正常。

支持点:治疗过程症状加重,出现中度热,脑脊液细胞学及生化前后变化显著,特别是蛋白高、糖低、氯化物低、乳酸高,细胞分类以中性粒细胞为主,均符合结核感染特点——可能性大。

3. 第二次送检,涂片抗酸染色后发现大量抗酸杆菌,支持结核性脑膜炎的考虑,结合第一次送检时结核分枝杆菌培养结果阳性,结核性脑膜炎病原诊断明确。

4. 经送检单位反馈,患者胸部 CT 检查提示"双肺结核并右肺上叶空洞形成"。

综合患者临床表现、影像学检查和实验室检查(脑脊液常规、生化、细胞学及抗酸染色等)结果分析,排除颅内寄生虫感染,结核性脑膜炎诊断明确。

（五）分析与讨论

1. 粟粒性肺结核血行播散至颅内引起多发性病变,头颅 MRI 检查可表现为"满天星"改变,有时需与寄生虫(囊虫)感染相鉴别。

2. 两者可通过脑脊液细胞学表现进行快速鉴别:寄生虫感染多表现为嗜酸性粒细胞和浆细胞明显增多,而结核性脑膜炎则多表现为中性粒细胞增多的混合细胞反应。

3. 不是所有结核脑膜炎均有发热等中毒性改变,特别是结核性脑膜炎初期,患者临床表现、脑脊液常规、生化、细胞学表现可不典型,需动态观察。

4. 充分发挥临床、影像、病理、检验等多学科的检测优势,提高疾病的识别能力,才能更好地提高疾病的诊治水平。

十五、脑脊液细胞学协助诊断复发原始神经外胚层肿瘤

（一）病例基本信息

外院送检,患儿,女,5 岁,因不明原因头痛,送脑脊液到我院检测要求协助诊断。由于送检单描述过于简单,也未留送检医生的联系电话,我们无法了解患儿的发病情况和主要送检目的。经与患儿家属沟通了解得知:患儿之前在外院做过颅内肿瘤手术,术后诊断是"原始神经外胚层肿瘤(primitive neuroectodermal tumor,PNET)"。PNET 是一种较为罕见的高度恶性的神经系统肿瘤,为神经嵴衍生的较原始的肿瘤,主要由原始神经上皮产生,具有多向分化的潜能,肿瘤呈侵袭性生长,广泛脑脊液播散,预后极差,大部分仍需通过病理诊断才能确诊,组织形态学属于恶性小圆细胞肿瘤。至此,外院送检目的比较明确了,我们的检测重点是脑脊液细胞学找肿瘤细胞,看是否存在复发转移或术后感染的可能。

初步诊断:原始神经外胚层肿瘤术后复发?

（二）脑脊液检查

1. 脑脊液常规+细胞学　无色透明,球蛋白定性 1+,有核细胞计数 $98×10^6$/L,红细胞计数 $132×10^6$/L,淋巴-单核细胞反应型,发现多个明显异形细胞,大小不一,核质比例大,核仁明显,胞质强嗜碱性,胞膜瘤状或伪足样突起,胞质或胞核可见空泡(图 5-61)。

2. 脑脊液生化　蛋白 1.05g/L,葡萄糖 1.0mmol/L,氯化物 122.6mmol/L,腺苷脱氨酶 1.3U/L,乳酸脱氢酶 327.1U/L,乳酸 4.71mmol/L。

3. 病原检测　未发现细菌、隐球菌及抗酸杆菌。

（三）诊断思路

1. 单从脑脊液常规看,蛋白升高,有核细胞中度升高,有少量红细胞——提示存在出血,炎症和肿瘤性病变待排。

2. 结合脑脊液生化看,蛋白高、糖低、氯化物正常、乳酸脱氢酶及乳酸明显升高——排除单纯性脑出血引起头痛的可能,感染和肿瘤性病变待排。

3. 患儿有明确的肿瘤手术病史,结合脑脊液常规、生化及病原检测结果,基本可排除病毒性脑炎(蛋白高、糖低、乳酸高,不支持病毒感染)、隐球菌性脑膜炎(隐球菌墨汁染色及抗原检测阴性)、化脓性脑膜炎(细胞数仅轻中度升高)及结核性脑膜炎(细胞数仅轻中度升高)的可能。

4. 脑脊液细胞学发现多个明显异形细胞,激活单核细胞多见,未见中性粒细胞,提示术后复发或脑脊液播散的可能,不考虑术后感染。

综上所述,细胞学找到明确的肿瘤细胞,提示患儿头痛的主要原因是肿瘤播散转移

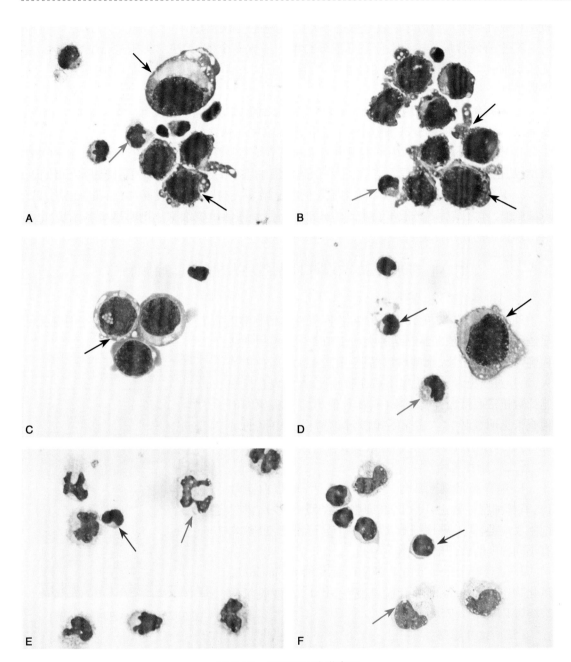

图 5-61　脑脊液细胞学表现

异常脑脊液细胞学,A~D. 可见多个明显异形细胞(黑箭),单个或多个聚集,胞体明显增大,大小不一,核仁明显,胞膜瘤状或伪足样突起,核内、胞内可见空泡,胞质强嗜碱性;A~F. 可见淋巴细胞(红箭)及单核细胞(绿箭)

所致。

（四）分析与讨论

1. 本病例手术效果满意,但术后患儿出现不明原因的头痛,临床考虑感染的可能性大(从申请项目中含一般细菌、隐球菌及抗酸杆菌检测可以看出)。从我院检测结果看,有核细胞数中度升高,蛋白高、糖低,临床确实很容易误诊为术后感染而采取抗感染治疗(抗细菌、抗结核或抗真菌),但治疗的效果肯定是欠佳的,势必延误治疗。

2. 脑脊液常规有核细胞分类只能分出单个核或多个核,无法对细胞进行准确分类,也无法识别肿瘤细胞,也就无法明确诊断,临床只能认为有核细胞数升高是因为感染所致,而采取抗感染及对症支持治疗。

3. 本病例脑脊液细胞学表现与淋巴瘤、髓母细胞瘤非常相似,没有病史的交代,很容易造成误诊,这也说明脑脊液细胞学分析不能脱离临床而独立分析。

4. 本病例外院送检医生不重视申请单的规范填写,没有交代患儿的诊疗情况和相关检查结果,也没有留下必要联系方式,不利于脑脊液细胞学的结果分析,应予引起重视和纠正。

5. 从细胞学表现看,激活单核细胞比例明显增多,支持肿瘤复发转移,而非淋巴瘤或髓母细胞瘤,理由是后者一般不会出现单核细胞特别是激活单核细胞比例明显增多,胞膜也不会出现长长的伪足样突起。

十六、细胞学协助诊断间变性大细胞淋巴瘤脑转移

（一）病例基本信息

外院送检,患儿,男,6 岁。因确诊间变性大细胞淋巴瘤 1 个月入院。患儿 1 个月前无明显诱因出现右侧颈部淋巴结肿大(图 5-62),外院病理活检确诊为"间变性大细胞淋巴瘤"。化疗后,颈部肿物消失,治疗过程患者出现头痛不适,脑脊液检查发现有核细胞计数正常而蛋白升高现象(具体数值不详),头颅 MRI 检查未见明显异常。临床不排除淋巴瘤侵犯中枢的可能,为进一步明确诊断,送脑脊液到我院检查。

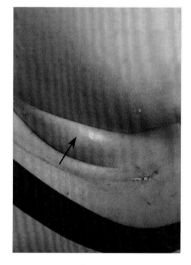

图 5-62　颈部淋巴结肿大(箭)

（二）脑脊液检查

1. 脑脊液常规＋细胞学　无色透明,球蛋白定性 1+,有核细胞计数 $1 \times 10^6/L$,红细胞计数 $55 \times 10^6/L$,淋巴细胞反应型,偶见单核细胞,发现多个异形淋巴细胞,均有不同程度的核凹陷感(图 5-63)。

2. 脑脊液生化　蛋白 1.22g/L,葡萄糖 4.5mmol/L,氯化物 116.4mmol/L,腺苷脱氨酶 0.3U/L,乳酸脱氢酶 27.3U/L,乳酸 2.75mmol/L。

（三）诊断思路

1. 本病例病史及临床诊断明确,治疗后颈部肿物消失,但出现头痛不适表现,临床高度怀疑淋巴瘤侵犯中枢神经系统的可能,送检目的明确。

2. 脑脊液常规、生化无色透明,有核细胞数正常,但蛋白明显升高,表现为蛋白-细胞分离现象;脑脊液葡萄糖不低,但蛋白高、乳酸高,提示血-脑屏障受损,结合病史,应首先考虑肿瘤脑膜转移的可能。

3. 脑脊液细胞学镜下发现多个明显异形细胞,结合病史及生化指标分析,支持淋巴瘤脑转移。

（四）分析与讨论

1. 本病例脑脊液有核细胞数极少,只有 $1 \times 10^6/L$,极易漏检,但本病例油镜下可发现多个异形细胞,最终明确诊断,归功于细胞玻片离心法良好的收集率和细胞形态的完整性。

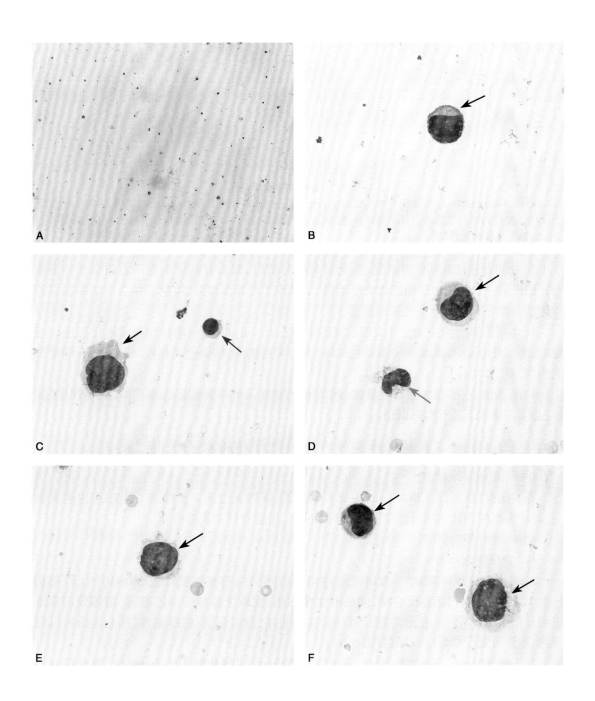

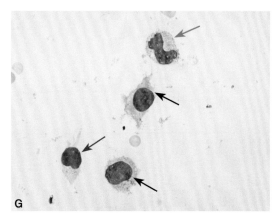
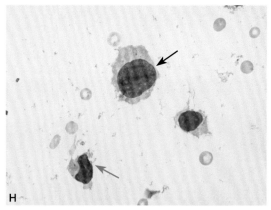

图 5-63   脑脊液细胞学表现

异常脑脊液细胞学,A.低倍镜下可见极少量有核细胞,形态未见明显异常;B~H.可见多个异形淋巴细胞(黑箭),胞核可见不同程度的凹陷感,核染色质细致,核仁细小,胞体较正常淋巴细胞(红箭)大,偶见单核细胞(绿箭)

2. 检测者在结合脑脊液常规、生化及病史分析时,要求有高度的责任心和专业分析能力。假设第一次制片由于细胞收集率不高,未发现明显异形细胞,检测者结合病史和脑脊液生化结果综合分析后应主动制片复查。

3. 本病例脑脊液中间变性大细胞淋巴瘤细胞有一定的特点:胞体较正常淋巴细胞明显增大,胞质较丰富,细胞质大多数着色偏浅,少数着色较深,核染色质疏松、偏幼稚,有明显凹陷感,形似"弹坑样"。

4. 低倍镜下,肿瘤细胞与大淋巴、激活淋巴细胞及单核细胞形态很相似,极易误诊、漏诊,必须在油镜下进行形态识别。

十七、容易误诊为颅内感染的中枢神经系统淋巴瘤

(一) 病例基本信息

外院送检,患者,男,38 岁。因头晕不适就诊,病程无发热。影像检查提示颅内多发病变,临床考虑颅内感染的可能性大。为明确诊断,送脑脊液到我院检查。

初步诊断:颅内感染。

(二) 脑脊液检查

1. 脑脊液常规+细胞学   微黄微浑,球蛋白定性 4+,有核细胞计数 240×10^6/L,红细胞计数 12×10^6/L,淋巴细胞反应型,偶见中性粒细胞,发现大量异形淋巴细胞,胞体较正常淋巴明显增大,大小不一,核形多变、不规则,核仁明显,胞质深蓝、强嗜碱性,部分胞质内可见空泡,胞质可见少量紫红色颗粒(图 5-64)

2. 脑脊液生化   蛋白 7.21g/L,葡萄糖 1.7mmol/L,氯化物 104.8mmol/L,腺苷脱氨酶 27.1U/L,乳酸脱氢酶 656.7U/L,乳酸 9.58mmol/L。

(三) 最终诊断

原发性中枢神经系统弥漫性大 B 细胞淋巴瘤(外院病理确诊)。

(四) 诊断思路

1. 中年男性,因头晕不适就诊,病程无发热,影像检查发现颅内多发病变,临床考虑颅内感染可能性大。

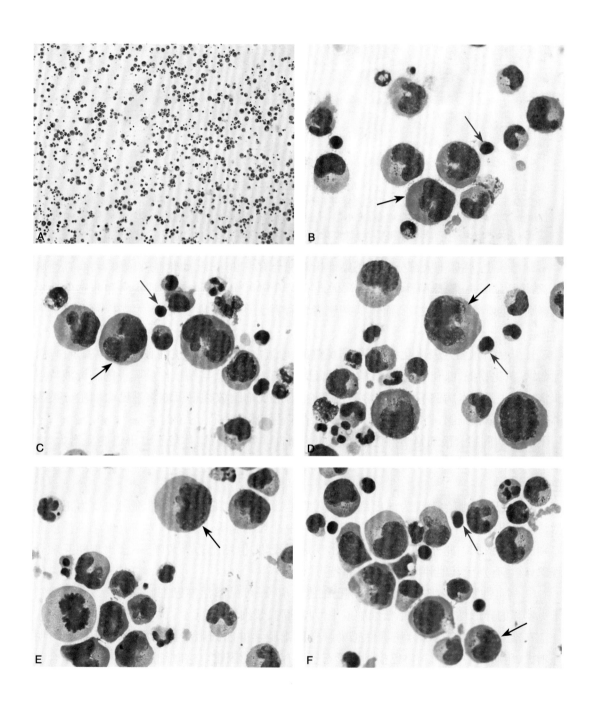

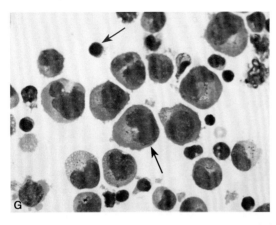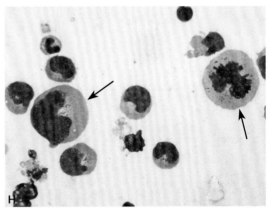

图 5-64　**脑脊液细胞学表现**

异常脑脊液细胞学,A. 低倍镜下可见大量异形细胞;B~H. 油镜下可见大量异形淋巴细胞(黑箭),
细胞边界清晰,核形多变,核仁明显,大小不一,胞质强嗜碱性,胞质可见少量紫红色颗粒,部分可见
空泡,偶见核分裂象;可见正常淋巴细胞(红箭)及中性粒细胞

2. 事实上,临床上大部分颅内感染性疾病都会有发热表现,如化脓性脑膜炎、病毒性脑膜炎、结核性脑膜炎、隐球菌性脑膜炎等,因此有无发热可作为颅内感染性疾病和非感染性疾病鉴别的重要参考指标之一,而本病例患者病程并无明显发热表现,不太支持颅内感染的考虑。

3. 从脑脊液常规及生化结果看,外观微黄,球蛋白定性 4+,有核细胞中度升高,蛋白高,葡萄糖、氯化物低,腺苷脱氨酶、乳酸脱氢酶及乳酸明显升高,与结核性脑膜炎的脑脊液特点非常相似。假设本病例不做细胞学染色镜检,则常规细胞分类很可能将淋巴瘤细胞分类为淋巴细胞或单核细胞,临床最终将其误诊为结核性脑膜炎并行抗结核治疗。

4. 本病例脑脊液细胞学淋巴瘤细胞的异型性非常明显:胞体较正常淋巴明显增大,大小不一,核形多变、不规则,核仁明显,胞质强嗜碱性,着色深蓝,部分胞质内可见空泡或紫红色颗粒。

5. 淋巴瘤细胞学表现为淋巴细胞反应型,除了淋巴瘤细胞外,背景细胞主要为正常或激活的淋巴细胞,不会出现较多的单核细胞和中性粒细胞等。这可作为与其他感染性疾病鉴别的重要依据。此外,淋巴瘤细胞可出现成团聚集,但细胞边界清晰,不会出现相互融合现象,这也有别于其他肿瘤细胞的分布特点。

6. 病毒性脑膜炎细胞学表现呈淋巴细胞反应型,可见激活淋巴细胞,细胞大小较一致,未见明显的异形性,可偶见单核细胞或中性粒细胞、浆细胞等。

7. 值得关注的是:部分病毒性感染脑脊液细胞学淋巴细胞激活现象明显,胞体也可明显增大,胞质强嗜碱性,与淋巴瘤细胞形态鉴别有一定的困难。这时细胞学分析必须结合临床、影像和脑脊液生化特点综合分析,其中脑脊液生化对鉴别诊断有重要的参考价值,病毒性脑膜炎脑脊液生化多表现为蛋白轻度升高,葡萄糖、氯化物多正常,乳酸脱氢酶及乳酸正常或轻度升高。

8. 本病例脑脊液生化蛋白明显增高,葡萄糖明显下降、乳酸脱氢酶及乳酸均明显增高,显然不支持病毒性脑膜炎。

十八、容易漏诊的隐球菌性脑膜炎细胞学诊断

（一）病例基本信息

外院送检,患者,男,55岁,主诉因反复头痛、发热19天入院。患者19天前无明显诱因出现头痛、发热,头痛以额部、双侧颞部剧烈疼痛为主,难忍受,为持续性,体温最高为38.6℃,无头晕、恶心、呕吐,无视物模糊、复视、抽搐及意识障碍。遂到当地诊所就诊,但效果欠佳(具体情况不详)。8天前,患者出现认知障碍、幻觉、胡言乱语,送上级医院住院治疗,查头颅MRI平扫未见异常,腰椎穿刺压力215mmH$_2$O,脑脊液有核细胞263×10^6/L,诊断为"病毒性脑膜脑炎",给予抗病毒、激素、丙球等治疗后(具体不详),患者认知障碍、幻觉及胡言乱语症状消失,但仍反复头痛、发热,伴恶心、呕吐、全身疲乏无力感,无抽搐及意识障碍,为进一步诊治转我院神经内科治疗。

初步诊断:中枢神经系统感染(病毒性脑膜脑炎? 结核性脑膜炎?);2型糖尿病。

（二）脑脊液检查

1. 脑脊液常规+细胞学　微黄微浑,球蛋白定性2+,有核细胞计数114×10^6/L,红细胞计数28×10^6/L,淋巴-单核细胞反应型,淋巴细胞69%,激活淋巴细胞8%,单核细胞13%,激活单核细胞2%,浆细胞2%,中性粒细胞6%,未发现异形细胞,发现多个隐球菌(图5-65~图5-71)。

2. 脑脊液生化　蛋白2.12g/L,葡萄糖0.1mmol/L,氯化物113.8mmol/L,腺苷脱氨酶3.2U/L,乳酸脱氢酶85.2U/L,乳酸13.99mmol/L。

3. 病原检测　涂片找抗酸杆菌阴性;隐球菌墨汁染色找到隐球菌(图5-72);隐球菌荚膜抗原阳性。

（三）最终诊断

隐球菌性脑膜炎。

（四）诊断思路

1. 患者,中年男性,因反复头痛、发热就诊,症状进行性加重,继而出现意识障碍。头颅MRI平扫检查阴性,但腰椎穿刺压力增高(治疗后),临床表现符合中枢神经系统感染特点,基本排除肿瘤性病变的可能。

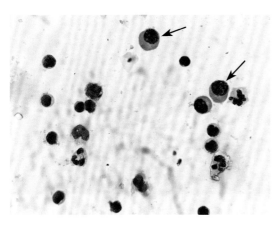

图5-65　淋巴细胞、中性粒细胞及浆细胞(箭)

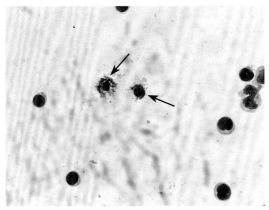

图5-66　两个隐球菌(箭)

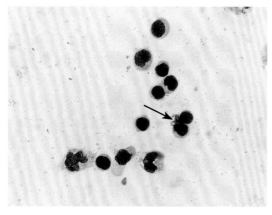

图 5-67 一个隐球菌（箭）

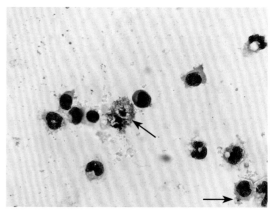

图 5-68 两个隐球菌（箭）

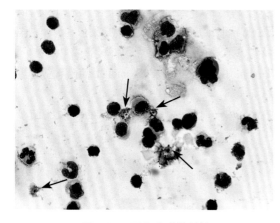

图 5-69 四个隐球菌（箭）

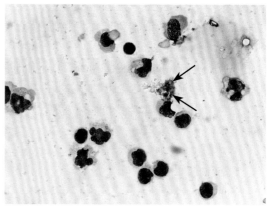

图 5-70 两个紧挨的隐球菌（箭）

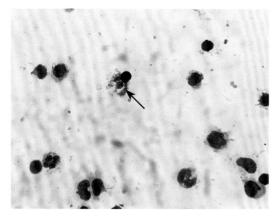

图 5-71 一个隐球菌（箭）

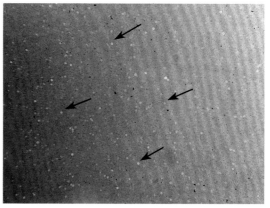

图 5-72 低倍镜下针尖样大小的隐球菌（箭）

2. 脑脊液常规、生化　外观微黄,有核细胞数中度升高,蛋白明显升高,葡萄糖、氯化物低、乳酸脱氢酶及乳酸明显升高,腺苷脱氨酶正常。结合病史考虑,颅内感染诊断明确。常见的感染类型鉴别:

(1) 病毒性脑膜炎:脑脊液外观多呈无色透明,有核细胞数可正常或轻中度升高,蛋白多正常或轻度升高,葡萄糖、氯化物、腺苷脱氨酶、乳酸等大多正常。但本病例生化结果明显不支持,可排除。

(2) 化脓性脑膜炎:脑脊液外观多呈米汤样浑浊,有核细胞数显著升高(成千上万),多个核细胞为主,蛋白 2g/L 或以上,葡萄糖、氯化物多偏低,腺苷脱氨酶多正常,乳酸多明显升高。本病例常规细胞数仅中度升高,且以单个核为主,可基本排除。

(3) 结核性脑膜炎:脑脊液外观多呈微黄至黄,有核细胞数多中度或明显升高,蛋白多2g/L 或以上,葡萄糖、氯化物多偏低,腺苷脱氨酶及乳酸多明显升高。本病例常规、生化结果相似,不能排除。

(4) 隐球菌性脑膜炎:脑脊液外观多呈无色透明,有核细胞数多正常或轻度升高,少数中度升高,蛋白 1~2g/L,葡萄糖、氯化物多偏低,腺苷脱氨酶多正常,乳酸多明显升高。本病例常规、生化结果相似,不能排除。

3. 脑脊液细胞学　本病例脑脊液细胞学表现呈淋巴细胞为主的淋巴-单核细胞反应型,符合病毒性脑炎的细胞学特点,但综合脑脊液生化结果考虑,可排除病毒性及化脓性脑膜炎的可能,但不能排除隐球菌性或结核性脑膜炎的可能,原因是患者经过前期的治疗,疾病进入慢性感染阶段,细胞学改变可变得不典型。

4. 综合脑脊液常规、生化及细胞学初步分析,基本排除病毒性脑膜炎和化脓性脑膜炎的可能。患者有 2 型糖尿病,应高度怀疑结核性脑膜炎或隐球菌性脑膜炎的可能。

5. 脑脊液细胞学找到隐球菌,此外,墨汁染色后低倍镜下发现大量针尖样大小的隐球菌,隐球菌荚膜抗原阳性,隐球菌性脑膜炎病原诊断明确。

6. 补充说明:初步报告并没有提示发现隐球菌,存在漏检的情况。报告审核过程中,我们注意到临床初步诊断"病毒性脑膜脑炎"与脑脊液生化"蛋白高、糖低"间的矛盾关系,于是重新阅片,结果发现镜下的"杂质"其实就是隐球菌,并非染料沉渣。

(五) 分析与讨论

1. 隐球菌性脑膜炎多见于免疫力低下及免疫缺陷人群,本病例患者有糖尿病病史,具备易感因素。

2. 当患者出现反复剧烈头痛,伴发热,腰椎穿刺压力显著升高,脑脊液外观无色透明,细胞数轻、中度升高,蛋白高、糖低、乳酸高等情况时,应想到隐球菌性脑膜炎的可能。

3. 在中枢神经系统感染性疾病中,隐球菌性脑膜炎诊断并不难。原因是隐球菌性脑膜炎病原诊断相对较容易,只要墨汁染色发现隐球菌或隐球菌荚膜抗原阳性或细胞学发现隐球菌即可病原明确诊断。

4. 本病例的价值在于告诉我们:细胞学分析不能脱离临床,不能脱离其他实验室检查而孤立分析,否则有可能造成误诊、漏诊。本病例隐球菌数量不少,墨汁染色后发现大量的隐球菌,但体积偏小,在细胞学制片过程中极容易丢失,因此细胞学实际观察到的数量并不多,而且形态不典型,极易误认为染料沉渣而漏诊。如果报告审核时没注意到临床初步诊断与细胞学表现及脑脊液生化间的矛盾关系,就极有可能漏诊。

5. 应注意墨汁用量对染色效果的影响:个别病例,由于隐球菌数量较少(特别是体积较小时),墨汁染色、细胞学检查可能会出现假阴性;也有个别病例,由于隐球菌菌体较小(特别是量较少时),墨汁染色时墨汁用量太多(背景大黑而"淹没"隐球菌)或太少(背景太淡,荚膜显示不清),都有可能导致隐球菌漏检的情况出现。本病例墨汁与标本用量比例较合适。

十九、细胞学协助诊断弥漫软脑膜胶质神经元肿瘤

(一) 病例基本信息

患儿,男,9岁,主诉因反复头痛半个月余入院。患者于半个月余前开始无明显诱因下出现头痛,呈间断发作,以颈枕部为主,呈胀痛,刚开始未注意,未做何处理,头痛逐渐明显加重,无恶心呕吐,无畏寒发热,无潮热盗汗,无体重减轻,无肢体乏力等。1周前到外院就诊,颅脑 MRI 平扫提示存在脑积水,予对症治疗,但症状无明显好转。为求进一步诊治,转至我院住院治疗。入院诊断:脑积水查因。

入院后,复查颅脑 MRI 平扫+增强提示:颅内软脑膜及所示颈髓软脊膜多发异常强化,待排脑脊液播散转移,考虑结核性脑膜炎,请结合临床相关检查。腰椎穿刺压力145mmH$_2$O,脑脊液检查有核细胞数轻度升高,蛋白明显升高,葡萄糖、氯化物低、乳酸高,病原检查未见明显异常,细胞学提示发现异形细胞。患者全身 PET/CT 检查未见肿瘤性病变。经综合分析,临床认为结核性脑膜炎的可能性大。为明确病理,遂行全麻下行"左侧额叶占位性病变切除术"。术中见左侧额叶病变,囊实性改变。术后病理:弥漫软脑膜胶质神经元肿瘤。

(二) 脑脊液检查

1. 脑脊液常规+细胞学　无色透明,球蛋白定性 3+,有核细胞计数 50×10^6/L,红细胞计数 140×10^6/L,淋巴-单核细胞反应型,淋巴细胞23%,单核细胞32%,激活单核细胞45%,发现多个明显异形细胞,胞体较正常淋巴细胞稍大,胞质量少,部分呈裸核样,核染色质偏幼稚,部分细胞胞核或胞质内可见空泡,可见激活单核细胞及部分溶解细胞(图 5-73)。

2. 脑脊液生化　蛋白 3.36g/L,葡萄糖 1.1mmol/L,氯化物 115.6mmol/L,腺苷脱氨酶0.1U/L,乳酸脱氢酶 25.9U/L,乳酸 10.42mmol/L。

3. 病原检测　细菌涂片阴性;抗酸杆菌涂片阴性;结核分枝杆菌核酸检测阴性;隐球菌二项阴性。

(三) 最终诊断

弥漫软脑膜胶质神经元肿瘤。

(四) 诊断思路

1. 男性患儿,因反复头痛半个月余,以脑积水为主要表现收治入院。颅内感染、肿瘤是引起脑积水的常见病因。前者以结核性脑膜炎、隐球菌性脑膜炎、寄生虫脑病等多见,主要依靠病原学和影像学检查明确诊断;后者可根据影像学表现、手术病理及脑脊液细胞学等明确诊断。

2. 本病例患儿急性起病,临床最初考虑结核性脑膜炎致脑积水可能性大,但证据不足。

(1) 支持点:影像检查提示结核性脑膜炎可能性大;脑脊液蛋白高、糖低、氯化物低、乳酸高。

(2) 不支持点:病程无发热、盗汗等全身中毒性症状;腰椎穿刺压力不高;有核细胞轻度升高;结核分枝杆菌检查阴性。

3. 细胞学找到明显异形细胞,提示肿瘤的可能。手术病理明确诊断为弥漫软脑膜胶质

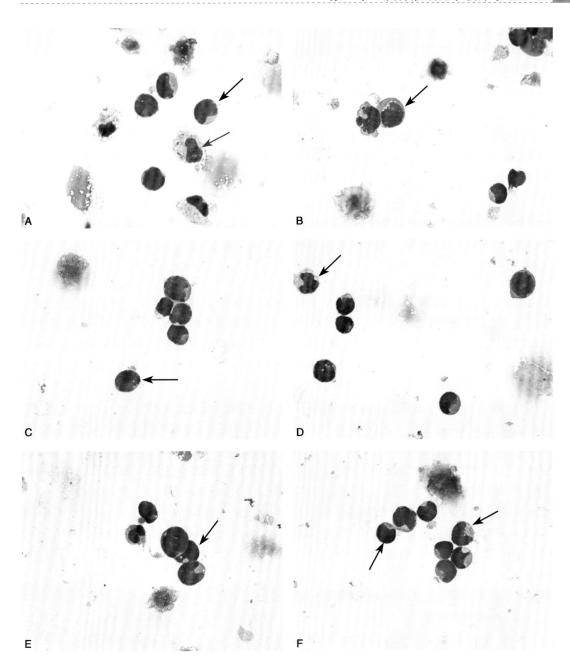

图 5-73　脑脊液细胞学表现

异常脑脊液细胞学,发现多个明显异形细胞,A.可见 4 个异形细胞(黑箭)和 2 个激活单核细胞(红箭);B.异形细胞胞内可见小空泡(箭);C.均为异形细胞,个别胞内可见小空泡(箭);D.可见一个单核细胞(箭),余为异形细胞;E.可见 3 个异形细胞排列紧密,胞核小空泡,胞质少呈裸核样(箭);F.均为异形细胞(箭),形似淋巴细胞

神经元肿瘤,支持细胞学诊断,最终也明确了引起脑积水的真正原因。

（五）分析与讨论

1.临床上,中枢神经系统原发性肿瘤引起的脑积水并不少见。肿瘤有明显占位效应的,影像检查有明显的检测优势,但对于占位效应不明显,肿瘤细胞在软脑膜和软脊膜分布生长的肿瘤,不具检测优势。后者往往容易被影像检查诊断为结核性脑膜炎。

2. 全身 PET/CT 检查有助于肿瘤诊断和肿瘤原发灶的识别,但同样存在一定的限性,但本病例检查结果是阴性,因此检查阴性并不能排除肿瘤的可能。

3. 脑脊液学发现肿瘤细胞即可明确诊断,在脑膜癌病的诊断方面具有独特的检测优势。本病例最终手术病理明确诊断为弥漫软脑膜胶质神经元肿瘤,有赖于前期脑脊液细胞学的肿瘤提示,让临床诊断过程少走了弯路。

4. 本病例脑脊液肿瘤细胞形态特点很容易与淋巴瘤细胞和髓母细胞瘤细胞相混淆。本病例脑脊液细胞学可看到比例较多的激活单核细胞,这与淋巴瘤细胞学表现(呈淋巴细胞反应型,激活单核细胞少见)有明显的差别,可作为鉴别诊断的重要依据。髓母细胞瘤多成团聚集,边界不清,核染色质更显幼稚疏松,胞质量相对多一点,核仁明显,此外髓母细胞瘤影像检查可见明显的占位性病变。

二十、反复头晕、肢体乏力、视力减退查因

(一) 病例基本信息

外院送检,患者,男,45 岁,主诉反复头晕 2 年,肢体乏力,视力减退 1 个月,加重 1 周入院。患者 2 年前突发眩晕,当时发现"轻度脑积水",1 年前出现后颈部疼痛、耳鸣,按颈椎病治疗症状无好转,3 个月前出现恶心,间有呕吐,1 个月余前出现视物模糊,发现脑积水加重,遂行脑室腹腔分流术。术后视物模糊仍进行性加重,并出现无光感,1 周前出现上肢乏力。外院曾 5 次腰椎穿刺检查,蛋白(0.74~2.2)g/L,LDH(124~474)U/L,有核细胞数(13~93)×10^6/L,淋巴细胞为主,细菌、真菌涂片及培养阴性,寡克隆蛋白电泳阴性。

入住送检医院后复查头颅 MRI 平扫+增强示:双侧视神、经蛛网膜下腔不均匀增宽,意义待定;脑室-腹腔分流术后,轻度幕上脑积水。全脊髓 MRI 提示多发性病灶,考虑肿瘤性病变,注意淋巴瘤、转移瘤或神经纤维瘤病可能。全身 PET-CT 提示右侧中颅窝底结节、右侧桥小脑角稍高密度结节,椎管内多发结节,考虑感染、炎症性疾病可能性大,肿瘤待排。入院后行 4 次腰椎穿刺检查,有核细胞数(6~15)×10^6/L,蛋白(7.92~7.96)g/L,葡萄糖均<1.1mmol/L,腺苷脱氨酶均>20U/L(血腺苷脱氨酶约为 9U/L),真菌 G 试验、GM 试验、隐球菌抗原均阴性,3 次病理送检未发现肿瘤细胞。为进一步明确病因,送脑脊液到我院检测。

初步诊断:脑积水原因待查(淋巴瘤? 颅内感染?)

(二) 脑脊液检查

1. 脑脊液常规+细胞学   黄色透明,球蛋白定性 4+,有核细胞计数 64×10^6/L,红细胞计数 84×10^6/L,淋巴细胞反应型,发现明显异形淋巴细胞。胞体较正常淋巴细胞明显增大,胞核大且形态多变,分叶多见,偶见核分裂象,部分细胞核仁明显,胞质强嗜碱性,少数胞核可见空泡,偶见正常淋巴细胞及激活单核细胞。考虑淋巴瘤可能性大,建议加做流式细胞检查(图 5-74)。

2. 脑脊液生化   蛋白 5.87g/L,葡萄糖 0.2mmol/L,氯化物 113.7mmol/L,腺苷脱氨酶 22.7U/L,乳酸脱氢酶 941.4U/L,乳酸 9.68mmol/L。

3. 病原检测   细菌涂片阴性,抗酸杆菌涂片阴性,隐球菌二项阴性。

(三) 最终诊断

中枢神经系统淋巴瘤。经电话随访,家属告知患者最后转肿瘤医院,按"中枢神经系统淋巴瘤"治疗(未行进一步病理活检),已康复出院。

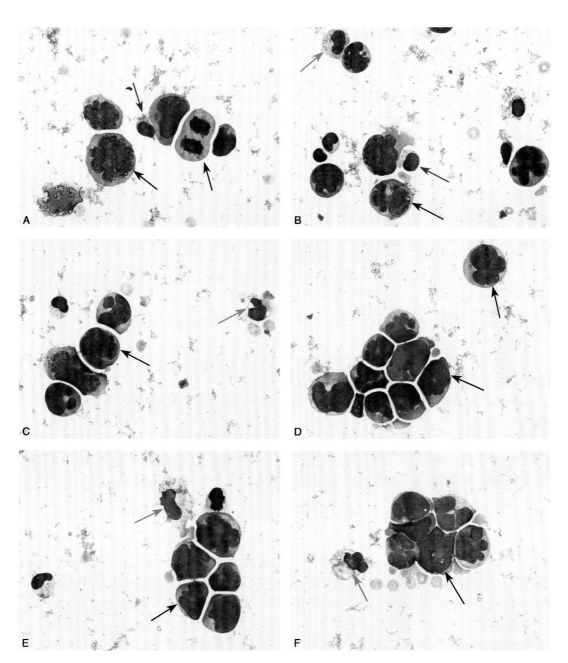

图 5-74 脑脊液细胞学表现

异常脑脊液细胞学,A~F.发现多个明显异形淋巴细胞(黑箭),胞体明显增大,核大畸形,核形多变,花形核易见,核仁明显、可见核分裂象,个别胞核可见小空泡,胞质强嗜碱性,偶见正常淋巴细胞(红箭)及激活单核细胞(绿箭)

（四）诊断思路

1. 中年男性患者,病程较长,主要表现为肢体乏力和视力减退,以脑积水查因收治入院。引起脑积水的常见原因有感染、肿瘤、出血、创伤等,从病史描述看,出血和创伤可排除,应重点考虑感染或肿瘤性的可能。

2. 颅内感染致脑积水? ——可能性不大。

（1）支持点:蛋白明显升高,糖低、氯化物低,腺苷脱氨酶、乳酸脱氢酶及乳酸明显升高;全身 PET-CT 考虑感染、炎症性疾病可能性大;3 次病理送检未发现肿瘤细胞。

（2）不支持点:病程较长,无明显发热表现;多次脑脊液检查,有核细胞数仅轻度升高;多次病原检测均阴性。

3. 肿瘤性病变致脑积水? ——可能性大,需细胞学进一步确认。

（1）支持点:病情的进展特点支持;影像检查提示肿瘤性病变,注意淋巴瘤、转移瘤或神经纤维瘤病可能;全身 PET-CT 提示待排肿瘤;脑脊液蛋白明显升高,糖低、氯化物低,腺苷脱氨酶、乳酸脱氢酶及乳酸明显升高,可见于部分肿瘤患者,特别是脑脊膜广泛种植转移的;细胞学发现明显异形淋巴细胞,提示淋巴瘤可能性大。

（2）不支持点:3 次病理送检未发现肿瘤细胞。

4. 脑脊液细胞学检查发现大量明显异形细胞,符合淋巴瘤典型的形态学特征,结合影像检查和全身 PET-CT 结果提示,形态上基本可以确诊。

5. 从电话随访结果看,"中枢神经系统淋巴瘤"治疗效果满意,支持细胞学诊断。

（五）分析与讨论

1. 脑积水病因多样,以感染性脑积水及肿瘤性脑积水最常见,两者脑脊液常规及生化结果差异不明显,容易导致误诊或漏诊的发生。

2. 脑脊液细胞学检查对脑积水病因分析有重要的参考价值,病理检查不能取代脑脊液细胞学检查。

3. 脑脊液生化明显异常,葡萄糖明显下降,乳酸和乳酸脱氢酶水平明显升高,说明病变较广泛,脑脊膜受累明显,此时脑脊液细胞学往往容易发现淋巴瘤细胞。淋巴瘤病变在脑实质深处,未累及脑脊膜时,脑脊液生化及脑脊液细胞学检查可未见明显异常。

二十一、误诊为结核性脑膜炎的胶质细胞肿瘤

（一）病例基本信息

外院送检,患者,女,19 岁,主诉因反复头晕、头痛 1 年半,加重 1 个月余入院。病程无明显发热表现,外院行多次腰椎穿刺检查,压力 150~330mmH$_2$O,脑脊液无色透明,有核细胞数 $(5\sim12)\times10^6/L$,蛋白 2.89~6.0g/L,葡萄糖 5.13~6.19mmol/L,病原检测阴性（包括病毒 PCR、抗酸染色、墨汁染色、细菌及真菌涂片、细菌培养、结核分枝杆菌培养等）,脑脊液病理送检未见癌细胞。头颅+全脊髓平扫+增强 MRI 示:弥漫性脑膜炎病变,延髓、颈、胸、腰骶段脊髓多处可见脊膜虫噬样改变,以胸段为著,部分压迫脊髓,考虑结核性脑膜炎可能性大（图 5-75、图 5-76）。临床初步诊断为结核性脑膜炎,并按结核性脑膜炎予四联抗结核治疗,但病情未见好转,症状逐渐加重。

为进一步明确诊断,先后 3 次送脑脊液到我院检测。我院 3 次脑脊液细胞学报告均提示找到明显异常细胞。经患者家属同意,先后行左侧额叶病灶立体定向活检术（病理报告未发现明显异常）和 T$_{3\sim8}$ 胸段椎管内病变切除术,术后病理示:恶性肿瘤,符合小细胞性胶质母细胞瘤伴少突胶质细胞瘤成分及大脑胶质瘤病,WHO 分级 4 级。

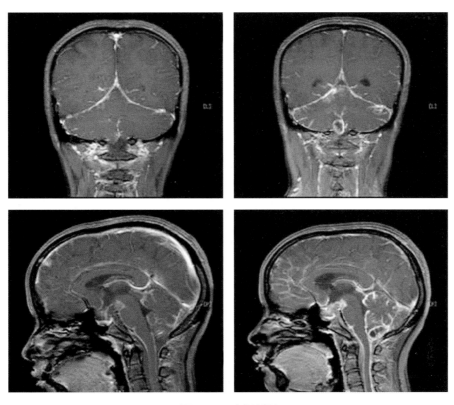

图 5-75 头颅 MRI

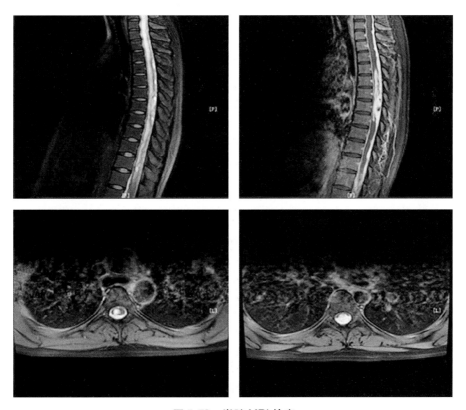

图 5-76 脊髓 MRI 检查

（二）脑脊液检查

	脑脊液常规+细胞学	脑脊液生化
第一次	黄色透明,球蛋白定性 4+,有核细胞计数 62×10⁶/L,红细胞计数 142×10⁶/L,混合细胞反应型,淋巴细胞 20%,单核细胞 67%,中性粒细胞 13%,发现明显异形细胞	未做
第二次	黄色透明,球蛋白定性 4+,有核细胞计数 52×10⁶/L,红细胞计数 428×10⁶/L,混合细胞反应型,淋巴细胞 91%,单核细胞 8%,中性粒细胞 1%,发现明显异形细胞	蛋白 31g/L,葡萄糖 6.5mmol/L,氯化物 107mmol/L,乳酸 2.7mmol/L
第三次	黄色透明,球蛋白定性 4+,有核细胞计数 32×10⁶/L,红细胞计数 518×10⁶/L,混合细胞反应型,淋巴细胞 50%,单核细胞 45%,中性粒细胞 5%,发现明显异形细胞	蛋白 30g/L,葡萄糖 5.2mmol/L,氯化物 110mmol/L,乳酸 2.9mmol/L

三次送检均发现明显异形细胞,三两个或多个成团聚集,胞体较淋巴及单核细胞明显增大,大小不一,部分细胞膜不规则,可见瘤状突起,胞质强嗜碱性,核质比例增大,核染色质较细致疏松,可见核切迹,部分可见核仁(图 5-77~图 5-79)。

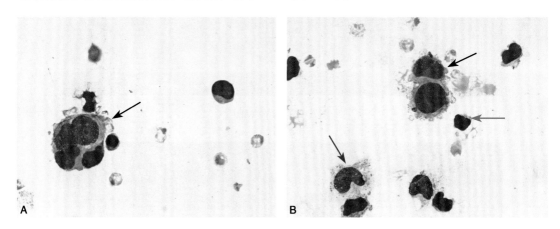

图 5-77   第一次送检细胞学表现
异常脑脊液细胞学,A. 可见异形细胞小团块聚集(箭);B. 可见两个明显异形细胞(黑箭),胞体较单核细胞(红箭)及淋巴细胞(绿箭)明显增大,核质细致疏松,胞膜瘤状突起,核形不规则,可见明显核切迹

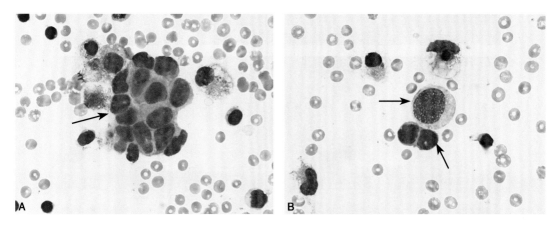

图 5-78   第二次送检细胞学表现
异常脑脊液细胞学,A. 可见成团聚集的异形细胞(箭),胞质嗜碱性;B. 可见三个异形细胞(箭),大小不一,核质细致疏松,可见核仁,其中体积较小的呈裸核样

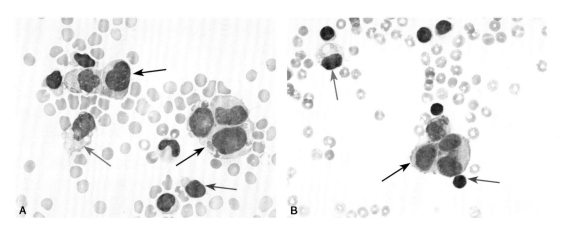

图 5-79　第三次送检细胞学表现

异常脑脊液细胞学,A、B.均可见成团聚集的异形细胞(黑箭),胞体明显增大,核质细致疏松,可见核仁,胞质嗜碱性,可见少量淋巴细胞(红箭)及激活单核细胞(绿箭)

（三）最终诊断

中枢神经系统混合胶质细胞肿瘤。

（四）诊断思路

1. 患者,青年女性,因反复头晕、头痛 1 年半,加重 1 个月入院。病程长,无明显发热表现,症状进行性加重,影像检查提示结核性脑膜炎可能性大,但抗结核治疗效果不满意。

2. 从病史的描述看,结核性脑膜炎的证据不足,理由如下:

（1）病程长,影像检查病变广泛,但无明显发热表现——不符合一般结核性脑膜炎中毒性改变表现。

（2）病变早期,多次脑脊液检查均呈无色透明,有核细胞数仅轻度升高,蛋白明显升高,存在蛋白-细胞分离表现;葡萄糖 5.13~6.19mmol/L,不低反高,患者并无高血糖或糖尿病史——不符合急性期结核感染脑脊液常规及生化特点。

（3）结核抗体阳性,但反复抗酸染色阴性——病原学证据不足。

（4）抗结核治疗无效,病情进展——临床治疗效果不支持。

3. 我院脑脊液检查蛋白高达 30g/L,有核细胞数仅轻度升高[(32~62)×10⁶/L],蛋白-细胞分离现象依然存在;蛋白升高,氯化物下降、乳酸升高,支持结核感染,但葡萄糖不低反高,不支持结核感染。

4. 我院三次细胞学检查均提示发现明显异形细胞,肿瘤特征明显。术后病理找到肿瘤细胞,支持细胞学诊断。

综上所述,综合临床表现、影像检查结果、脑脊液常规、生化、细胞学及手术病理结果分析,患者中枢神经系统混合胶质细胞肿瘤诊断明确。

（五）案例反思

这是一例误诊误治的病例,类似的案例临床上并非少见。导致本病例误诊、误治的根源在于:

1. 肿瘤疾病的年轻化和疾病本身的复杂性、隐蔽性:患者早期病变主要累及脑脊膜,颅内并没有形成明显的占位性病变,容易误诊为结核性脑膜炎。

2. 临床诊断过度依赖影像学诊断:局限于脑脊膜的炎症性和肿瘤性病变,影像学均可表现为脑膜强化改变,缺乏非特异性。当缺少临床相关诊断信息的支持时,影像学诊断也会产生较大的偏差,最终影响临床诊断。

3. 脑脊液常规、生化检查结果未能正确解读,特别是忽视了葡萄糖不低反高的结果解读。

4. 临床诊断思路存在缺陷:事实上,本病例诊断结核性脑膜炎证据不足,疑点重重:病程长、无发热、细胞数不高、糖不低反高、抗结核治疗无效等,这些都不能用结核性脑膜炎来解释。我们需要培养缜密的临床和实验室诊断思路,所有的检查结果的解释都应该回归临床,综合考虑。

5. 脑脊液细胞学检查未得到足够的重视和开展。患者早期曾脑脊液病理送检查找癌细胞,但结果回报阴性。另外本病例患者第一次颅内取活检也报告未发现肿瘤细胞。这可能与细胞有效收集及病理取材的代表性密切相关,因此病理检查阴性并不能排除肿瘤。

脑脊液细胞学检查也可作为脑膜癌病诊断的"金标准",相对手术病理而言,具有经济、简单、快速、易行、损伤小等特点,应引起临床足够的重视。建议脑脊液细胞学可作为常规检测项目,这样可减少误诊、漏诊的情况发生。

第二节 图文报告范例

本节分享 40 份细胞学图文报告,病种包括颅脑术后细菌感染、脑脊液鼻漏继发颅内感染、引流管内细菌/真菌污染、细菌及真菌混合感染、隐球菌性脑膜炎、病毒性脑炎、结核性脑膜炎、脑寄生虫病、脑出血、脑膜癌病、中枢神经系统白血病、淋巴瘤、松果体母细胞瘤、髓母细胞瘤、颅内生殖细胞瘤、间变性星形胶质细胞瘤及上皮样胶质母细胞瘤等。

图文报告除显示患者及标本的基本信息外,报告内容应包含脑脊液常规细胞计数及细胞学分类、细胞学图片和实验室提示等。本报告范例中细胞分类主要针对异形细胞以外的有核细胞进行分类,异形细胞未纳入细胞分类计数(读者可根据需要决定是否把异形细胞纳入细胞分类)。当细胞学检查发现异形细胞或发现细菌/真菌时应作为危急值及时报告临床。建议报告提供 2~4 张有代表性的彩色细胞学图片为宜,图片作为细胞学报告的客观依据,要求图像清晰、有代表性,色彩与镜下保持一致,显示的细胞及种类应尽可能与分类结果一致。实验室提示是细胞学图文报告的核心和灵魂所在,它除对镜下细胞学表现进行简要描述外,还对疾病作出实验室诊断。实验室诊断建议以提示性为主,同时从实验室的专业角度提出进一步完善相关检查的建议,为临床最终诊断提供参考或明确方向。

本节学习重点是了解细胞学图文报告的形式,掌握实验室提示描述的基本方法。实验室提示过程,是报告者综合运用检验、影像学和临床相关知识进行疾病诊断的过程,对报告者的专业能力提出了较高的要求。在日常工作和学习过程中,应加强个人临床诊断思路的培训,多思考,多实践,密切联系临床。

一、颅脑术后细菌感染

姓名:黄××　　　　病员号:×××　　　　标本类型:脑脊液　　　　样本号:×××
性别:男　　　　　科室:重症监护室　　申请医生:×××　　　　采样日期:×××
年龄:43 岁　　　　床号:×××　　　　临床诊断:重型颅脑损伤术后

项目	结果	参考值	单位
颜色	米黄色	无色	
透明度	浑浊	透明	
球蛋白定性	4+	阴性~弱阳性	
细胞总数	26 000		$\times 10^6/L$
有核细胞数	25 600	0~5	$\times 10^6/L$
红细胞数	400	0	$\times 10^6/L$
细胞分类:			
淋巴细胞	4		%
单核细胞	5		%
中性粒细胞	91		%
异形细胞	未发现	无	
细菌/真菌	发现细菌	无	

细胞学图像(图 5-80~图 5-83):

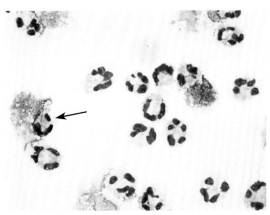

图 5-80　中性粒细胞吞噬杆菌(箭)

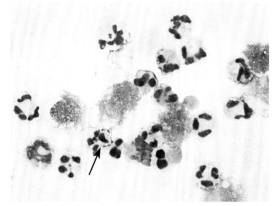

图 5-81　中性粒细胞吞噬杆菌(箭)

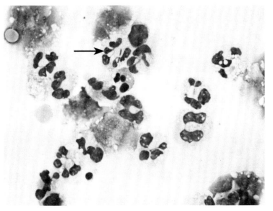

图 5-82　中性粒细胞吞噬杆菌(箭)

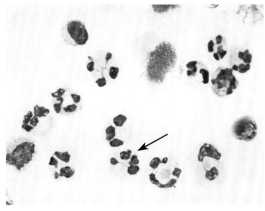

图 5-83　中性粒细胞为主(箭),偶见淋巴及单核细胞

实验室提示:

异常脑脊液细胞学。细胞学呈中性粒细胞反应型,偶见淋巴及单核细胞,可见中性粒细胞吞噬细菌(形似杆菌)现象,提示细菌感染,建议细菌培养进一步明确病原,建议动态观察。

临床诊断思路:

外伤手术史+脑脊液有核细胞显著升高+细胞学呈中性粒细胞反应型且吞噬细菌,可明确诊断为颅脑术后细菌感染。

二、脑脊液鼻漏继发颅内感染

姓名:梅××	病员号:×××	标本类型:脑脊液	样本号:×××
性别:男	科室:神经外科	申请医生:×××	采样日期:×××
年龄:45 岁	床号:×××	临床诊断:脑脊液鼻漏;颅内感染?	

项目	结果	参考值	单位
颜色	米黄色	无色	
透明度	浑浊	透明	
球蛋白定性	4+	阴性~弱阳性	
细胞总数	5 352		$\times 10^6$/L
有核细胞数	5 120	0~5	$\times 10^6$/L
红细胞数	232	0	$\times 10^6$/L
细胞分类:			
淋巴细胞	19		%
单核细胞	12		%
浆细胞	1		%
中性粒细胞	65		%
嗜酸性粒细胞	3		%
异形细胞	未发现	无	
细菌/真菌	发现细菌	无	

细胞学图像(图 5-84~图 5-87):

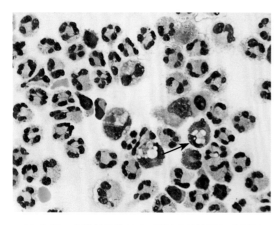

图 5-84 中性粒细胞为主,偶见嗜酸性粒细胞(箭)

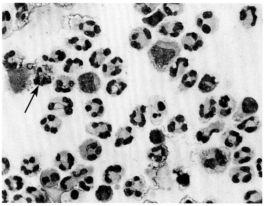

图 5-85 中性粒细胞吞噬球菌(箭)

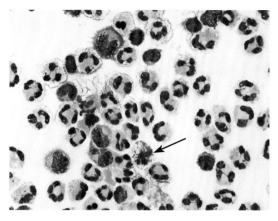

图 5-86　中性粒细胞吞噬球菌(箭)

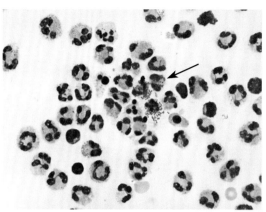

图 5-87　中性粒细胞吞噬球菌(箭)

实验室提示:

　　异常脑脊液细胞学。细胞学呈中性粒细胞为主的混合细胞反应型,可见中性粒细胞吞噬细菌(形似球菌)现象,提示细菌感染,建议细菌培养进一步明确病原,建议动态观察。

临床诊断思路:

　　脑脊液鼻漏+有核细胞显著升高+细胞学呈中性粒细胞反应型且吞噬细菌,可明确诊断为脑脊液鼻漏继发颅内细菌感染。

三、引流管内细菌污染

姓名:邹××	病员号:×××	标本类型:脑脊液	样本号:×××
性别:男	科室:神经外科	申请医生:×××	采样日期:×××
年龄:55 岁	床号:×××	临床诊断:创伤后脑积水	

项目	结果	参考值	单位
颜色	无色	无色	
透明度	透明	透明	
球蛋白定性	+	阴性~弱阳性	
细胞总数	42		$\times 10^6/L$
有核细胞数	21	0~5	$\times 10^6/L$
红细胞数	21	0	$\times 10^6/L$
细胞分类:			
淋巴细胞	50		%
激活淋巴细胞	9		%
单核细胞	5		%
激活单核细胞	2		%
浆细胞	7		%
中性粒细胞	24		%
异形细胞	未发现	无	
细菌/真菌	发现细菌	无	

细胞学图像(图 5-88~图 5-91):

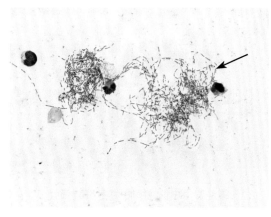

图 5-88   白细胞少量,可见大量细菌(箭)

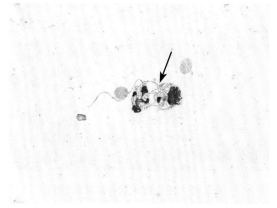

图 5-89   中性粒细胞吞噬杆菌(箭)

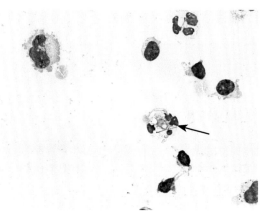

图 5-90   中性粒细胞吞噬杆菌(箭)

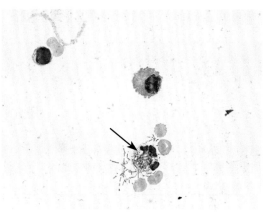

图 5-91   中性粒细胞吞噬杆菌(箭)

实验室提示:

　　异常脑脊液细胞学。细胞学呈淋巴细胞为主的混合细胞反应型,镜下发现大量杆菌并可见中性粒细胞吞噬杆菌现象。脑脊液生化未见明显异常。经向临床了解,标本取自脑室外引流管上端,考虑引流管内污染可能性大,建议动态监测细胞学变化。

临床诊断思路:

　　标本取自外引流管+细胞数仅轻度升高,淋巴为主,脑脊液生化未见明显异常,暂不考虑颅内感染,但临床需警惕继发颅内感染的可能,必要时拔除引流管。

四、细菌及真菌混合感染

姓名:邹××　　　病员号:×××　　　标本类型:脑脊液　　　样本号:×××
性别:男　　　　科室:重症监护室　　申请医生:×××　　　采样日期:×××
年龄:55 岁　　　床号:×××　　　　临床诊断:创伤后脑积水

项目	结果	参考值	单位
颜色	米黄色	无色	
透明度	微浑	透明	
球蛋白定性	4+	阴性~弱阳性	
细胞总数	2 944		$\times 10^6/L$
有核细胞数	2 560	0~5	$\times 10^6/L$
红细胞数	384	0	$\times 10^6/L$
细胞分类:			
单核细胞	2		%
中性粒细胞	98		%
异形细胞	未发现	无	
细菌/真菌	发现细菌及真菌孢子	无	

细胞学图像(图 5-92~图 5-95):

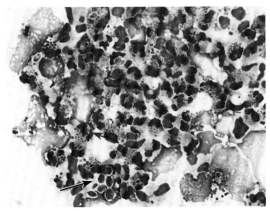

图 5-92　可见真菌孢子(黑箭)及细菌(红箭)

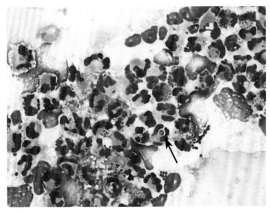

图 5-93　中性粒细胞吞噬真菌孢子(箭)

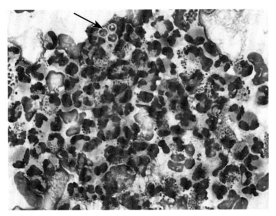

图 5-94　三个真菌孢子(箭)

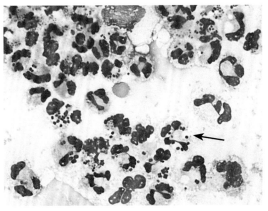

图 5-95　中性粒细胞吞噬球菌(箭)

实验室提示:

异常脑脊液细胞学。细胞学呈中性粒细胞反应型,可见中性粒细胞吞噬细菌(形似球菌)及真菌孢子,考虑细菌及真菌混合感染的可能,建议进一步培养鉴定,建议动态观察。

临床诊断思路:

创伤史+脑脊液有核细胞显著升高+细胞学呈中性粒细胞反应型,且吞噬细菌和真菌孢子,可明确诊断为细菌及真菌混合感染。

五、明确为细菌污染而非感染

姓名:兰××	病员号:×××	标本类型:脑脊液	样本号:×××
性别:男	科室:神经外科	申请医生:×××	采样日期:×××
年龄:41 岁	床号:×××	临床诊断:弥散性脑损伤	

项目	结果	参考值	单位
颜色	淡黄	无色	
透明度	透明	透明	
球蛋白定性	3+	阴性~弱阳性	
细胞总数	66		×10⁶/L
有核细胞数	36	0~5	×10⁶/L
红细胞数	30	0	×10⁶/L
细胞分类:			
淋巴细胞	11		%
激活淋巴细胞	2		%
激活单核细胞	4		%
中性粒细胞	83		%
异形细胞	未发现	无	
细菌/真菌	发现细菌	无	

细胞学图像(图 5-96~图 5-99):

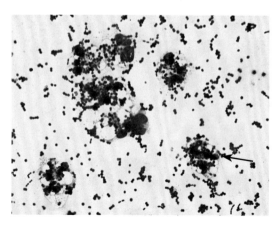

图 5-96　中性粒细胞吞噬球菌(箭)

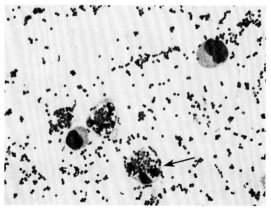

图 5-97　中性粒细胞吞噬球菌(箭)

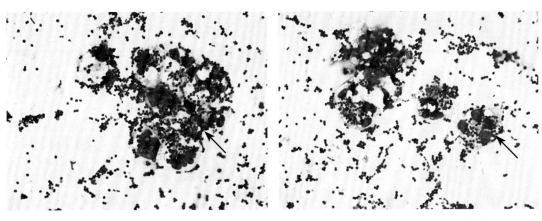

图 5-98 中性粒细胞吞噬球菌(箭)　　　图 5-99 中性粒细胞吞噬球菌(箭)

实验室提示:

　　异常脑脊液细胞学。细胞学呈中性粒细胞为主的混合细胞反应型,可见大量细菌(形似球菌)及中性粒细胞吞噬细菌现象,但有核细胞数仅轻度升高,不支持颅内感染,考虑污染的可能性大。经与主管医生沟通,了解到标本取自外引流管,建议腰椎穿刺复查,排除颅内感染的可能。

临床诊断思路:

　　标本取自外引流管+细胞数仅轻度升高+大量细菌,菌量大而细胞数相对少,考虑引流管内污染的可能性大,暂不考虑颅内感染,但需警惕继发颅内感染的可能。

六、找到细菌排除结核感染

姓名:彭××	病员号:×××	标本类型:脑脊液	样本号:×××
性别:男	科室:外院送检	申请医生:×××	采样日期:×××
年龄:39 岁	床号:×××	临床诊断:结核性脑膜炎?	

项目	结果	参考值	单位
颜色	黄色	无色	
透明度	浑浊	透明	
球蛋白定性	4+	阴性~弱阳性	
细胞总数	380		$\times 10^6$/L
有核细胞数	350	0~5	$\times 10^6$/L
红细胞数	30	0	$\times 10^6$/L
细胞分类:			
淋巴细胞			%
激活淋巴细胞	15		%
单核细胞	6		%
激活单核细胞	4		%
浆细胞	1		%
中性粒细胞	73		%
嗜碱性粒细胞	1		%
异形细胞	未发现	无	
细菌/真菌	发现细菌	无	

细胞学图像(图 5-100~图 5-103):

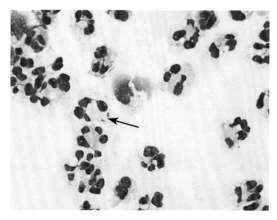

图 5-100　中性粒细胞吞噬球菌(箭)

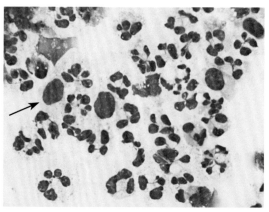

图 5-101　中性粒细胞为主,偶见淋巴细胞(箭)

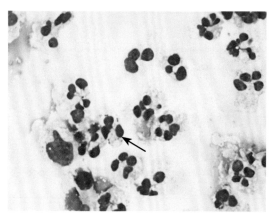

图 5-102　中性粒细胞吞噬球菌(箭)

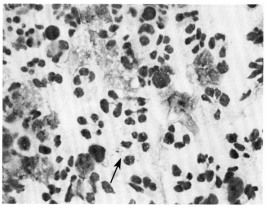

图 5-103　中性粒细胞吞噬球菌(箭)

实验室提示:

　　异常脑脊液细胞学。细胞学呈中性粒细胞为主的混合细胞反应型,可见中性粒细胞吞噬细菌(形似球菌)现象,脑脊液生化蛋白高、葡萄糖低,支持细菌感染的可能。建议加做细菌培养,建议动态观察。

临床诊断思路:

　　有颅内感染表现,有核细胞数 $350 \times 10^6/L$,脑脊液生化蛋白高、葡萄糖低,极易误诊为结核性脑膜炎。脑脊液细胞学发现中性粒细胞吞噬细菌现象,且脑脊液生化葡萄糖偏低,可排除污染及结核分枝杆菌感染的可能,最终明确诊断为球菌感染。

七、有核细胞数正常的隐球菌性脑膜炎

姓名:付××	病员号:×××	标本类型:脑脊液	样本号:×××
性别:女	科室:神经内科	申请医生:×××	采样日期:×××
年龄:25 岁	床号:×××	临床诊断:颅内感染	

项目	结果	参考值	单位
颜色	无色	无色	
透明度	透明	透明	
球蛋白定性	阴性	阴性~弱阳性	
细胞总数	1		$\times 10^6/L$
有核细胞数	1	0~5	$\times 10^6/L$
红细胞数	0	0	$\times 10^6/L$
细胞分类	未见白细胞		
淋巴细胞	—		%
单核细胞	—		%
中性粒细胞	—		%
异形细胞	未发现	无	
细菌/真菌	发现隐球菌	无	

细胞学图像(图 5-104~图 5-107):

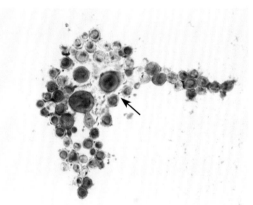

图 5-104　成堆隐球菌,大小不一(箭)

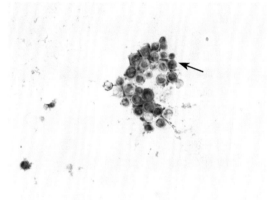

图 5-105　成堆隐球菌(箭)

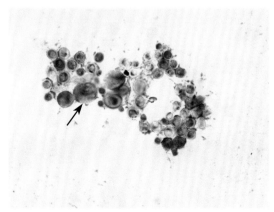

图 5-106　隐球菌大小不一(箭)

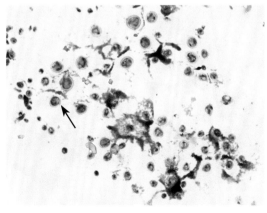

图 5-107　隐球菌荚膜透亮不着色(箭)

实验室提示:

　　异常脑脊液细胞学。镜下有核细胞数不多,可见大量隐球菌,大小不一,成团聚集,荚膜透亮不着色,可见出芽,提示隐球菌感染。

临床诊断思路:

　　隐球菌性脑膜炎患者脑脊液外观多为无色透明,有核细胞计数正常或甚至为0。本病例患者有颅内感染症状,有核细胞数虽正常,但脑脊液细胞学找到大量隐球菌,可明确诊断为隐球菌性脑膜炎。

八、有核细胞数轻度升高的隐球菌性脑膜炎

姓名:黄××	病员号:×××	标本类型:脑脊液	样本号:×××
性别:男	科室:神经内科	申请医生:×××	采样日期:×××
年龄:43 岁	床号:×××	临床诊断:头痛查因?	

项目	结果	参考值	单位
颜色	无色	无色	
透明度	透明	透明	
球蛋白定性	1+	阴性~弱阳性	
细胞总数	166		$\times 10^6/L$
有核细胞数	22	0~5	$\times 10^6/L$
红细胞数	144	0	$\times 10^6/L$
细胞分类:			
淋巴细胞	72		%
激活淋巴细胞	8		%
单核细胞	13		%
激活单核细胞	1		%
浆细胞	4		%
中性粒细胞	1		%
嗜酸性粒细胞	1		%
异形细胞	未发现	无	
细菌/真菌	发现隐球菌	无	

细胞学图像(图 5-108~图 5-111):

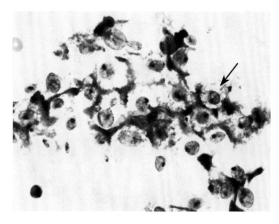

图 5-108　成堆隐球菌,荚膜内可见染色沉渣(箭)

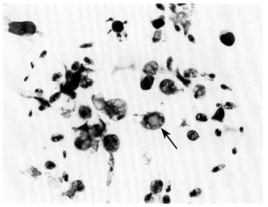

图 5-109　成堆隐球菌(箭)

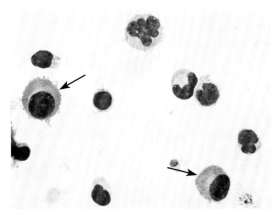

图 5-110　偶见浆细胞(箭)

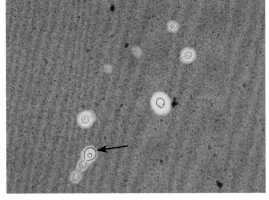

图 5-111　墨汁染色发现隐球菌(箭)

实验室提示:

异常脑脊液细胞学。细胞学呈淋巴细胞反应型,偶见单核细胞及浆细胞,可见大量隐球菌,菌体大小不一,可见出芽,菌体和荚膜清晰,墨汁染色可见典型的隐球菌,提示隐球菌感染,建议动态观察。

临床诊断思路:

头痛、高颅压表现+脑脊液细胞学及墨汁染色均找到典型的隐球菌,可明确诊断隐球菌性脑膜炎。

九、有核细胞数明显增多的隐球菌性脑膜炎

姓名:丁××	病员号:×××	标本类型:脑脊液	样本号:×××
性别:男	科室:神经内科	申请医生:×××	采样日期:×××
年龄:56 岁	床号:×××	临床诊断:结核性脑膜炎?	

项目	结果	参考值	单位
颜色	微黄	无色	
透明度	透明	透明	
球蛋白定性	±	阴性~弱阳性	
细胞总数	600		$\times 10^6/L$
有核细胞数	380	0~5	$\times 10^6/L$
红细胞数	220	0	$\times 10^6/L$
细胞分类:			
淋巴细胞	32		%
激活淋巴细胞	3		%
单核细胞	8		%
激活单核细胞	1		%
中性粒细胞	56		%
异形细胞	未发现	无	
细菌/真菌	发现隐球菌	无	

细胞学图像(图 5-112~图 5-115):

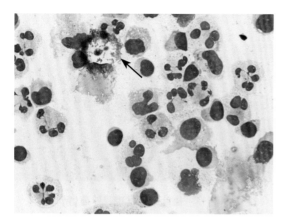

图 5-112　出芽的隐球菌(箭)

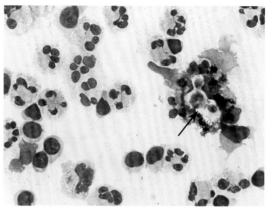

图 5-113　出芽的隐球菌(箭)

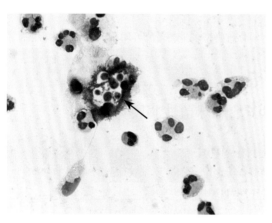

图 5-114　多个隐球菌(箭)

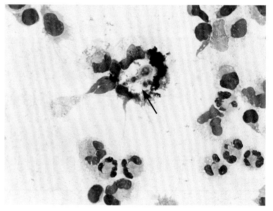

图 5-115　隐球菌(箭)

实验室提示:

　　异常脑脊液细胞学。细胞学呈中性粒细胞为主的混合细胞反应型,可见多个隐球菌,可见出芽,菌体和荚膜清晰,提示隐球菌感染,建议动态观察。

临床诊断思路:

　　结核性脑膜炎与隐球菌性脑膜炎临床表现和实验室检查结果相似,容易误诊。本病例初诊考虑结核性脑膜炎可能性大,脑脊液细胞学找到典型的隐球菌,即可明确诊断为隐球菌性脑膜炎。

十、淋巴细胞为主的真菌感染

姓名:崔××	病员号:×××	标本类型:脑脊液	样本号:×××
性别:男	科室:神经外科	申请医生:×××	采样日期:×××
年龄:51 岁	床号:×××	临床诊断:前交通动脉瘤破裂伴蛛网膜下腔出血	

项目	结果	参考值	单位
颜色	微红	无色	
透明度	微浑	透明	
球蛋白定性	1+	阴性~弱阳性	
细胞总数	2 320		$×10^6/L$
有核细胞数	680	0~5	$×10^6/L$
红细胞数	1 640	0	$×10^6/L$
细胞分类:			
淋巴细胞	67		%
激活淋巴细胞	7		%
单核细胞	6		%
浆细胞	1		%
中性粒细胞	19		%
异形细胞	未发现	无	
细菌/真菌	发现真菌孢子	无	

细胞学图像(图 5-116~图 5-119):

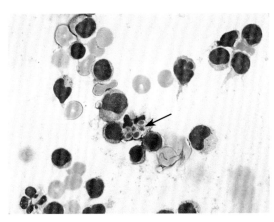

图 5-116　中性粒细胞吞噬多个真菌孢子(箭)

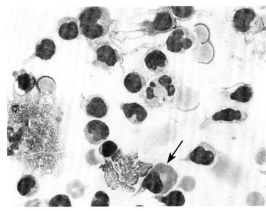

图 5-117　淋巴细胞为主,偶见浆细胞(箭)

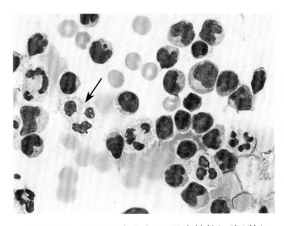

图 5-118　淋巴细胞为主,可见中性粒细胞(箭)

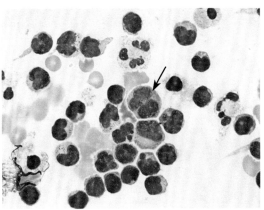

图 5-119　激活淋巴细胞(箭)

实验室提示：

异常脑脊液细胞学。细胞学呈淋巴细胞为主的混合细胞反应型，偶见中性粒细胞吞噬真菌孢子，脑脊液生化葡萄糖偏低，提示真菌感染，建议动态观察。

临床诊断思路：

动脉瘤破裂术后+脑脊液有核细胞明显升高+脑脊液生化葡萄糖偏低，术后感染明确。

脑脊液细胞学发现中性粒细胞吞噬真菌孢子，病原明确诊断，可解释抗生素治疗不佳的原因。

临床抗生素治疗无效，但可使脑脊液细胞学表现变得不典型，变成以淋巴细胞为主而不是中性粒细胞为主。

十一、中性粒细胞为主的真菌感染

姓名:黄××	病员号:×××	标本类型:脑脊液	样本号:×××
性别:男	科室:神经外科	申请医生:×××	采样日期:×××
年龄:40 岁	床号:×××	临床诊断:颅内出血术后感染?	

项目	结果	参考值	单位
颜色	红色	无色	
透明度	浑浊	透明	
球蛋白定性	4+	阴性~弱阳性	
细胞总数	749 200		×10⁶/L
有核细胞数	21 600	0~5	×10⁶/L
红细胞数	727 600	0	×10⁶/L
细胞分类:			
淋巴细胞	16		%
激活淋巴细胞	1		%
单核细胞	11		%
浆细胞	1		%
中性粒细胞	70		%
嗜酸性粒细胞	1		%
异形细胞	未发现	无	
细菌/真菌	发现真菌孢子	无	

细胞学图像(图 5-120~图 5-123)：

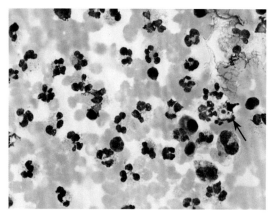

图 5-120 真菌孢子(箭)

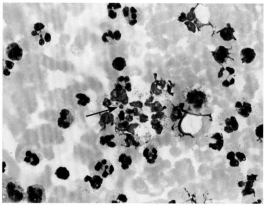

图 5-121 真菌孢子(箭)

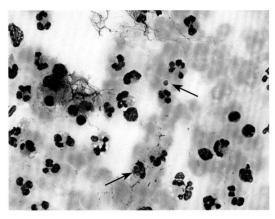 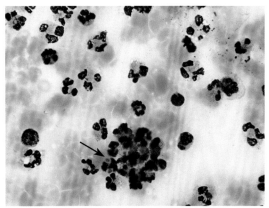

图 5-122 中性粒细胞胞内及胞外可见真菌孢子(箭) 图 5-123 多个中性粒细胞吞噬真菌孢子(箭)

实验室提示:

异常脑脊液细胞学。细胞学呈中性粒细胞为主的混合细胞反应型,多个视野可见中性粒细胞吞噬真菌孢子,提示真菌感染,支持术后感染,建议动态观察。

临床诊断思路:

本病例术后不明原因发热,临床考虑术后感染的可能性大,脑脊液细胞学中性粒细胞比例明显升高且发现中性粒细胞吞噬真菌孢子,病原明确诊断为真菌感染。

十二、误以为细菌感染的真菌感染

姓名:彭××	病员号:×××	标本类型:脑脊液	样本号:×××
性别:男	科室:外院神经外科送检	申请医生:×××	采样日期:×××
年龄:18 岁	床号:×××	临床诊断:术后颅内感染?	

项目	结果	参考值	单位
颜色	黄色	无色	
透明度	微浑	透明	
球蛋白定性	2+	阴性~弱阳性	
细胞总数	270		$\times 10^6/L$
有核细胞数	230	0~5	$\times 10^6/L$
红细胞数	40	0	$\times 10^6/L$
细胞分类:			
淋巴细胞	14		%
激活淋巴细胞	2		%
单核细胞	1		%
激活单核细胞	6		%
中性粒细胞	77		%
异形细胞	未发现	无	
细菌/真菌	发现真菌孢子	无	

细胞学图像(图 5-124~图 5-127):

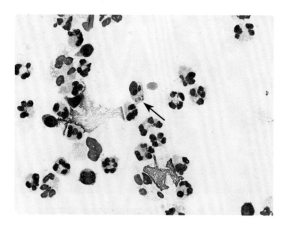

图 5-124 中性粒细胞吞噬真菌孢子(箭)

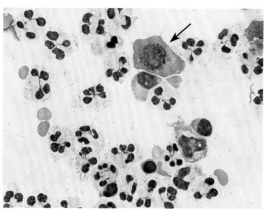

图 5-125 激活淋巴细胞(箭)

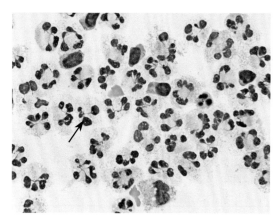

图 5-126 中性粒细胞为主(箭)

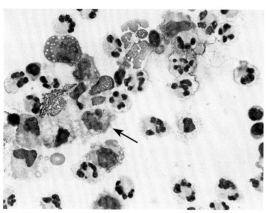

图 5-127 多个激活单核细胞(箭)

实验室提示:

异常脑脊液细胞学。细胞学呈中性粒细胞为主的混合细胞反应型,全片可见一中性粒细胞吞噬真菌孢子,考虑术后真菌感染的可能,请结合临床考虑,建议动态观察。

临床诊断思路:

本病例考虑肿瘤术细菌感染,多次细菌培养阴性、涂片阴性,抗生素治疗无效,脑脊液细胞学呈中性粒细胞反应,支持颅内感染,发现中性粒细胞吞噬真菌孢子,病原明确诊断为真菌感染,可解释抗生素治疗不佳的真正原因。

十三、引流管内真菌污染

姓名:廖××	病员号:×××	标本类型:脑脊液	样本号:×××
性别:男	科室:神经外科	申请医生:×××	采样日期:×××
年龄:65 岁	床号:×××	临床诊断:脑积水脑室外引流术后	

项目	结果	参考值	单位
颜色	无色	无色	
透明度	透明	透明	
球蛋白定性	±	阴性~弱阳性	
细胞总数	130		$\times10^6$/L
有核细胞数	70	0~5	$\times10^6$/L
红细胞数	60	0	$\times10^6$/L
细胞分类:			
淋巴细胞	91		%
激活淋巴细胞	1		%
单核细胞	7		%
嗜酸性粒细胞	1		%
异形细胞	未发现	无	
细菌/真菌	发现真菌孢子	无	

细胞学图像(图 5-128~图 5-131):

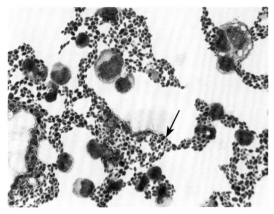

图 5-128　大量真菌孢子(箭)

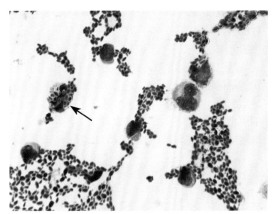

图 5-129　单核细胞吞噬真菌孢子(箭)

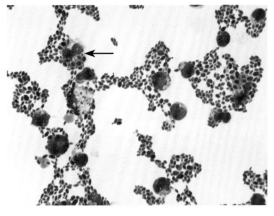

图 5-130　单核细胞吞噬真菌孢子(箭)

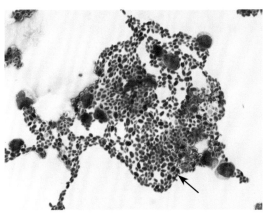

图 5-131　大量真菌孢子(箭)

实验室提示：

　　异常脑脊液细胞学。细胞学呈淋巴细胞反应型，偶见单核细胞，可见大量真菌孢子，偶见单核细胞吞噬真菌孢子，未见中性粒细胞增多，考虑真菌污染的可能，请结合临床考虑，建议动态观察。

临床诊断思路：

　　经了解，标本取自脑室外引流管+患者无明显颅内感染症状+有核细胞数轻中度升高，且以淋巴细胞为主，不支持真菌感染，考虑引流管内污染。

十四、有核细胞数轻度升高的病毒性脑炎

姓名：彭××	病员号：×××	标本类型：脑脊液	样本号：×××
性别：女	科室：神经内科	申请医生：×××	采样日期：×××
年龄：24 岁	床号：×××	临床诊断：病毒性脑膜炎	

项目	结果	参考值	单位
颜色	无色	无色	
透明度	透明	透明	
球蛋白定性	±	阴性~弱阳性	
细胞总数	24		$\times 10^6$/L
有核细胞数	17	0~5	$\times 10^6$/L
红细胞数	7	0	$\times 10^6$/L
细胞分类：			
淋巴细胞	98		%
单核细胞	2		%
异形细胞	未发现	无	
细菌/真菌	未发现	无	

细胞学图像（图 5-132~图 5-135）：

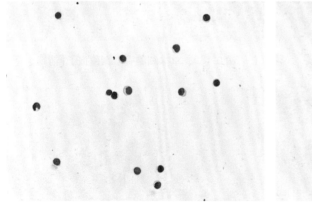

图 5-132　高倍镜下呈淋巴细胞反应型

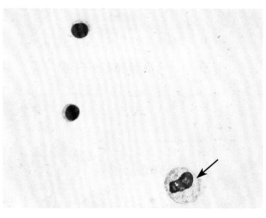

图 5-133　偶见单核细胞（箭）

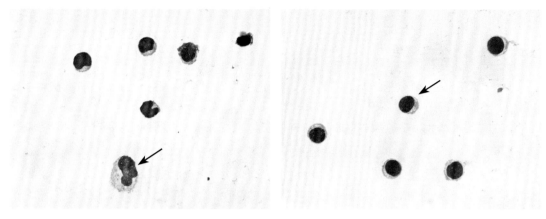

图 5-134　偶见单核细胞(箭) 　　　 图 5-135　淋巴细胞(箭)

实验室提示：

　　异常脑脊液细胞学。细胞学呈淋巴细胞反应型，偶见单核细胞，脑脊液生化蛋白轻度升高，余未见明显异常，支持病毒性脑炎的考虑，建议动态观察。

临床诊断思路：

　　脑脊液细胞学呈淋巴细胞反应型，符合病毒性脑炎的一般表现，最终诊断需结合临床表现、影像学检查、脑脊液生化、病毒核酸检测及抗病毒治疗效果等综合考虑。

十五、有核细胞数明显升高的病毒性脑炎

姓名:黄×× 　　　 病员号:××× 　　　 标本类型:脑脊液 　　　 样本号:×××
性别:女 　　　 科室:神经内科 　　　 申请医生:××× 　　　 采样日期:×××
年龄:44 岁 　　　 床号:××× 　　　 临床诊断:病毒性脑膜炎

项目	结果	参考值	单位
颜色	无色	无色	
透明度	透明	透明	
球蛋白定性	±	阴性~弱阳性	
细胞总数	328		$\times 10^6/L$
有核细胞数	285	0~5	$\times 10^6/L$
红细胞数	43	0	$\times 10^6/L$
细胞分类:			
淋巴细胞	70		%
激活淋巴细胞	9		%
单核细胞	10		%
激活单核细胞	8		%
浆细胞	2		%
中性粒细胞	1		%
异形细胞	未发现	无	
细菌/真菌	未发现	无	

细胞学图像(图 5-136~图 5-139)：

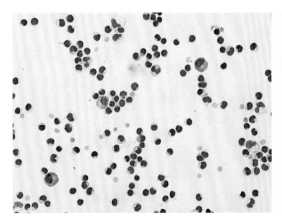

图 5-136   高倍镜下呈淋巴细胞反应型

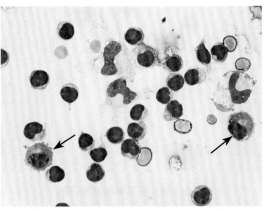

图 5-137   偶见浆细胞(箭)

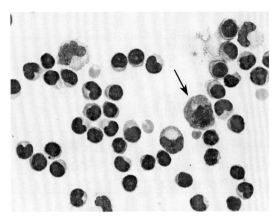

图 5-138   激活淋巴细胞(箭)

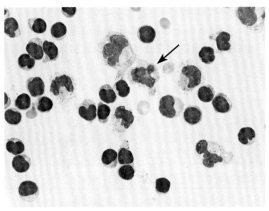

图 5-139   激活单核细胞(箭)

实验室提示:

异常脑脊液细胞学。细胞学呈以淋巴细胞为主的淋巴-单核细胞反应型,脑脊液生化蛋白轻度升高,余未见明显异常,支持病毒性脑膜炎的考虑,建议动态观察。

临床诊断思路:

脑脊液细胞学呈淋巴细胞反应型,符合病毒性脑炎的一般表现,最终诊断需结合临床表现、影像学检查、脑脊液生化、病毒核酸检测及抗病毒治疗效果等综合考虑。

十六、中性粒细胞为主的结核性脑膜炎

姓名:郭××	病员号:×××	标本类型:脑脊液	样本号:×××
性别:男	科室:外院神经内科	申请医生:×××	采样日期:×××
年龄:33 岁	床号:×××	临床诊断:脑膜炎?	

项目	结果	参考值	单位
颜色	微黄	无色	
透明度	微浑	透明	
球蛋白定性	2+	阴性~弱阳性	
细胞总数	3 060		$\times 10^6/L$
有核细胞数	1 640	0~5	$\times 10^6/L$
红细胞数	1 420	0	$\times 10^6/L$
细胞分类:			
淋巴细胞	6		%
激活淋巴细胞	2		%
单核细胞	5		%
激活单核细胞	1		%
中性粒细胞	86		%
异形细胞	未发现	无	
细菌/真菌	发现抗酸杆菌	无	

细胞学图像(图 5-140~图 5-143):

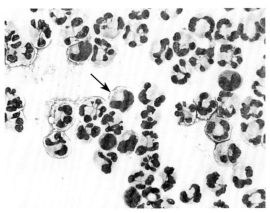

图 5-140　中性粒细胞为主,偶见单核细胞(箭)

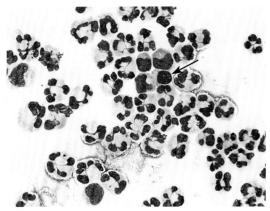

图 5-141　偶见淋巴细胞(箭)

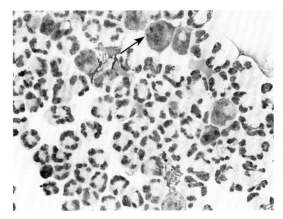

图 5-142　激活淋巴细胞(箭)

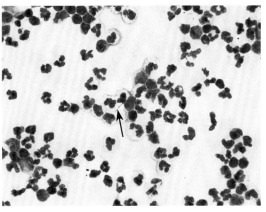

图 5-143　中性粒细胞吞噬抗酸杆菌(抗酸染色)(箭)

实验室提示：

异常脑脊液细胞学。细胞学呈中性粒细胞反应型,偶见单核细胞及淋巴细胞,脑脊液生化蛋白高,糖、氯化物低,乳酸高,抗酸染色找到抗酸杆菌,提示结核性脑膜炎可能性大,请结合临床考虑。

临床诊断思路：

中性粒细胞反应型是结核性脑膜炎常见的细胞学反应类型之一,本病例有核细胞数高达 $1640\times10^6/L$,需与化脓性脑膜炎相鉴别,早期应完善细菌培养、抗酸染色、结核分枝杆菌培养、结核分枝杆菌核酸检测等。抗酸染色找到抗酸菌,结核分枝杆菌培养阳性,最终病原明确诊断为结核性脑膜炎。

十七、混合细胞反应型的结核性脑膜炎

姓名：沈×× 　　病员号：×××　　　　标本类型：脑脊液　　　　样本号：×××
性别：男　　　　科室：神经内科　　　申请医生：×××　　　　采样日期：×××
年龄：19 岁　　　床号：×××　　　　临床诊断：脑膜炎？

项目	结果	参考值	单位
颜色	微黄	无色	
透明度	微浑	透明	
球蛋白定性	4+	阴性~弱阳性	
细胞总数	452		$\times10^6/L$
有核细胞数	157	0~5	$\times10^6/L$
红细胞数	295	0	$\times10^6/L$
细胞分类：			
淋巴细胞	18		%
单核细胞	7		%
中性粒细胞	75		%
异形细胞	未发现	无	
细菌/真菌	发现抗酸杆菌	无	

细胞学图像(图 5-144~图 5-147)：

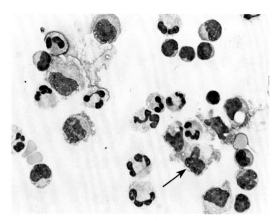

图 5-144　激活单核细胞(箭)

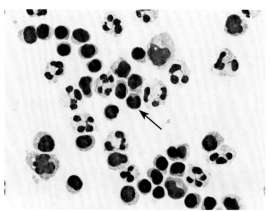

图 5-145　淋巴细胞(箭)

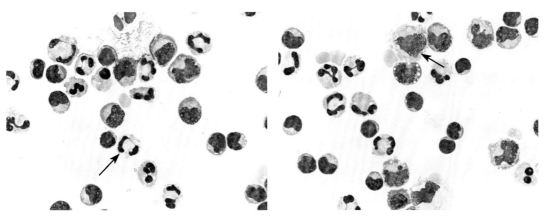

图 5-146 中性粒细胞(箭)　　　　　图 5-147 激活淋巴细胞(箭)

实验室提示:

异常脑脊液细胞学。细胞学呈中性粒细胞为主的混合细胞反应型,结合脑脊液生化蛋白高、糖低、氯化物低、乳酸高,抗酸染色找到抗酸杆菌及结核分枝杆菌基因检测阳性等综合分析,考虑结核性脑膜炎的可能,请结合临床考虑。

临床诊断思路:

混合细胞反应型是结核性脑膜炎最常见的细胞学反应类型。本病例有核细胞数中度升高,结合生化结果可排除病毒性和化脓性脑膜炎的可能,墨汁染色及荚膜抗原检测阴性可排除隐球菌性脑膜炎的可能。本病例抗酸染色和结核分枝杆菌基因检测同时阳性,最终病原明确诊断为结核性脑膜炎。

十八、淋巴细胞为主的结核性脑膜炎

姓名:田××	病员号:×××	标本类型:脑脊液	样本号:×××
性别:女	科室:外院神经内科	申请医生:×××	采样日期:×××
年龄:59 岁	床号:×××	临床诊断:头痛查因?	

项目	结果	参考值	单位
颜色	无色	无色	
透明度	透明	透明	
球蛋白定性	2+	阴性~弱阳性	
细胞总数	81		×10⁶/L
有核细胞数	73	0~5	×10⁶/L
红细胞数	8	0	×10⁶/L
细胞分类:			
淋巴细胞	72		%
激活淋巴细胞	7		%
单核细胞	5		%
激活单核细胞	2		%
中性粒细胞	14		%
异形细胞	未发现	无	
细菌/真菌	未发现	无	

细胞学图像(图 5-148~图 5-151):

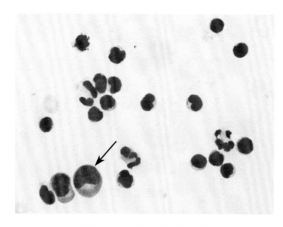

图 5-148   激活淋巴细胞(箭)

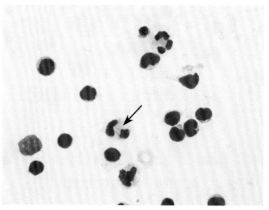

图 5-149   中性粒细胞(箭)

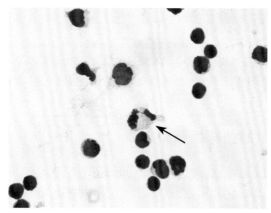

图 5-150   偶见中性粒细胞(箭)

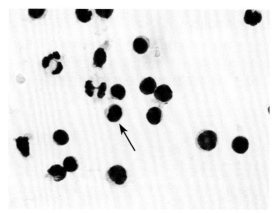

图 5-151   淋巴细胞为主(箭)

实验室提示:

异常脑脊液细胞学。细胞学呈淋巴细胞为主的混合细胞反应型,脑脊液生化蛋白高,糖、氯化物低、乳酸高,抗酸染色未找到抗酸杆菌,结核分枝杆菌基因检测阳性,提示结核性脑膜炎的可能性,请结合临床考虑。

临床诊断思路:

淋巴细胞反应型是结核性脑膜炎常见的细胞学反应类型之一,本病例有核细胞数轻中度升高,结合脑脊液生化、墨汁染色、荚膜抗原检测等,可基本排除化脓性、病毒性、隐球菌性或寄生虫性脑膜炎的可能,抗酸染色未找到抗酸杆菌不排除结核性脑膜炎,结核分枝杆菌基因检测阳性是本病例病原明确诊断的关键。

十九、血吸虫脑病

姓名:叶××	病员号:×××	标本类型:脑脊液	样本号:×××
性别:女	科室:神经外科	申请医生:×××	采样日期:×××
年龄:53 岁	床号:×××	临床诊断:嗜酸性粒细胞性脑膜脑炎	

项目	结果	参考值	单位
颜色	微黄	无色	
透明度	透明	透明	
球蛋白定性	1+	阴性~弱阳性	
细胞总数	2 190		$×10^6/L$
有核细胞数	970	0~5	$×10^6/L$
红细胞数	1 220	0	$×10^6/L$
细胞分类:			
淋巴细胞	13		%
激活淋巴细胞	3		%
单核细胞	8		%
激活单核细胞	2		%
浆细胞	3		%
嗜酸性粒细胞	68		%
嗜碱性粒细胞	3		%
异形细胞	未发现	无	
细菌/真菌	未发现	无	

细胞学图像(图 5-152~图 5-155):

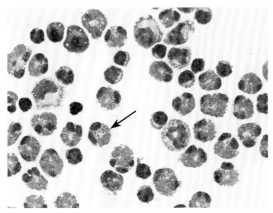

图 5-152　嗜酸性粒细胞为主(箭)

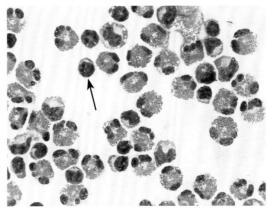

图 5-153　淋巴细胞(箭)

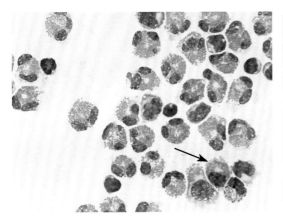

图 5-154　偶见浆细胞(箭)

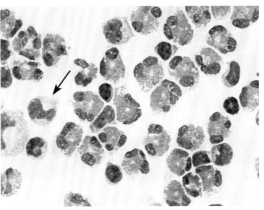

图 5-155　单核细胞(箭)

实验室提示:

异常脑脊液细胞学。细胞学呈嗜酸性细胞为主的混合细胞反应型,浆细胞易见,不排除寄生虫感染的可能,建议加做寄生虫抗体检测,请结合临床考虑。

临床诊断思路:

患者血清及脑脊液日本血吸虫抗体 IgG 阳性,抗寄生虫感染治疗有效,最终临床诊断为血吸虫脑病。

二十、弓形虫脑病

姓名:刘××	病员号:×××	标本类型:脑脊液	样本号:×××
性别:男	科室:外院神经内科	申请医生:×××	采样日期:×××
年龄:28 岁	床号:×××	临床诊断:颅内感染	

项目	结果	参考值	单位
颜色	微黄	无色	
透明度	微浑	透明	
球蛋白定性	2+	阴性~弱阳性	
细胞总数	800		$\times 10^6/L$
有核细胞数	750	0~5	$\times 10^6/L$
红细胞数	50	0	$\times 10^6/L$
细胞分类:			
淋巴细胞	10		%
单核细胞	5		%
激活单核细胞	2		%
浆细胞	5		%
中性粒细胞	4		%
嗜酸性粒细胞	67		%
嗜碱性粒细胞	7		%
异形细胞	未发现	无	
细菌/真菌	未发现	无	

细胞学图像(图 5-156~图 5-159):

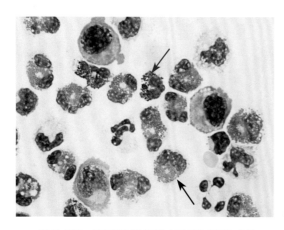

图 5-156　嗜酸性粒细胞(黑箭)及嗜碱性粒细胞(红箭)

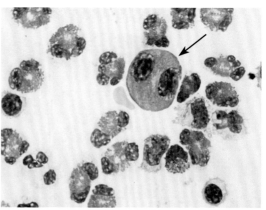

图 5-157　双核浆细胞(黑箭)

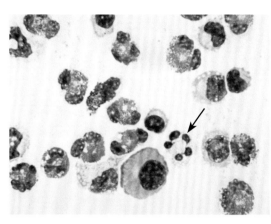

图 5-158 中性粒细胞(黑箭)

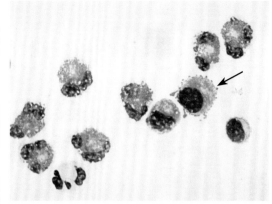

图 5-159 浆细胞(黑箭)

实验室提示：

异常脑脊液细胞学。细胞学呈嗜酸性细胞为主的混合细胞反应型,浆细胞易见,不排除寄生虫感染的可能,建议加做寄生虫抗体检测,请结合临床考虑。

临床诊断思路：

患者血清及脑脊液弓形虫抗体 IgG 阳性,抗弓形虫感染治疗有效,最终临床诊断为弓形虫脑病。

二十一、广州管圆线虫病

姓名:李××	病员号:×××	标本类型:脑脊液	样本号:×××
性别:男	科室:外院神经内科	申请医生:×××	采样日期:×××
年龄:28 岁	床号:×××	临床诊断:结核性脑膜炎	

项目	结果	参考值	单位
颜色	无色	无色	
透明度	透明	透明	
球蛋白定性	2+	阴性~弱阳性	
细胞总数	670		$\times 10^6/L$
有核细胞数	560	0~5	$\times 10^6/L$
红细胞数	110	0	$\times 10^6/L$
细胞分类:			
淋巴细胞	21		%
激活淋巴细胞	3		%
单核细胞	2		%
浆细胞	1		%
嗜酸性粒细胞	73		%
异形细胞	未发现	无	
细菌/真菌	未发现	无	

细胞学图像(图 5-160~图 5-163):

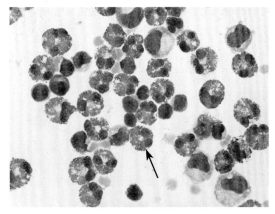

图 5-160　大量嗜酸性粒细胞(箭)

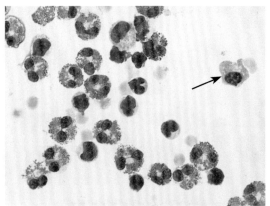

图 5-161　偶见浆细胞(箭)

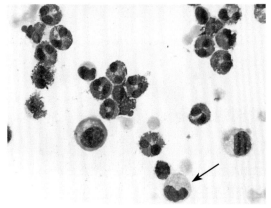

图 5-162　单核细胞(箭)

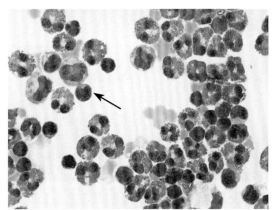

图 5-163　淋巴细胞(箭)

实验室提示:

　　异常脑脊液细胞学。细胞学呈嗜酸性细胞为主的混合细胞反应型,偶见浆细胞,不排除寄生虫感染的可能,建议加做寄生虫抗体检测,请结合临床考虑。

临床诊断思路:

　　患者血清及脑脊液广州管圆线虫抗体 IgG 阳性,抗寄生虫治疗有效,最终临床诊断为广州管圆线虫病。

二十二、脑 囊 虫 病

姓名:韦××	病员号:×××	标本类型:脑脊液	样本号:×××
性别:男	科室:神经内科	申请医生:×××	采样日期:×××
年龄:30 岁	床号:×××	临床诊断:脑积水(结核性?)	

项目	结果	参考值	单位
颜色	无色	无色	
透明度	透明	透明	
球蛋白定性	2+	阴性~弱阳性	
细胞总数	54		$\times 10^6/L$
有核细胞数	54	0~5	$\times 10^6/L$
红细胞数	0	0	$\times 10^6/L$
细胞分类:			
淋巴细胞	22		%
激活淋巴细胞	25		%
激活单核细胞	4		%
浆细胞	36		%
嗜酸性粒细胞	13		%
异形细胞	未发现	无	
细菌/真菌	未发现	无	

细胞学图像(图 5-164~图 5-167):

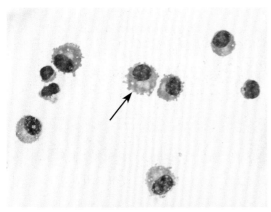

图 5-164　多个浆细胞(箭)　　　　　图 5-165　浆细胞(箭)

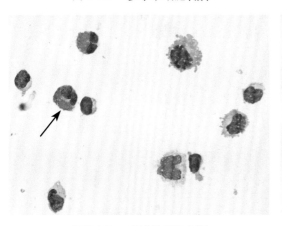
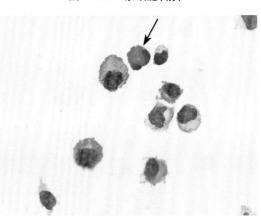

图 5-166　嗜酸性细胞(箭)　　　　　图 5-167　嗜酸性细胞(箭)

实验室提示:

异常脑脊液细胞学。细胞学呈混合细胞反应型,浆细胞及嗜酸性粒细胞比例明显增多,考虑寄生虫感染可能性大,建议加做寄生虫抗体检测,请结合临床考虑。

临床诊断思路:

细胞学嗜酸性粒细胞及浆细胞明显增多,高度提示寄生虫感染的可能;血及脑脊液囊虫抗体 IgG 阳性支持囊虫感染;头颅 MRI 检查发现典型的囊虫头节。最终明确诊断为脑囊虫病。

二十三、脑裂头蚴病

姓名:何××	病员号:×××	标本类型:脑脊液	样本号:×××
性别:女	科室:神经内科	申请医生:×××	采样日期:×××
年龄:8 岁	床号:×××	临床诊断:病毒性脑炎	

项目	结果	参考值	单位
颜色	无色	无色	
透明度	透明	透明	
球蛋白定性	±	阴性~弱阳性	
细胞总数	2		$\times 10^6/L$
有核细胞数	2	0~5	$\times 10^6/L$
红细胞数	0	0	$\times 10^6/L$
细胞分类:			
淋巴细胞	60		%
激活淋巴细胞	5		%
单核细胞	8		%
激活单核细胞	2		%
浆细胞	9		%
嗜酸性粒细胞	16		%
异形细胞	未发现	无	
细菌/真菌	未发现	无	

细胞学图像(图 5-168~图 5-171):

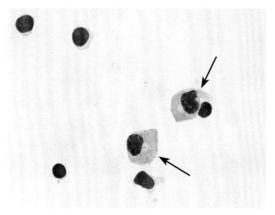

图 5-168　两个浆细胞(箭)

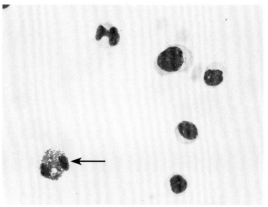

图 5-169　嗜酸性细胞(箭)

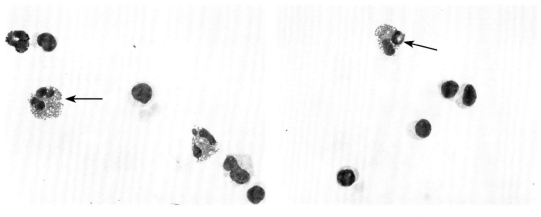

图 5-170　嗜酸性细胞(箭)　　　　　图 5-171　嗜酸性细胞(箭)

实验室提示:

异常脑脊液细胞学。细胞学呈混合细胞反应型,浆细胞及嗜酸性粒细胞比例明显增多,考虑寄生虫感染可能性大,建议加做寄生虫抗体检测,请结合临床考虑。

临床诊断思路:

细胞学嗜酸性粒细胞及浆细胞比例明显升高,提示寄生虫感染的可能;血清及脑脊液裂头蚴抗体 IgG 阳性提示裂头蚴感染的可能;头颅 MRI 检测发现典型"隧道征"表现;手术活抓裂头蚴。最终明确诊断为脑裂头蚴病。

二十四、颅内出血早期

姓名:许××	病员号:×××	标本类型:脑脊液	样本号:×××
性别:女	科室:神经外科	申请医生:×××	采样日期:×××
年龄:69 岁	床号:×××	临床诊断:后交通动脉瘤破裂伴蛛网膜下腔出血	

项目	结果	参考值	单位
颜色	黄红色	无色	
透明度	微浑	透明	
球蛋白定性	±	阴性~弱阳性	
细胞总数	1 320		$\times 10^6/L$
有核细胞数	54	0~5	$\times 10^6/L$
红细胞数	1 266	0	$\times 10^6/L$
细胞分类:			
淋巴细胞	19		%
激活淋巴细胞	2		%
单核细胞	15		%
激活单核细胞	4		%
中性粒细胞	54		%
吞噬细胞	6		%
异形细胞	未发现	无	
细菌/真菌	未发现	无	

细胞学图像(图 5-172 ~ 图 5-175):

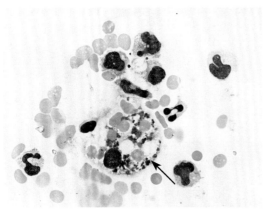

图 5-172　红细胞及含铁血黄素吞噬细胞(箭)

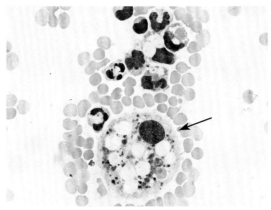

图 5-173　红细胞及含铁血黄素吞噬细胞(箭)

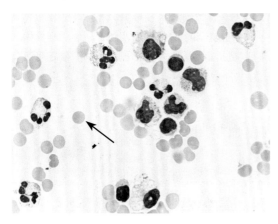

图 5-174　新鲜红细胞(箭)

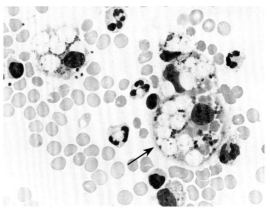

图 5-175　红细胞及含铁血黄素吞噬细胞(箭)

实验室提示:

　　异常脑脊液细胞学。细胞学呈中性粒细胞为主的混合细胞反应型,可见红细胞及含铁血黄素吞噬细胞,背景为大量新鲜红细胞,符合蛛网膜下腔出血早期细胞学表现,建议动态观察。

临床诊断思路:

　　病史+影像学检查+细胞学表现,可明确诊断。

二十五、颅内出血修复期

姓名:董××	病员号:×××	标本类型:脑脊液	样本号:×××
性别:女	科室:神经外科	申请医生:×××	采样日期:×××
年龄:17 岁	床号:×××	临床诊断:脑室出血(外引流术后)	

项目	结果	参考值	单位
颜色	黄色	无色	
透明度	透明	透明	
球蛋白定性	2+	阴性~弱阳性	
细胞总数	480		$\times 10^6/L$
有核细胞数	78	0~5	$\times 10^6/L$
红细胞数	90	0	$\times 10^6/L$
细胞分类:			
淋巴细胞	30		%
激活淋巴细胞	23		%
单核细胞	17		%
激活单核细胞	23		%
中性粒细胞	9		%
嗜酸性粒细胞	2		%
吞噬细胞	4		%
异形细胞	未发现	无	
细菌/真菌	未发现	无	

细胞学图像(图 5-176~图 5-179):

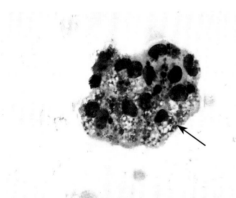

图 5-176　含铁血黄素吞噬细胞团(箭)

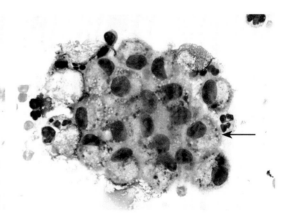

图 5-177　含铁血黄素吞噬细胞团(箭)

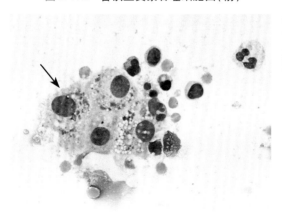

图 5-178　含铁血黄素吞噬细胞团(箭)

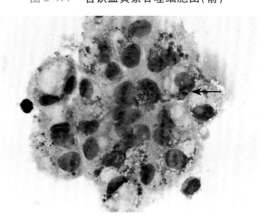

图 5-179　含铁血黄素吞噬细胞团及血红素晶体(箭)

实验室提示:

异常脑脊液细胞学。细胞学呈混合细胞反应型,可见成团聚集的吞噬细胞,胞内可见含铁血黄素颗粒及血红素晶体,未见红细胞吞噬细胞,尚可见少量陈旧红细胞,提示出血修复期改变,建议动态观察。

临床诊断思路:

影像学检查+手术史+细胞学表现,可明确诊断。

二十六、脑内出血基本吸收

姓名:梁××	病员号:×××	标本类型:脑脊液	样本号:×××
性别:男	科室:神经康复科	申请医生:×××	采样日期:×××
年龄:55岁	床号:×××	临床诊断:颅内出血恢复期	

项目	结果	参考值	单位
颜色	无色	无色	
透明度	透明	透明	
球蛋白定性	阴性	阴性~弱阳性	
细胞总数	3		×10⁶/L
有核细胞数	3	0~5	×10⁶/L
红细胞数	0	0	×10⁶/L
细胞分类:			
淋巴细胞	60		%
单核细胞	10		%
吞噬细胞	30		%
异形细胞	未发现	无	
细菌/真菌	未发现	无	

细胞学图像(图5-180~图5-183):

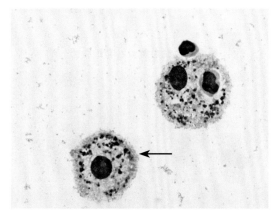

图5-180　含铁血黄素吞噬细胞(箭)

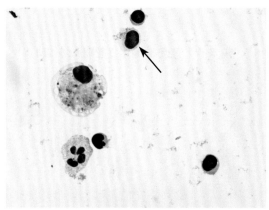

图5-181　淋巴细胞(箭)

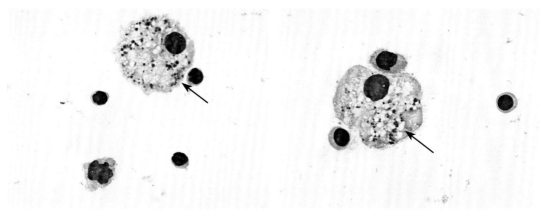

图 5-182 含铁血黄素吞噬细胞(箭) 　　　　图 5-183 含铁血黄素吞噬细胞(箭)

实验室提示:

　　异常脑脊液细胞学。细胞学呈淋巴细胞为主的混合细胞反应型,含铁血黄素吞噬细胞明显增多,偶见吞噬淋巴细胞,未见红细胞,符合颅内出血恢复期改变,建议动态观察。

临床诊断思路:

　　病史+影像学检查+细胞学表现,可明确诊断。

二十七、肺癌脑膜转移

姓名:王××	病员号:×××	标本类型:脑脊液	样本号:×××
性别:女	科室:神经内科	申请医生:×××	采样日期:×××
年龄:38 岁	床号:×××	临床诊断:肺癌脑膜转移?	

项目	结果	参考值	单位
颜色	无色	无色	
透明度	透明	透明	
球蛋白定性	阴性	阴性~弱阳性	
细胞总数	2		$\times 10^6/L$
有核细胞数	2	0~5	$\times 10^6/L$
红细胞数	0	0	$\times 10^6/L$
细胞分类:			
淋巴细胞	57		%
单核细胞	19		%
激活单核细胞	24		%
异形细胞	发现	无	
细菌/真菌	未发现	无	

细胞学图像(图 5-184~图 5-187):

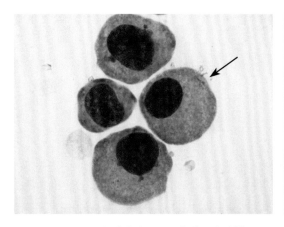

图 5-184　细胞大小不一,胞质强嗜碱性

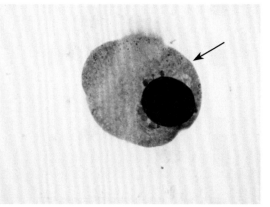

图 5-185　胞体巨大,核仁明显(箭)

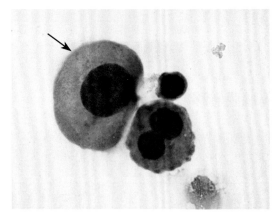

图 5-186　胞膜红色微绒毛(箭)

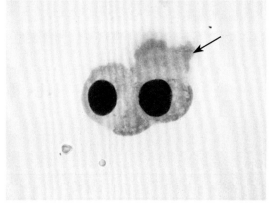

图 5-187　胞质丰富(箭)

实验室提示:

　　异常脑脊液细胞学。细胞学呈淋巴-单核细胞反应型,以淋巴细胞为主,单核细胞激活现象显著。镜下可见多个明显异形细胞,胞体明显增大,大小不一,核仁明显,胞质丰富、强嗜碱性,部分胞膜可见微绒毛,形似腺癌,结合肺癌病史,支持肺癌脑转移的临床诊断。

临床诊断思路:

　　患者有肺癌病史+脑脊液细胞学找到肿瘤细胞,可明确诊断肺癌脑转移。

二十八、乳腺癌脑转移

姓名:黄××	病员号:×××	标本类型:脑脊液	样本号:×××
性别:女	科室:神经外科	申请医生:×××	采样日期:×××
年龄:41 岁	床号:×××	临床诊断:脑膜继发恶性肿瘤	

项目	结果	参考值	单位
颜色	无色	无色	
透明度	透明	透明	
球蛋白定性	2+	阴性~弱阳性	
细胞总数	10		$\times 10^6/L$
有核细胞数	8	0~5	$\times 10^6/L$
红细胞数	2	0	$\times 10^6/L$
细胞分类:			
淋巴细胞	65		%
单核细胞	22		%
激活单核细胞	13		%
异形细胞	发现	无	
细菌/真菌	未发现	无	

细胞学图像(图 5-188~图 5-191):

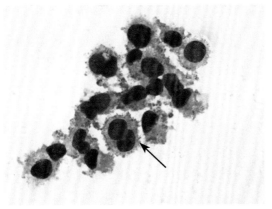

图 5-188　肿瘤细胞成团聚集(箭)

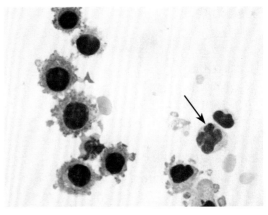

图 5-189　偶见白细胞(箭)

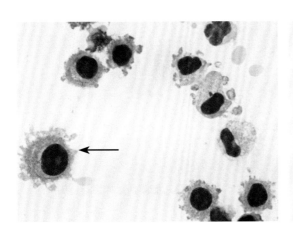

图 5-190　胞膜伪足样突起(箭)

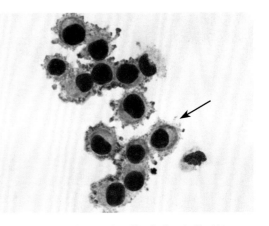

图 5-191　胞质强嗜碱性,胞膜不规整(箭)

实验室提示：

　　异常脑脊液细胞学。细胞学呈淋巴-单核细胞反应型。镜下可见大量明显异形细胞,胞质丰富、强嗜碱性,胞膜可见瘤状或伪足样突起,形似腺癌细胞,请结合临床考虑。

临床诊断思路：

　　患者有明确乳腺癌病史+脑脊液细胞学发现肿瘤细胞,支持乳腺癌脑膜转移。

二十九、颅内黑色素瘤

姓名:李××	病员号:×××	标本类型:脑脊液	样本号:×××
性别:男	科室:神经外科	申请医生:×××	采样日期:×××
年龄:24 岁	床号:×××	临床诊断:脑积水查因	

项目	结果	参考值	单位
颜色	无色	无色	
透明度	透明	透明	
球蛋白定性	1+	阴性~弱阳性	
细胞总数	1		$\times 10^6/L$
有核细胞数	0	0~5	$\times 10^6/L$
红细胞数	1	0	$\times 10^6/L$
细胞分类	白细胞数不多,不作分类		
淋巴细胞	—		%
单核细胞	—		%
中性粒细胞	—		%
异形细胞	发现	无	
细菌/真菌	未发现	无	

细胞学图像(图 5-192~图 5-195):

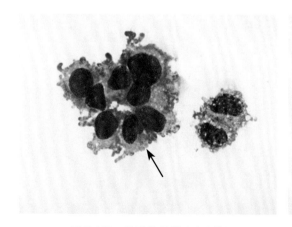

图 5-192　胞膜伪足样突起(箭)

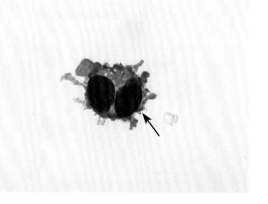

图 5-193　双核,胞膜伪足样突起(箭)

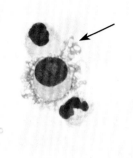
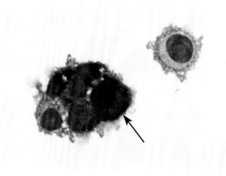

图 5-194　大核仁,胞内可见空泡(箭)　　　图 5-195　胞内可见大量黑色颗粒(箭)

实验室提示:

异常脑脊液细胞学。镜下可见多个明显异形细胞,胞体明显增大,核仁明显,胞质强嗜碱性,部分胞质内可见空泡及黑色颗粒,胞膜可见瘤状或乳头样突起,考虑黑色素瘤细胞可能性大,请结合临床考虑。

临床诊断思路:

头颅 MRI 提示感染性脑积水可能性大,但脑脊液无色透明,细胞不高,蛋白细胞分离,不支持颅内感染。

脑脊液细胞学发现典型黑色素瘤细胞,可明确诊断为颅内黑色素瘤。

三十、胃癌脑转移

姓名:黄××	病员号:×××	标本类型:脑脊液	样本号:×××
性别:男	科室:外院神经内科	申请医生:×××	采样日期:×××
年龄:60 岁	床号:×××	临床诊断:头痛查因	

项目	结果	参考值	单位
颜色	淡黄	无色	
透明度	透明	透明	
球蛋白定性	阴性	阴性~弱阳性	
细胞总数	100		$\times 10^6$/L
有核细胞数	90	0~5	$\times 10^6$/L
红细胞数	10	0	$\times 10^6$/L
细胞分类:			
淋巴细胞	10		%
激活淋巴细胞	2		%
单核细胞	10		%
激活单核细胞	2		%
中性粒细胞	76		%
异形细胞	发现	无	
细菌/真菌	未发现	无	

细胞学图像(图 5-196~图 5-199):

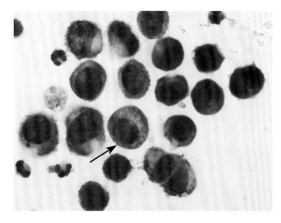

图 5-196　胞体大,核仁明显,胞质强嗜碱性(箭)

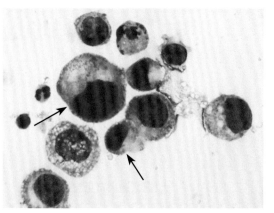

图 5-197　胞体巨大,大小不一(箭)

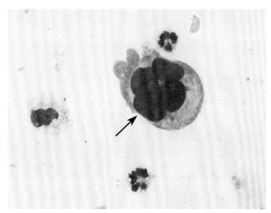

图 5-198　胞体巨大,多个核,瘤状突起(箭)

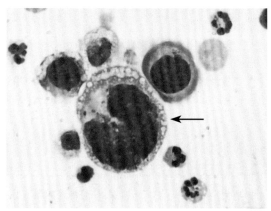

图 5-199　胞体巨大,核畸形,胞质空泡(箭)

实验室提示:

　　异常脑脊液细胞学。细胞学呈以中性粒细胞为主的混合细胞反应型,镜下可见明显异形细胞,核仁明显,大小不一,胞质强嗜碱性,部分可见空泡,部分胞膜可见瘤状突起,形似腺癌,请结合临床考虑。

临床诊断思路:

　　本病例患者有明确胃癌病史+出现头痛颅脑症状+细胞学找到腺癌细胞,可明确诊断为胃癌脑膜转移。

三十一、结肠癌脑膜转移

姓名:李××	病员号:×××	标本类型:脑脊液	样本号:×××
性别:女	科室:神经内科	申请医生:×××	采样日期:×××
年龄:38 岁	床号:×××	临床诊断:病毒性脑膜炎?	

项目	结果	参考值	单位
颜色	无色	无色	
透明度	透明	透明	
球蛋白定性	阴性	阴性~弱阳性	
细胞总数	19		$\times 10^6/L$
有核细胞数	17	0~5	$\times 10^6/L$
红细胞数	2	0	$\times 10^6/L$
细胞分类	全为异形细胞,不作分类		
淋巴细胞	—		%
单核细胞	—		%
中性粒细胞	—		%
异形细胞	发现	无	
细菌/真菌	未发现	无	

细胞学图像(图 5-200~图 5-203):

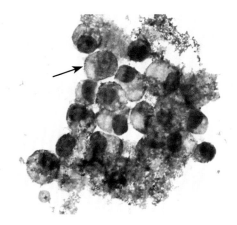

图 5-200 胞体大小不一,核仁明显(箭)

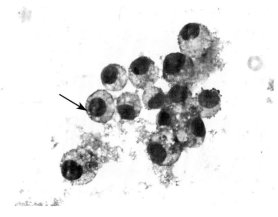

图 5-201 胞质空泡感明显,着色偏浅(箭)

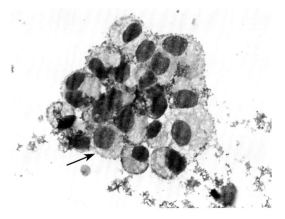

图 5-202 成团聚集(箭)

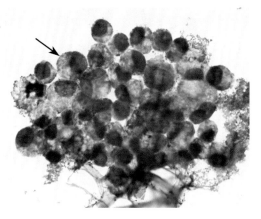

图 5-203 成团聚集,核仁明显(箭)

实验室提示：

　　异常脑脊液细胞学。镜下白细胞不多，可见大量成团聚集的异形细胞，胞体明显增大，核仁明显，胞质丰富、嗜碱性，可见空泡，考虑腺癌细胞可能性大，请结合临床考虑。

临床诊断思路：

　　头颅 MRI 提示脑膜炎改变，脑脊液外观无色透明，有核细胞数轻度升高，极易误诊为病毒性脑膜炎；脑脊液细胞学发现肿瘤细胞，PET-CT 提示结肠癌伴腹部淋巴结转移，血及脑脊液 CEA 升高，可明确诊断为结肠癌脑膜转移。

三十二、宫颈癌脑转移

姓名:黄××	病员号:×××	标本类型:脑脊液	样本号:×××
性别:女	科室:外院神经内科	申请医生:×××	采样日期:×××
年龄:52 岁	床号:×××	临床诊断:颅内感染？	

项目	结果	参考值	单位
颜色	无色	无色	
透明度	透明	透明	
球蛋白定性	±	阴性~弱阳性	
细胞总数	160		×10⁶/L
有核细胞数	159	0~5	×10⁶/L
红细胞数	1	0	×10⁶/L
细胞分类	少量淋巴细胞,不作分类		
淋巴细胞	—		%
激活淋巴细胞	—		%
单核细胞	—		%
激活单核细胞	—		%
中性粒细胞	—		%
异形细胞	发现	无	
细菌/真菌	未发现	无	

细胞学图像（图 5-204~图 5-207）：

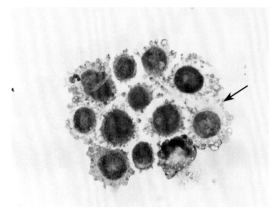

图 5-204　**成团聚集、核仁明显（箭）**

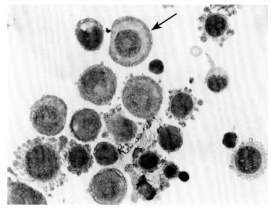

图 5-205　**核仁明显（箭）**

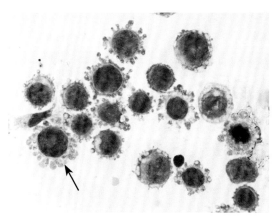
图 5-206　胞膜伪足样突起(箭)

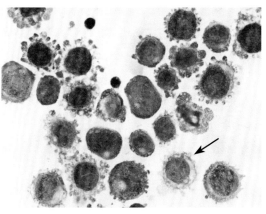
图 5-207　大小不一,核仁明显,空泡(箭)

实验室提示:

　　异常脑脊液细胞学。镜下可见大量明显异形细胞,核仁明显,大小不一,胞质强嗜碱性,部分可见空泡,胞膜可见伪足样突起,考虑脑转移癌的可能性大,请结合临床考虑。

临床诊断思路:

　　本病例患者有明确宫颈癌病史+影像提示颅内感染+细胞学找到癌细胞,最终明确诊断为宫颈癌脑膜转移。

三十三、急性淋巴细胞白血病脑转移

姓名:钟××　　　　　病员号:×××　　　　标本类型:脑脊液　　　　样本号:×××

性别:女　　　　　　　科室:外院血液内科　　申请医生:×××　　　　采样日期:×××

年龄:6 岁　　　　　　床号:×××　　　　　临床诊断:头痛查因

项目	结果	参考值	单位
颜色	微黄	无色	
透明度	浑浊	透明	
球蛋白定性	1+	阴性~弱阳性	
细胞总数	2 930		×10⁶/L
有核细胞数	812	0~5	×10⁶/L
红细胞数	2 118	0	×10⁶/L
细胞分类:			
淋巴细胞	100		%
激活淋巴细胞	—		%
单核细胞	—		%
激活单核细胞	—		%
中性粒细胞	—		%
异形细胞	发现	无	
细菌/真菌	未发现	无	

细胞学图像(图 5-208~图 5-211):

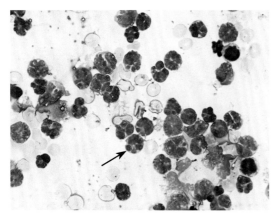

图 5-208　细胞大小较一致,核分叶状(箭)

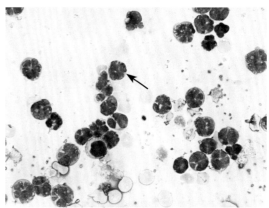

图 5-209　核分叶状(箭)

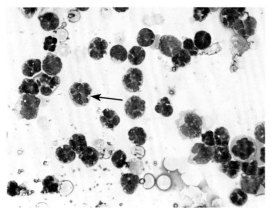

图 5-210　核分叶状(箭)

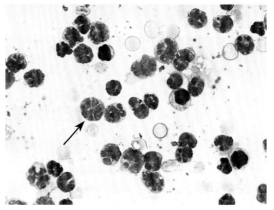

图 5-211　核分叶状(箭)

实验室提示:

　　异常脑脊液细胞学。镜下可见大量异常淋巴细胞,核呈分叶状,核染色质幼稚(着色较浅),核仁明显,胞质强嗜碱性。结合病史,考虑淋巴细胞白血病脑转移可能性大,请结合临床考虑。

临床诊断思路:

　　本病例患者有明确急性淋巴细胞白血病病史+继发头痛等颅脑症状+细胞学找到大量幼稚淋巴细胞,可明确诊断为淋巴细胞白血病脑膜转移。

　　如不结合病史考虑,本病例中异常细胞很容易被误认为淋巴瘤细胞,因此细胞学诊断必须结合病史综合分析。

三十四、M₃白血病脑转移

姓名:李××	病员号:×××	标本类型:脑脊液	样本号:×××
性别:男	科室:外院血液内科	申请医生:×××	采样日期:×××
年龄:51 岁	床号:×××	临床诊断:头痛查因	

项目	结果	参考值	单位
颜色	无色	无色	
透明度	微浑	透明	
球蛋白定性	1+	阴性~弱阳性	
细胞总数	710		×10⁶/L
有核细胞数	710	0~5	×10⁶/L
红细胞数	0	0	×10⁶/L
细胞分类	未见正常白细胞		
淋巴细胞	—		%
激活淋巴细胞	—		%
单核细胞	—		%
激活单核细胞	—		%
中性粒细胞	—		%
异形细胞	发现	无	
细菌/真菌	未发现	无	

细胞学图像(图 5-212~图 5-215):

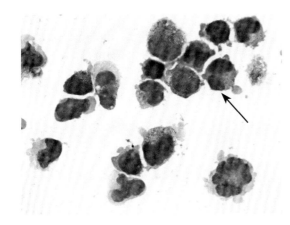

图 5-212　胞膜瘤样突起,核仁明显(箭)

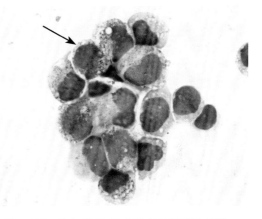

图 5-213　核仁明显,胞内较多异常颗粒(箭)

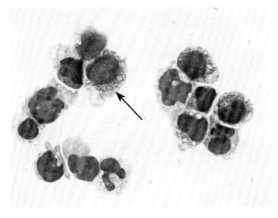

图 5-214　核仁明显,胞内较多异常颗粒(箭)

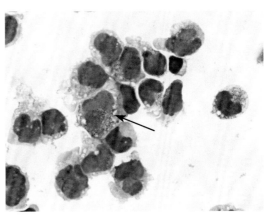

图 5-215　核仁明显,胞内较多异常颗(箭)

实验室提示：

　　异常脑脊液细胞学。镜下可见大量幼稚粒细胞，核仁明显，胞体较正常淋巴细胞明显增大，胞体及核形不规则，胞质嗜碱性，胞内可见异常颗粒，结合 M_3 白血病病史，考虑中枢神经系统白血病的可能，请结合临床考虑。

临床诊断思路：

　　本病例患者有明确的 M_3 白血病病史+突发头痛等颅脑症状+脑脊液细胞学找到大量幼稚粒细胞，中枢神经系统白血病（M_3 中枢侵犯）诊断明确。

三十五、中枢神经系统弥漫大 B 细胞淋巴瘤

姓名：李××　　　　病员号：×××　　　　标本类型：脑脊液　　　　样本号：×××
性别：女　　　　　　科室：重症监护室　　申请医生：×××　　　　采样日期：×××
年龄：44 岁　　　　　床号：×××　　　　临床诊断：弥漫大 B 细胞淋巴瘤

项目	结果	参考值	单位
颜色	无色	无色	
透明度	透明	透明	
球蛋白定性	2+	阴性~弱阳性	
细胞总数	330		$\times 10^6/L$
有核细胞数	230	0~5	$\times 10^6/L$
红细胞数	100	0	$\times 10^6/L$
细胞分类：			
淋巴细胞	90		%
激活淋巴细胞	5		%
单核细胞	2		%
激活单核细胞	3		%
异形细胞	发现	无	
细菌/真菌	未发现	无	

细胞学图像（图 5-216~图 5-219）：

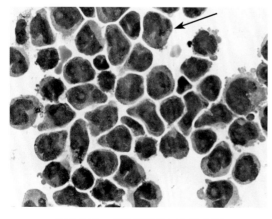

图 5-216　成堆异常淋巴细胞（箭）

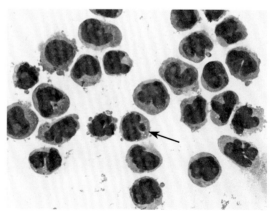

图 5-217　核形多变，部分胞质可见空泡（箭）

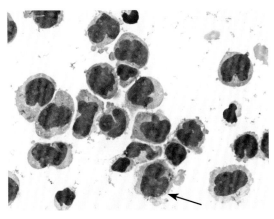

图 5-218 核仁明显,胞膜瘤状突起(箭)

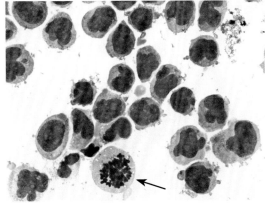

图 5-219 核分裂象(箭)

实验室提示:

异常脑脊液细胞学。镜下可见大量异常淋巴细胞,核形多变,核仁明显,胞质强嗜碱性,部分细胞可见瘤状突起,部分细胞胞质内可见空泡,偶见核分裂象,支持中枢神经系统淋巴瘤的可能,请结合临床考虑。

临床诊断思路:

患者 2 年前已病理确诊为弥漫大 B 细胞淋巴瘤,因意识不清 8 天入院,考虑淋巴瘤化疗后中枢复发。脑脊液细胞学找到大量淋巴瘤细胞,支持淋巴瘤脑转移。

三十六、松果体母细胞瘤

姓名:张××	病员号:×××	标本类型:脑脊液	样本号:×××
性别:男	科室:神经外科	申请医生:×××	采样日期:×××
年龄:3 岁	床号:×××	临床诊断:松果体区肿瘤	

项目	结果	参考值	单位
颜色	无色	无色	
透明度	微浑	透明	
球蛋白定性	阴性	阴性~弱阳性	
细胞总数	416		$\times 10^6/L$
有核细胞数	7	0~5	$\times 10^6/L$
红细胞数	409	0	$\times 10^6/L$
细胞分类:			
淋巴细胞	67		%
单核细胞	11		%
中性粒细胞	22		%
异形细胞	发现	无	
细菌/真菌	未发现	无	

细胞学图像(图 5-220~图 5-223):

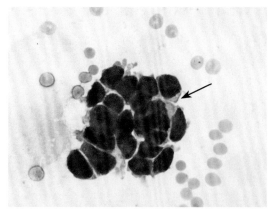

图 5-220　成团异形细胞,边界不清(箭)

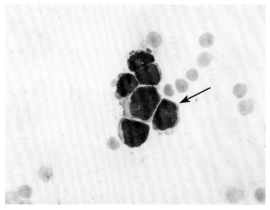

图 5-221　胞膜瘤样突起,核质比例大(箭)

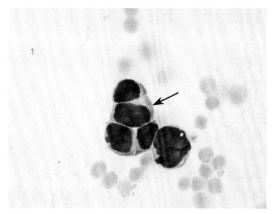

图 5-222　核染色质疏松,排列紧密(箭)

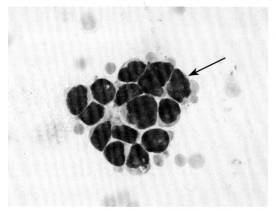

图 5-223　可见核仁,成团聚集(箭)

实验室提示:

　　异常脑脊液细胞学。细胞学呈淋巴细胞为主的混合细胞反应型。镜下可见多个异形细胞团,胞体明显增大,核染色质较细致,可见核仁,胞质较少,排列紧密,部分细胞胞膜有瘤状突起,待排髓母细胞瘤的可能,请结合临床及病理考虑。

临床诊断思路:

　　本病例颅脑 MRI 高度提示松果体区生殖细胞瘤可能性大,但患儿血及脑脊液 AFP、HCG 并不高,不支持生殖细胞瘤诊断;而脑脊液细胞学不支持生殖细胞瘤的诊断,提示髓母细胞瘤可能性大,也符合髓母细胞瘤的发病年龄特点。最终手术活检病理示:松果体母细胞瘤。

　　事实上,髓母细胞瘤与松果体母细胞瘤细胞形态结构相似,难以区别,但两者发生的解剖位置不同,前者主要发生于小脑蚓部,后者在松果体区。本病例脑脊液细胞学形态学特征和肿瘤标志物检查均否定了生殖细胞瘤的影像学诊断,具有重要参考价值。

三十七、髓母细胞瘤

姓名:冷××	病员号:×××	标本类型:脑脊液	样本号:×××
性别:男	科室:神经外科	申请医生:×××	采样日期:×××
年龄:2 岁	床号:×××	临床诊断:髓母细胞瘤	

项目	结果	参考值	单位
颜色	无色	无色	
透明度	透明	透明	
球蛋白定性	±	阴性~弱阳性	
细胞总数	12		$\times 10^6/L$
有核细胞数	11	0~5	$\times 10^6/L$
红细胞数	1	0	$\times 10^6/L$
细胞分类	全为异形细胞, 不作分类		
淋巴细胞	—		%
单核细胞	—		%
中性粒细胞	—		%
异形细胞	发现	无	
细菌/真菌	未发现	无	

细胞学图像(图 5-224~图 5-227):

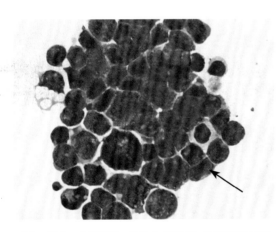

图 5-224　成团聚集,核染色质疏松,排列紧密(箭)

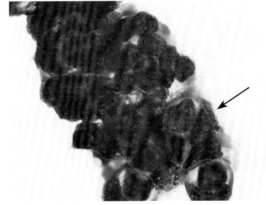

图 5-225　可见大核仁,胞质强嗜碱性(箭)

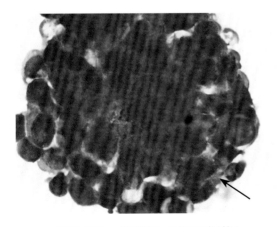

图 5-226　成团聚集,边界不清(箭)

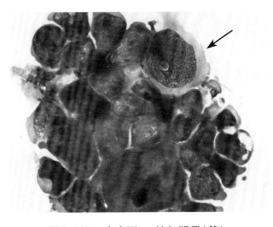

图 5-227　大小不一,核仁明显(箭)

实验室提示：

异常脑脊液细胞学。镜下可见大量明显异形细胞，成团聚体，细胞边界不清，胞体明显增大，核染色质较疏松，核仁明显，胞质较少、强嗜碱性，结合病史，考虑髓母细胞瘤的可能，请结合临床考虑。

临床诊断思路：

患儿有明确的手术史，术后病理确诊为髓母细胞瘤，脑脊液细胞学发现大量的异形细胞，符合髓母细胞瘤细胞形态特点，提示术后复发或发生脑脊液播散转移的可能。

三十八、颅内生殖细胞瘤

姓名:吴××	病员号:×××	标本类型:脑脊液	样本号:×××
性别:男	科室:神经外科	申请医生:×××	采样日期:×××
年龄:9 岁	床号:×××	临床诊断:颅内占位性病变	

项目	结果	参考值	单位
颜色	淡黄	无色	
透明度	微浑	透明	
球蛋白定性	1+	阴性~弱阳性	
细胞总数	4 640		$\times 10^6/L$
有核细胞数	98	0~5	$\times 10^6/L$
红细胞数	4 542	0	$\times 10^6/L$
细胞分类:			
淋巴细胞	76		%
激活淋巴细胞	21		%
浆细胞	1		%
中性粒细胞	2		%
异形细胞	发现	无	
细菌/真菌	未发现	无	

细胞学图像（图 5-228~图 5-231）：

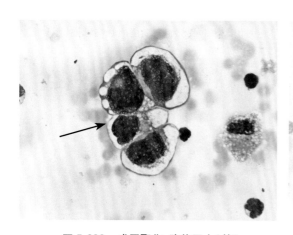

图 5-228 成团聚集,胞体巨大(箭)

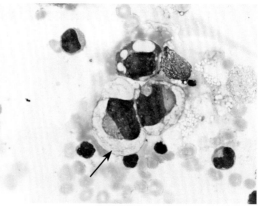

图 5-229 胞质大空泡,核周半月形深染区(箭)

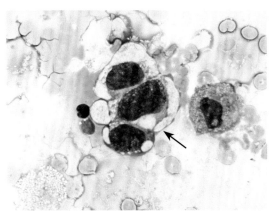

图 5-230　胞质强嗜碱性,大空泡(箭)

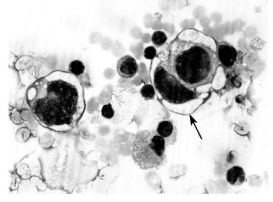

图 5-231　胞质大空泡,核仁明显(箭)

实验室提示:

　　异常脑脊液细胞学。细胞学呈淋巴细胞反应型,背景为大量红细胞。镜下可见大量明显异形细胞,胞体呈圆形或不规则形,体积明显增大,核大畸形,核染色质呈粗沙砾感,核仁明显,胞质丰富,细胞可见大空泡,核质交界处可见"半月形"深染区,考虑生殖细胞瘤可能性大,请结合临床考虑。

临床诊断思路:

　　颅脑 MRI 提示生殖细胞瘤可能性大;脑脊液细胞学表现符合生殖细胞瘤改变且脑脊液 HCG 升高;病理活检示:生殖细胞瘤,放疗后肿瘤明显缩小。综合考虑,生殖细胞瘤诊断明确。

三十九、间变性星形细胞瘤

姓名:杨××	病员号:×××	标本类型:脑脊液	样本号:×××
性别:男	科室:肿瘤科	申请医生:×××	采样日期:×××
年龄:21 岁	床号:×××	临床诊断:间变性星形细胞瘤	

项目	结果	参考值	单位
颜色	无色	无色	
透明度	透明	透明	
球蛋白定性	4+	阴性~弱阳性	
细胞总数	8		$×10^6/L$
有核细胞数	3	0~5	$×10^6/L$
红细胞数	5	0	$×10^6/L$
细胞分类:			
淋巴细胞	20		%
单核细胞	24		%
激活单核细胞	56		%
异形细胞	发现	无	
细菌/真菌	未发现	无	

细胞学图像(图 5-232~图 5-235):

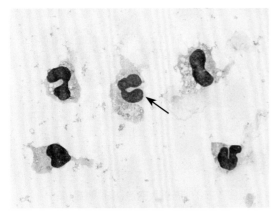

图 5-232　5 个激活单核细胞(箭)

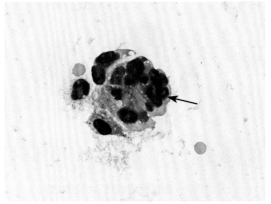

图 5-233　瘤细胞巨大,核分多叶(箭)

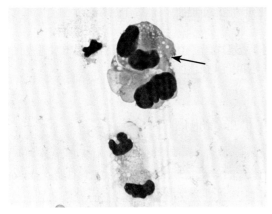

图 5-234　胞质嗜碱性,可见空泡(箭)

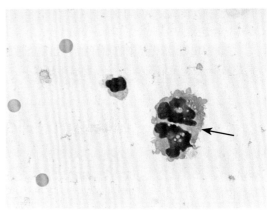

图 5-235　核形不规则,核内空泡(箭)

实验室提示:

　　异常脑脊液细胞学。细胞学呈单核细胞为主的淋巴-单核细胞反应型。镜下可见多个明显异形细胞,胞体明显增大,核大畸形,核多呈分叶状,胞质嗜碱性,胞核和胞质内可见空泡,考虑肿瘤细胞可能性大,请结合临床考虑。

临床诊断思路:

　　患者有明确的手术史,术后病理为间变性星形细胞瘤,脑脊液细胞学发现肿瘤细胞,单核细胞激活明显,需考虑肿瘤术后复发或脑脊液播散转移的可能。

四十、上皮样胶质母细胞瘤

姓名:韦××	病员号:×××	标本类型:脑脊液	样本号:×××
性别:女	科室:神经外科	申请医生:×××	采样日期:×××
年龄:48 岁	床号:×××	临床诊断:右侧额叶囊实性占位性病变	

项目	结果	参考值	单位
颜色	无色	无色	
透明度	透明	透明	
球蛋白定性	±	阴性~弱阳性	
细胞总数	174		×10⁶/L
有核细胞数	118	0~5	×10⁶/L
红细胞数	56	0	×10⁶/L
细胞分类	全为异形细胞,不作分类		
淋巴细胞	—		%
单核细胞	—		%
激活单核细胞	—		%
异形细胞	发现	无	
细菌/真菌	未发现	无	

细胞学图像(图 5-236~图 5-239):

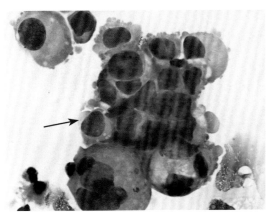

图 5-236　成团聚集,大小不一,胞质强嗜碱性(箭)

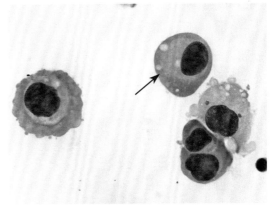

图 5-237　核仁明显,核周淡染,胞质丰富(箭)

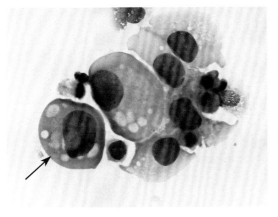

图 5-238　胞质强嗜碱性,可见多个大空泡(箭)

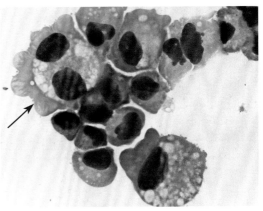

图 5-239　双核,核仁明显,胞膜瘤样突起(箭)

实验室提示:

　　异常脑脊液细胞学。镜下可见大量明显异形细胞,大小不一,核仁明显,胞质丰富、强嗜碱性,可见空泡,胞膜可见瘤状突起,考虑肿瘤细胞可能性大,形似腺癌,请结合影像检查和病理综合考虑。

临床诊断思路:

　　脑脊液细胞学发现肿瘤细胞,形似腺癌,但肿瘤标志物检测未见明显异常,不支持腺癌考虑;头颅MRI示右侧额叶囊实性占位性病变,考虑胶质瘤可能性大;术后病理:上皮样胶质母细胞瘤。最终确诊为颅内原发肿瘤,而非腺癌脑膜转移。

四十一、胚胎性横纹肌肉瘤

姓名:梁××	病员号:×××	标本类型:脑脊液	样本号:×××
性别:女	科室:重症医学科	申请医生:×××	采样日期:×××
年龄:4岁	床号:×××	临床诊断:胚胎性横纹肌瘤	

项目	结果	参考值	单位
颜色	微黄	无色	
透明度	浑浊	透明	
球蛋白定性	+	阴性~弱阳性	
细胞总数	2 568		$\times 10^6/L$
有核细胞数	82	0~5	$\times 10^6/L$
红细胞数	2 486	0	$\times 10^6/L$
细胞分类			
淋巴细胞	19		%
单核细胞	33		%
中性粒细胞	48		%
异形细胞	发现	无	
细菌/真菌	未发现	无	

细胞学图像(图 5-240~图 5-243):

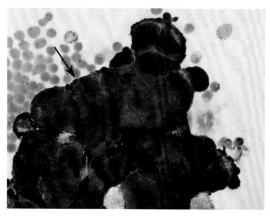

图 5-240　成团聚集、边界不清(箭)

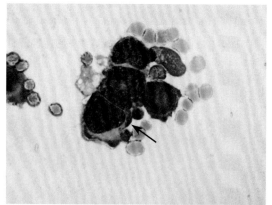

图 5-241　胞膜不规则,瘤样突起(箭)

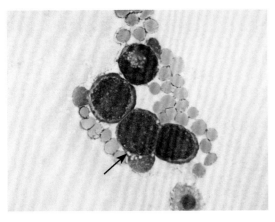

图 5-242 核质比例大,可见多个空泡(箭)

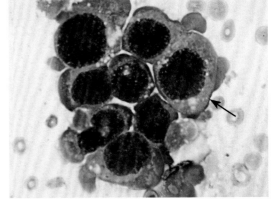

图 5-243 大小不一、核仁明显(箭)

实验室提示:

异常脑脊液细胞学。细胞学呈混合细胞反应型,镜下可见多个异常细胞团,胞体大小不一,核仁明显,胞质丰富、强嗜碱性,部分可见空泡,胞膜可见瘤状突起,部分胞质较少,核质比例大,结合病史,需考虑胚胎性横纹肌肉瘤脑脊液播散转移的可能。

临床诊断思路:

患儿因无明显诱因出现头痛头晕、恶心呕吐来院就诊,头颅 CT 示前颅窝巨大占位。头颅 MR 提示:双侧大脑半球及基底池脑膜普遍增厚强化,伴脊膜及脊神经根增厚强化显著。为明确诊断,行经内镜下鼻孔上壁病变活检术,术后病理提示:胚胎性横纹肌肉瘤。脑脊液细胞学检查发现明显异形细胞,综合临床表现、影像检查和病理检查结果,胚胎性横纹肌肉瘤颅内转移可明确诊断。